人体的结构

进行着消化、吸收、呼吸、循环、代谢、运动等巧妙功能的人体，
由骨骼、肌肉和各种器官所组成。
为了了解身体的功能，在此先介绍人体各种脏器及器官的位置和名称。

由数据看人体

下列各数值，是以成人身体为例的平均值。

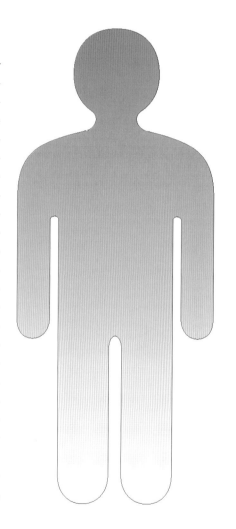

骨骼总数	206 块
骨骼肌总数	约 600 块
汗腺 [（小汗腺（Eccrine Gland）]的数目	200 万 ~ 500 万个
血液量	约为体重的 1/13
一天的唾液分泌量	1 ~ 1.5 升
一天的胃液分泌量	约 1.5 升
一天的尿液量	约 1.5 升
头发数目	10 万 ~ 15 万根
脑的重量	约 1 300 克
大脑皮质的神经元数	约 140 亿个
心脏重量	约 300 克
食管长度	约 25 厘米
胃的容量（满腹时）	1.2 ~ 1.6 升
小肠黏膜的总面积	约 200 平方米
小肠长度	5 ~ 6 米
大肠长度	约 1.5 米
肝脏重量	约 1.2 千克
胰脏重量	约 70 克
脾脏重量	100 ~ 150 克
膀胱容量	300 ~ 500 毫升
尿道长度　男性	16 ~ 20 厘米
女性	4 ~ 5 厘米
前列腺重量	约 20 克

人体的成分比例（以成人为例）

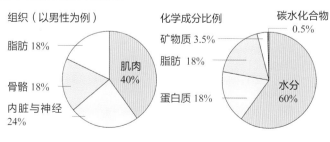

组织（以男性为例）

脂肪 18%
骨骼 18%
内脏与神经 24%
肌肉 40%

化学成分比例

矿物质 3.5%
脂肪 18%
蛋白质 18%
碳水化合物 0.5%
水分 60%

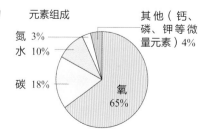

元素组成

氮 3%
水 10%
碳 18%
其他（钙、磷、钾等微量元素）4%
氧 65%

肌肉

一般所说的肌肉，大多指的是可被自我意识支配的骨骼肌（随意肌）。不过，心脏和胃肠等部位，由不受意识控制的不随意肌构成。

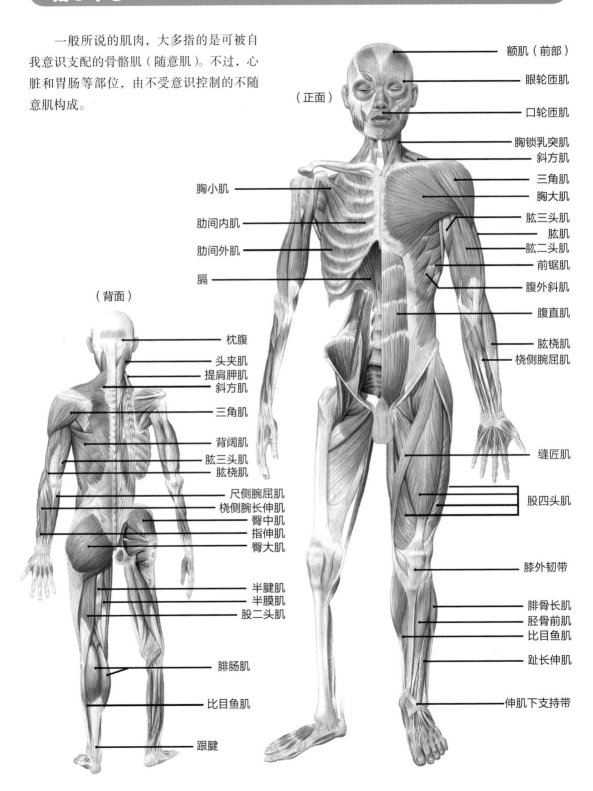

（正面）

额肌（前部）
眼轮匝肌
口轮匝肌
胸锁乳突肌
斜方肌
三角肌
胸大肌
肱三头肌
肱肌
肱二头肌
前锯肌
腹外斜肌
腹直肌
肱桡肌
桡侧腕屈肌
缝匠肌
股四头肌
膝外韧带
腓骨长肌
胫骨前肌
比目鱼肌
趾长伸肌
伸肌下支持带

胸小肌
肋间内肌
肋间外肌
膈

（背面）

枕腹
头夹肌
提肩胛肌
斜方肌
三角肌
背阔肌
肱三头肌
肱桡肌
尺侧腕屈肌
桡侧腕长伸肌
臀中肌
指伸肌
臀大肌
半腱肌
半膜肌
股二头肌
腓肠肌
比目鱼肌
跟腱

骨 骼

骨骼是建构人体的"骨架"。贯穿上半身上下两端的脊柱，如支柱般稳稳地支撑着身体。

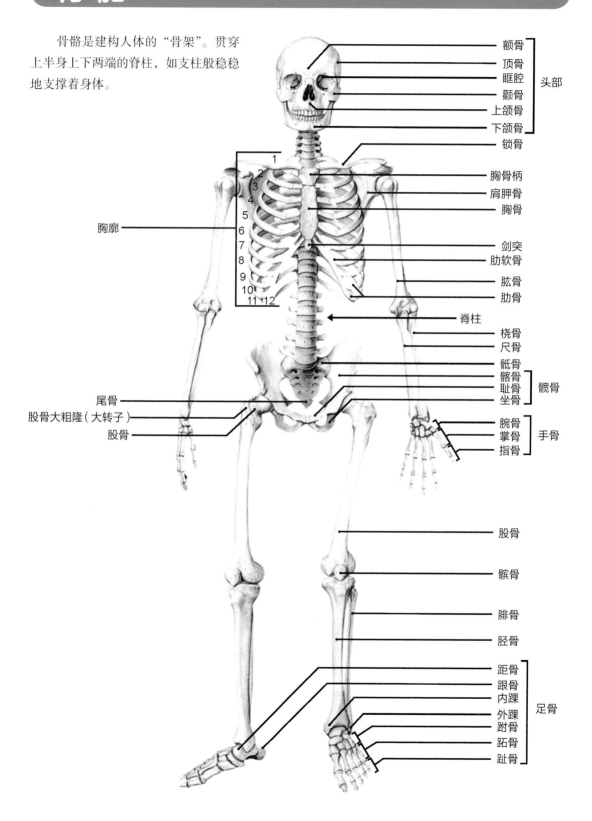

额骨
顶骨
眶腔
颧骨
上颌骨
下颌骨
} 头部

锁骨
胸骨柄
肩胛骨
胸骨

剑突
肋软骨
肱骨
肋骨

脊柱

桡骨
尺骨

骶骨
髂骨
耻骨
坐骨
} 髋骨

腕骨
掌骨
指骨
} 手骨

胸廓

1
2
3
4
5
6
7
8
9
10
11 12

尾骨
股骨大粗隆（大转子）
股骨

股骨

髌骨

腓骨

胫骨

距骨
跟骨
内踝
外踝
跗骨
跖骨
趾骨
} 足骨

神 经

大脑的结构（大脑边缘系统透视图）

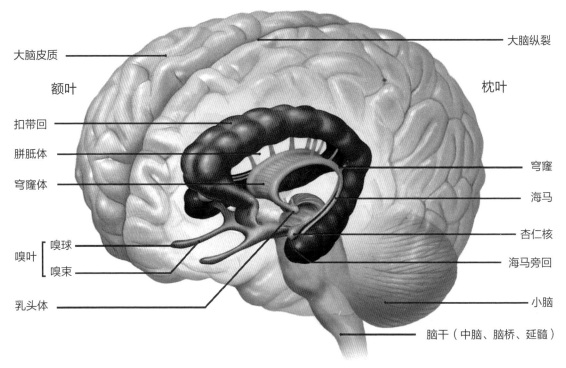

大脑皮质

额叶

扣带回

胼胝体

穹窿体

嗅叶 { 嗅球
嗅束 }

乳头体

大脑纵裂

枕叶

穹窿

海马

杏仁核

海马旁回

小脑

脑干（中脑、脑桥、延髓）

脊髓和脊髓神经

（侧面） （背面）

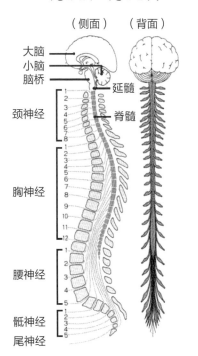

大脑
小脑
脑桥
延髓
脊髓

颈神经 1 2 3 4 5 6 7 8

胸神经 1 2 3 4 5 6 7 8 9 10 11 12

腰神经 1 2 3 4 5

骶神经 1 2 3 4 5
尾神经

　　脑与脊髓组成中枢神经系统，掌管人体的各种运作，发挥着控制中心的功能。脑的大脑边缘系统，主管食欲和性欲等本能欲求，以及快乐、悲伤、愤怒、恐惧、不安等原始感觉。

神经

自中枢神经延伸的周围神经，可分为捕捉外界信息的感觉神经，以及接收来自中枢神经的指令并将之传达至身体各部分的运动神经。

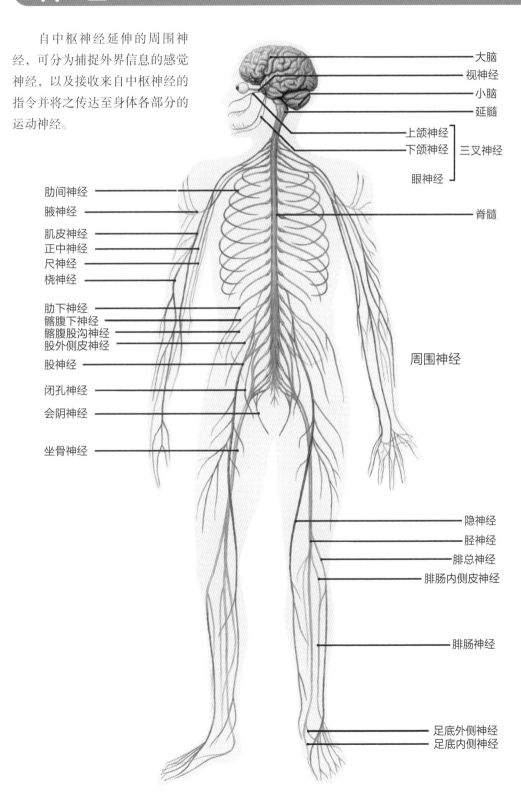

大脑

视神经

小脑

延髓

上颌神经
下颌神经 } 三叉神经
眼神经

脊髓

肋间神经

腋神经

肌皮神经

正中神经

尺神经

桡神经

肋下神经
髂腹下神经
髂腹股沟神经
股外侧皮神经

股神经

闭孔神经

会阴神经

坐骨神经

周围神经

隐神经

胫神经

腓总神经

腓肠内侧皮神经

腓肠神经

足底外侧神经
足底内侧神经

感官神经

眼

　　若将眼睛看作单镜头照相机，那么晶状体就是调节焦距的透镜，虹膜调节光线进入量，视网膜则是显现影像的底片。

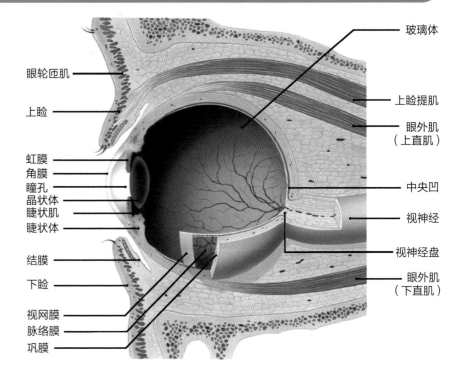

眼轮匝肌
上睑
虹膜
角膜
瞳孔
晶状体
睫状肌
睫状体
结膜
下睑
视网膜
脉络膜
巩膜

玻璃体
上睑提肌
眼外肌（上直肌）
中央凹
视神经
视神经盘
眼外肌（下直肌）

耳

　　耳郭是集中音波的集音器（麦克风）。音波会经过外耳、中耳，从位于内耳的耳蜗（呈蜗牛壳状的管道）传递到耳蜗神经。

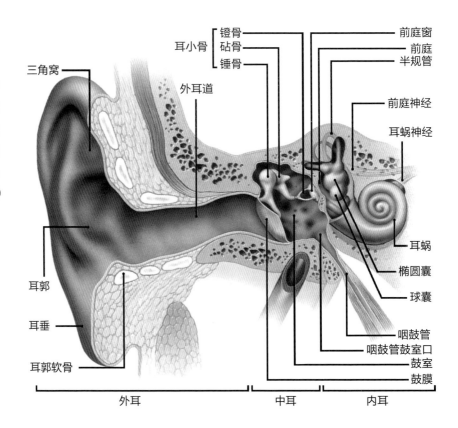

三角窝
外耳道
耳小骨（镫骨、砧骨、锤骨）
前庭窗
前庭
半规管
前庭神经
耳蜗神经
耳蜗
椭圆囊
球囊
耳郭
耳垂
耳郭软骨
咽鼓管
咽鼓管鼓室口
鼓室
鼓膜

外耳　中耳　内耳

感官神经

鼻

鼻腔的最上部，有捕捉气味的嗅觉细胞。气味的信息会自此传递到大脑的嗅觉区，大脑会判断此为何种气味。

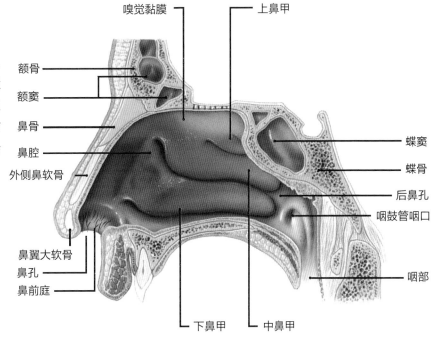

嗅觉黏膜　　上鼻甲

额骨
额窦
鼻骨
鼻腔
外侧鼻软骨

鼻翼大软骨
鼻孔
鼻前庭

下鼻甲　　中鼻甲

蝶窦
蝶骨
后鼻孔
咽鼓管咽口

咽部

皮肤

覆盖身体的皮肤中，排列着自体外接收痛觉、压觉、温觉、冷觉、触觉等刺激感觉的感受器（传感器）。

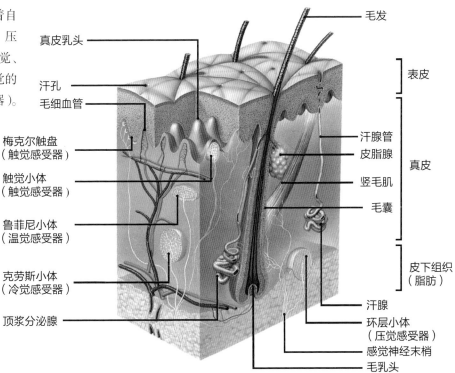

真皮乳头
汗孔
毛细血管
梅克尔触盘
（触觉感受器）
触觉小体
（触觉感受器）
鲁菲尼小体
（温觉感受器）
克劳斯小体
（冷觉感受器）
顶浆分泌腺

毛发

表皮

汗腺管
皮脂腺
竖毛肌
毛囊

真皮

皮下组织
（脂肪）

汗腺
环层小体
（压觉感受器）
感觉神经末梢
毛乳头

循 环 器 官

心脏具有泵血功能。由肌肉构成的心脏会不断地进行紧缩、松弛（收缩与舒张），不间断地将血液送至主动脉。

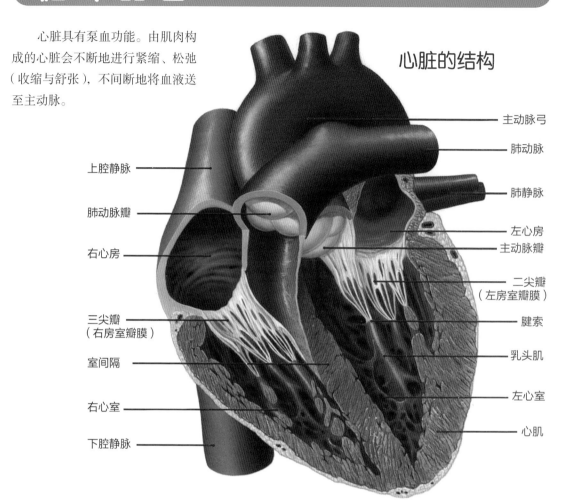

心脏的结构

主动脉弓

肺动脉

肺静脉

左心房

主动脉瓣

二尖瓣（左房室瓣膜）

腱索

乳头肌

左心室

心肌

上腔静脉

肺动脉瓣

右心房

三尖瓣（右房室瓣膜）

室间隔

右心室

下腔静脉

心脏的动脉

颈总动脉

右锁骨下动脉

左锁骨下动脉

上腔静脉

主动脉弓

肺动脉

主动脉瓣

旋支

右冠状动脉

左冠状动脉

下腔静脉

心脏内的血液流动

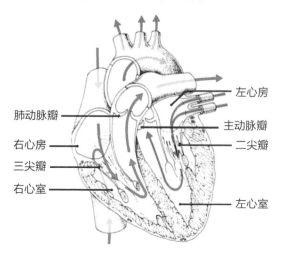

肺动脉瓣

左心房

右心房

主动脉瓣

三尖瓣

二尖瓣

右心室

左心室

循环器官

从心脏送出血液的通道为动脉，返回心脏的血液通道则是静脉。位于胃部左后方的脾脏，主要负责处理寿命结束的红细胞。

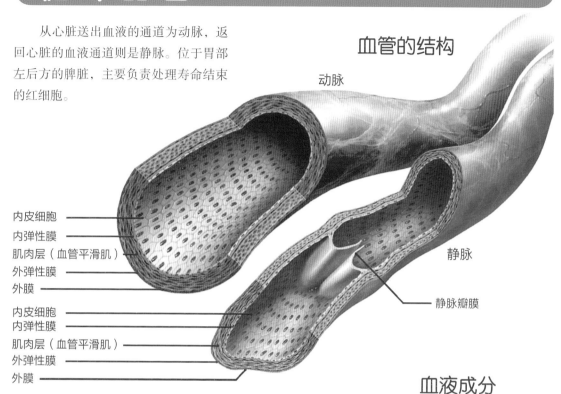

血管的结构

动脉

内皮细胞
内弹性膜
肌肉层（血管平滑肌）
外弹性膜
外膜

内皮细胞
内弹性膜
肌肉层（血管平滑肌）
外弹性膜
外膜

静脉

静脉瓣膜

脾脏的结构

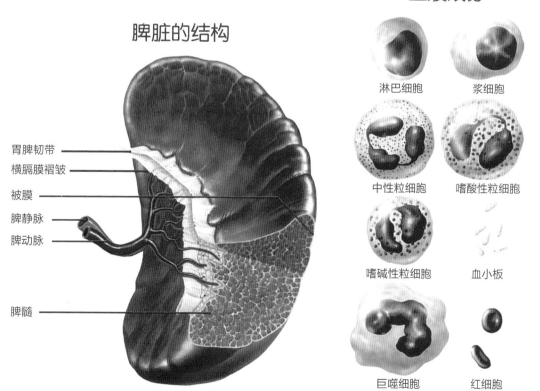

胃脾韧带
横膈膜褶皱
被膜
脾静脉
脾动脉

脾髓

血液成分

淋巴细胞　浆细胞

中性粒细胞　嗜酸性粒细胞

嗜碱性粒细胞　血小板

巨噬细胞　红细胞

循环器官

动脉细微地分支后形成毛细血管，血液借此输送氧和营养至各个组织，并载走二氧化碳和废物，由静脉返回心脏。

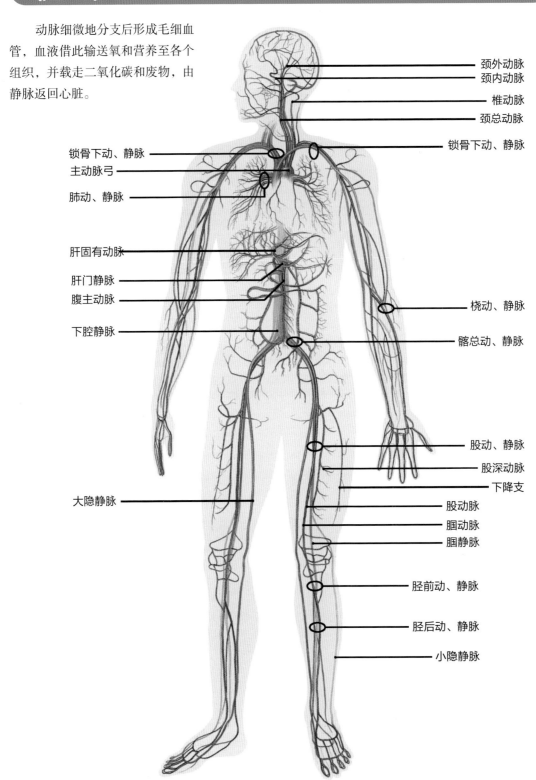

颈外动脉
颈内动脉
椎动脉
颈总动脉
锁骨下动、静脉
锁骨下动、静脉
主动脉弓
肺动、静脉
肝固有动脉
肝门静脉
腹主动脉
桡动、静脉
下腔静脉
髂总动、静脉
股动、静脉
股深动脉
下降支
大隐静脉
股动脉
腘动脉
腘静脉
胫前动、静脉
胫后动、静脉
小隐静脉

呼吸器官

作为空气通道的气管，一进入肺部会细微地分支形成肺泡。肺泡被毛细血管覆盖，血液中的二氧化碳和空气中的氧在此进行交换（气体交换）。

肺部的结构

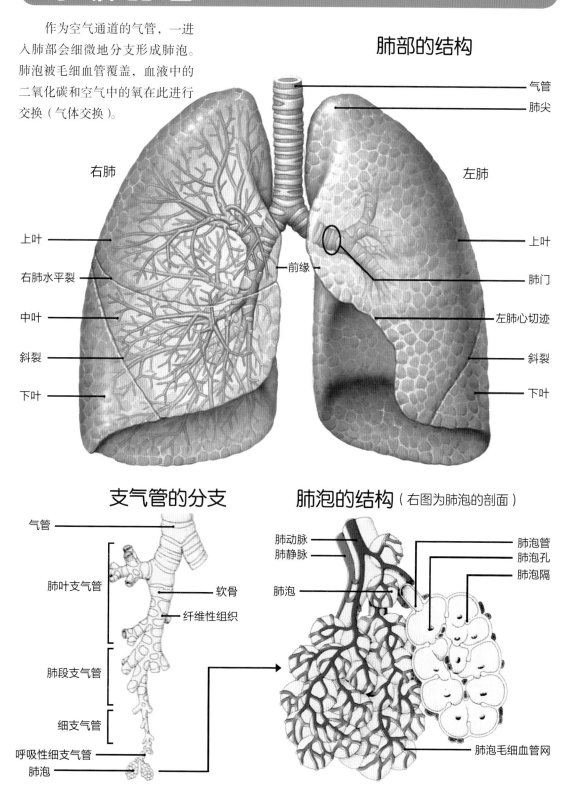

气管
肺尖
右肺
左肺
上叶
右肺水平裂
前缘
肺门
中叶
左肺心切迹
斜裂
上叶
下叶
斜裂
下叶

支气管的分支

气管
肺叶支气管
软骨
纤维性组织
肺段支气管
细支气管
呼吸性细支气管
肺泡

肺泡的结构（右图为肺泡的剖面）

肺动脉
肺静脉
肺泡管
肺泡孔
肺泡隔
肺泡
肺泡毛细血管网

消化器官

与食物消化、吸收相关的器官，总称为消化器官。消化器官由口腔、食管、胃、小肠（十二指肠、空肠、回肠）、大肠（盲肠、阑尾、升结肠、横结肠、降结肠、乙状结肠、直肠）、肛门、肝脏、胰脏、胆囊等器官组成。

位于胸腔、腹腔内的脏器

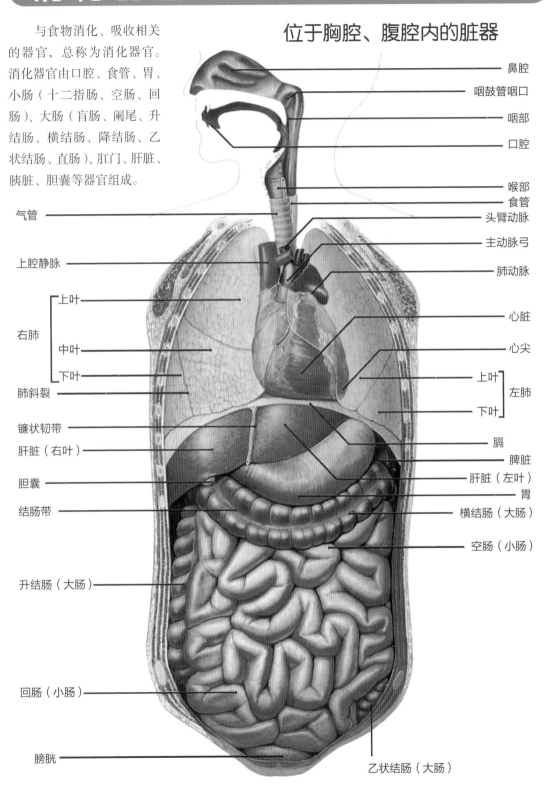

鼻腔
咽鼓管咽口
咽部
口腔
喉部
食管
头臂动脉
主动脉弓
肺动脉
心脏
心尖
上叶
下叶
左肺
膈
脾脏
肝脏（左叶）
胃
横结肠（大肠）
空肠（小肠）
乙状结肠（大肠）

气管
上腔静脉
上叶
中叶
下叶
右肺
肺斜裂
镰状韧带
肝脏（右叶）
胆囊
结肠带
升结肠（大肠）
回肠（小肠）
膀胱

消化器官

胃的结构

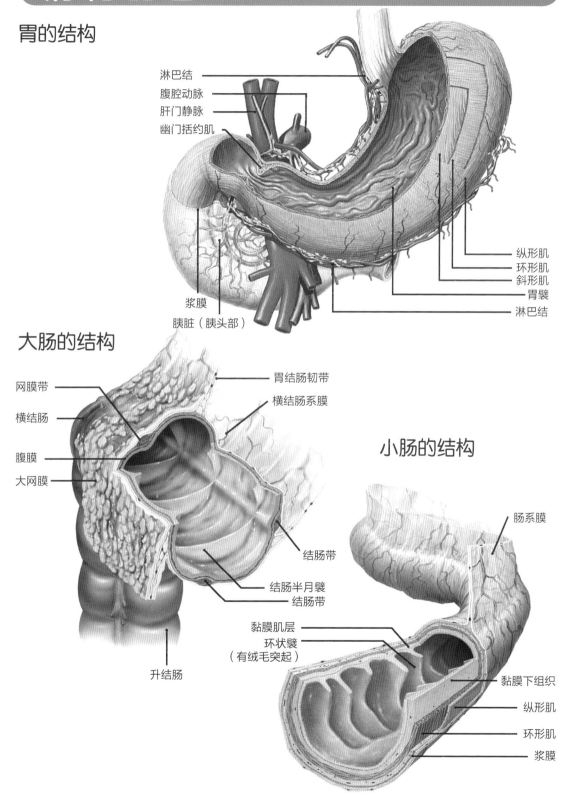

淋巴结
腹腔动脉
肝门静脉
幽门括约肌

纵形肌
环形肌
斜形肌
胃襞
淋巴结

浆膜
胰脏（胰头部）

大肠的结构

网膜带
横结肠
腹膜
大网膜

胃结肠韧带
横结肠系膜

小肠的结构

肠系膜

结肠带

结肠半月襞
结肠带

黏膜肌层
环状襞
（有绒毛突起）

黏膜下组织
纵形肌
环形肌
浆膜

升结肠

消化器官

肝脏是代谢的中心，胰则负责胰岛素等激素的分泌。此外，肝脏制造的胆汁和胰分泌的胰液，都有助于脂肪等物质的消化。

肝脏的结构

膈

下腔静脉

腹主动脉

镰状韧带

右叶

左叶

肝静脉

肝动脉

肝门静脉

肝圆韧带

胆囊

脾静脉

肠系膜下静脉

胆管（胆总管）

肠系膜上静脉

胰的结构

胆囊

肝固有动脉

肝门静脉

胆总管

胰

胰管

脾动脉

十二指肠小乳头

胰十二指肠上前动脉

副胰管

主胰管

十二指肠大乳头

肠系膜上动脉

肠系膜上静脉

十二指肠

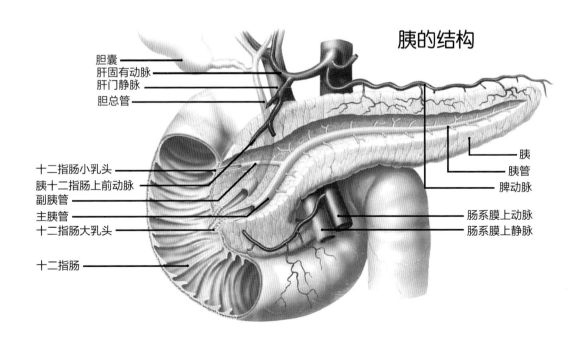

肾脏和泌尿器官、生殖器官

肾脏会过滤输送来的血液，将多余的水分和废物变成尿液排出体外，人体内的体液就是这样保持着一定的平衡。

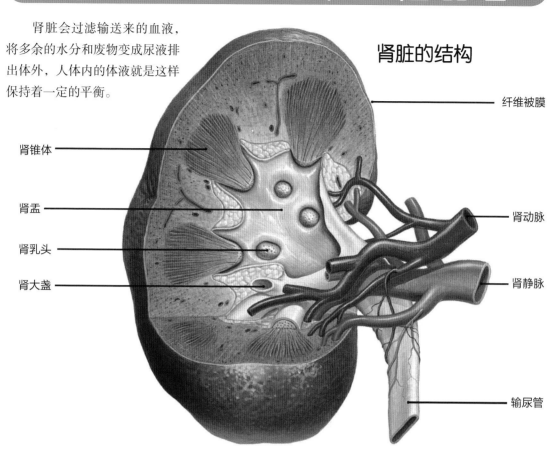

肾脏的结构

- 纤维被膜
- 肾锥体
- 肾盂
- 肾乳头
- 肾大盏
- 肾动脉
- 肾静脉
- 输尿管

生殖器的结构

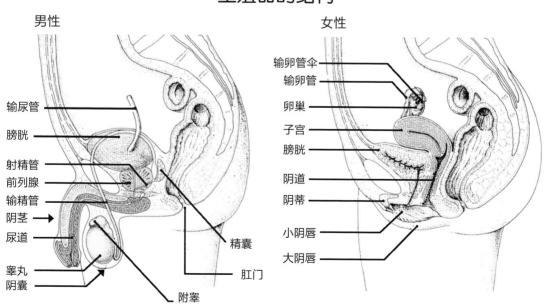

男性

- 输尿管
- 膀胱
- 射精管
- 前列腺
- 输精管
- 阴茎
- 尿道
- 睾丸
- 阴囊
- 精囊
- 肛门
- 附睾

女性

- 输卵管伞
- 输卵管
- 卵巢
- 子宫
- 膀胱
- 阴道
- 阴蒂
- 小阴唇
- 大阴唇

身体各部位的横剖面

此页附图为身体各部分的横剖面。各张附图的上方，等于身体的前方（观察角度由上往下）。

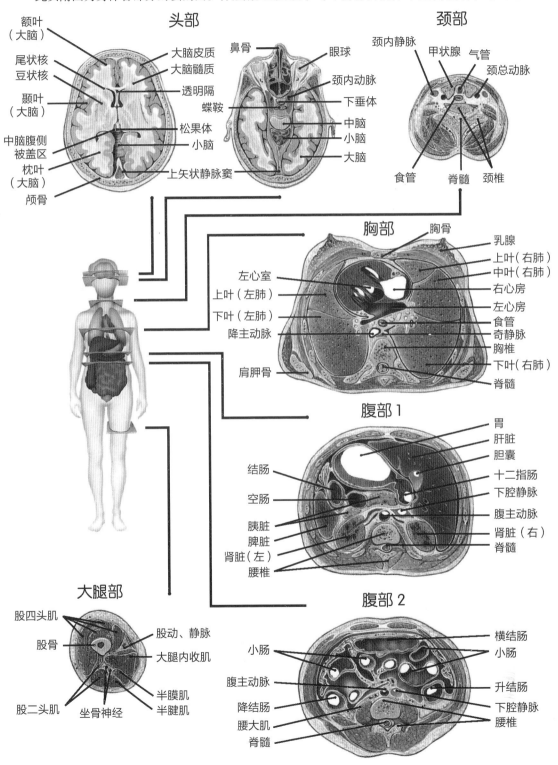

头部

额叶（大脑）
大脑皮质
大脑髓质
尾状核
豆状核
透明隔
颞叶（大脑）
蝶鞍
松果体
中脑腹侧被盖区
小脑
枕叶（大脑）
上矢状静脉窦
颅骨

鼻骨
眼球
颈内动脉
下垂体
中脑
小脑
大脑

颈部

颈内静脉
甲状腺
气管
颈总动脉
食管
脊髓
颈椎

胸部

胸骨
乳腺
上叶（右肺）
中叶（右肺）
右心房
左心房
食管
奇静脉
胸椎
下叶（右肺）
脊髓
左心室
上叶（左肺）
下叶（左肺）
降主动脉
肩胛骨

腹部1

胃
肝脏
胆囊
十二指肠
下腔静脉
腹主动脉
肾脏（右）
脊髓
结肠
空肠
胰脏
脾脏
肾脏（左）
腰椎

大腿部

股四头肌
股动、静脉
股骨
大腿内收肌
半膜肌
半腱肌
股二头肌
坐骨神经

腹部2

横结肠
小肠
小肠
升结肠
下腔静脉
腰椎
腹主动脉
降结肠
腰大肌
脊髓

人体疾病

图解大百科

[日] 服部光男（Mitsuo HATTORI） 冈岛重孝（Shigetaka OKAJIMA） 编著　远足文化 译

科学技术文献出版社
SCIENTIFIC AND TECHNICAL DOCUMENTATION PRESS

·北京·

总编

服部光男

（赤坂花园大楼脑神经外科院长、原东京都稻城市立医院院长）

冈岛重孝

（新百合之丘老人看护保健机构筑紫之里机构长、前川崎市立井田医院院长）

编者（以五十音为序）

石山直巳（平冢市民医院院长）

大久保公裕（日本医科大学附属医院耳鼻咽喉助教授）

熊谷裕生（庆应义塾大学医学部肾脏、内分泌、代谢内科讲师）

樱井孝志（川崎市立井田医院外科部长）

高桥正光（高桥内科医院院长）

橘政昭（东京医科大学泌尿外科主任教授）

滨田秀伯（庆应义塾大学医学部精神神经科助教授）

原田敬之（东京女子医科大学东医疗中心皮肤科教授）

樋田哲夫（杏林大学医学部眼科教授）

藤井效（野村证券健康管理中心诊疗所长）

水野嘉夫（日本钢管医院院长）

宫崎丰彦（赤坂见附宫崎产妇人科院长）

若野纮一（川崎市立井田医院院长）

渡边清明（东京临床检查医学中心所长、庆应义塾大学名誉教授）

＊上述经历为原版刊行时的信息

原书日方制作人员

装订 / 正文设计：小松阳子（小松阳子设计工作室）

封面 / 目录 / 扉页插图：立本伦子（colobockle）

内文插图：Usaco Seki（MINT FACTORY）

版式制作：村田忠夫（MED）

编辑：木村克彦、铃木美咏（木村克彦制作室）

　　　中山博邦（小学馆）

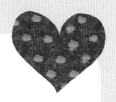

前　言

　　人体由多达 60 万亿个细胞组成，被比喻为"小宇宙"，其结构极其复杂又相当精巧。

　　本书对人体的结构和功能进行了全面解说，并将人体器官可能发生的任何异状及其代表何种疾病等医学常识，为读者进行了浅显易懂的说明。

　　在医疗机构就诊时，医生常会为我们做详尽的说明。身为说明者（即医生），都希望能在患者已完全理解的情况下，再进行下一阶段的治疗，因此医生们会努力地解释，并希望患者和患者家属也都能具备有关身体的基础知识。

　　希望各位能因阅读本书，而更关心和理解自己的身体，并在日后若需要签署患者知情同意书（Informed Consent）时，能更加清晰明了。

　　了解人体的机制，亦有助于疾病的预防和早期发现。

　　若各位也能在健康管理上活用本书，将是本人无上的喜悦。

总编
2006 年 2 月

目　录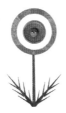

第一章　细胞与基因

细胞的结构与功能 ……………………………………………………………… 2
　　值得依靠的干细胞与"再生医学"　4

身体由组织构成 ………………………………………………………………… 6

遗传信息与遗传的机制 ………………………………………………………… 8
　　人类基因组解读　8
　　DNA 鉴定　9
　　显性遗传与隐性遗传　10
　　　★克隆人　11
　　【疾病的知识】遗传与疾病的关系　12

癌症是基因的疾病 ……………………………………………………………… 14
　　　★关于活性氧　15

癌症的检查与治疗方法 ………………………………………………………… 16

癌症的主要治疗法 ……………………………………………………………… 18
　　癌症的基因治疗　19
　　　★"癌"的病名由来　19
　　癌症与替代医疗　20

第二章　免疫系统

免疫的机制与功能 ……………………………………………………………… 22
　　　★癌细胞与免疫　23
　　　★关于预防接种与疫苗　24
　　病毒是什么生物呢？　25

传染的机制 ……………………………………………………………………… 26
　　"耐药菌"是什么样的细菌？　27
　　【疾病的知识】艾滋病　28

过敏为何发生? ·········· 30

什么是"过敏进行曲"? 31

自身免疫为何发生 ·········· 32

免疫力会随年龄增长而下降? 33

★"顽疾"指的是哪种疾病? 33

自身免疫可能是"胶原病"的主要病因 34

第三章 脑与神经

脑的结构与功能 ·········· 36

★大脑半球的"初级听皮层"和"联络皮质" 37

★"脑死亡"与"植物人状态" 38

神经的结构与功能 ·········· 40

★突触和神经递质 41

脊髓的结构与功能 ·········· 42

★"运动神经"会发达吗? 42

周围神经的结构与功能 ·········· 44

【疾病的知识】脑肿瘤 46

睡眠是脑部的休息机制 47

【疾病的知识】脑卒中 48

★关于执行功能障碍 50

【疾病的知识】痴呆 52

★海马与记忆 52

【疾病的知识】神经痛 54

治疗疼痛的疼痛门诊 54

【疾病的知识】周围神经病变 56

【疾病的知识】头痛 58

何谓"自主神经失调症"? 59

脑部检查与脑部健诊 60

克－雅脑病 60

第四章 循环系统

心脏的结构与功能 ·········· 62

为何心脏可以不眠不休地运作? 65

血液循环的机制 ……………………………………………………………………… 68

血管的结构与功能 ……………………………………………………………………… 70

血压的机制 ……………………………………………………………………………… 72

　　★人工心脏起搏器与电磁波的关系　73

　　【疾病的知识】高血压　74

　　白大衣高血压和家中血压　77

　　【疾病的知识】动脉硬化　78

　　"旅行血栓症"（"经济舱综合征"）　78

　　动脉硬化程度和"血管年龄"的标准　81

　　【疾病的知识】心绞痛　82

　　心绞痛与硝酸甘油　83

　　【疾病的知识】心肌梗死　84

　　"缺血"和"梗死"　86

　　心脏停止与"脑死亡"　86

第五章　血液与淋巴

血液与造血器官的作用 ………………………………………………………………… 88

　　通过血液检查可得到的信息 89

　　【疾病的知识】贫血　92

　　脑缺氧导致的"脑贫血"　93

　　【疾病的知识】白血病　94

　　缓慢进行的骨髓增生异常综合征　95

淋巴的组织与功能 ……………………………………………………………………… 96

　　制造抗体的 B 细胞发生癌变——多发性骨髓瘤　97

　　淋巴细胞癌变的恶性淋巴瘤　98

　　淋巴结炎是淋巴细胞与病原微生物间的战斗　98

第六章　呼吸系统

呼吸系统的结构与功能 ………………………………………………………………… 100

　　血液缺氧导致的慢性呼吸衰竭　101

　　关于慢性阻塞性肺疾病　103

肺的结构与功能 ………………………………………………………………………… 104

喉咙的结构与功能 ……………………………………………………………………… 108

声带的结构与功能 ······································110

打鼾与睡眠呼吸暂停综合征 111

【疾病的知识】寒证 112

关于禽流感 112

【疾病的知识】支气管炎 114

【疾病的知识】支气管哮喘 115

【疾病的知识】肺炎 118

关于 SARS 119

【疾病的知识】肺结核 120

★抗生素也无效的"多药耐药菌" 121

【疾病的知识】咽喉癌 122

【疾病的知识】肺癌 124

间皮瘤与石棉 125

★间质性肺炎 126

第七章 消化系统

消化与吸收的机制 ······································128

帮助消化与吸收的酶和激素 129

口腔和牙齿的结构与功能 ··············130

【疾病的知识】口腔的疾病 132

★口腔炎的病因 132

【疾病的知识】蛀牙与牙周病 133

食管的结构与功能 ······································134

【疾病的知识】食管的疾病 135

胃的结构与功能 ······································136

【疾病的知识】胃、十二指肠溃疡 138

可用药物治愈的胃、十二指肠溃疡 139

【疾病的知识】胃癌 140

容易发生胃癌的部位 140

息肉与胃癌 143

肠的结构与功能 ······································144

排便的机制 144

【疾病的知识】腹泻与便秘 146

★放屁 146

年轻患者增加的克罗恩病和溃疡性结肠炎 147

【疾病的知识】大肠癌　148

【疾病的知识】阑尾炎　150

【疾病的知识】痔疮　151

肝脏的结构与功能 ·· 152

【疾病的知识】脂肪肝和酒精性肝损伤　154

药物引起的肝脏问题　155

【疾病的知识】病毒性肝炎　156

丙型肝炎和干扰素　157

【疾病的知识】肝硬化　158

为何出现黄疸　159

【疾病的知识】肝癌　160

肝细胞的惊人再生力　160

胆囊的结构与功能 ·· 162

【疾病的知识】胆结石　163

【疾病的知识】胆囊癌、胆管癌　164

胰的结构与功能 ·· 165

【疾病的知识】胰腺炎　166

【疾病的知识】胰腺癌　167

腹痛与疾病　168

胰内分泌腺肿瘤　168

第八章　代谢与内分泌

代谢的机制与功能 ·· 170

维生素与代谢的关系　170

★新陈代谢与肌肤的光泽度　171

"未病"的意思是……　173

【疾病的知识】糖尿病　174

关于 1 型糖尿病　175

★有关胰岛移植　176

★胰岛素与"葡萄糖搬运工"的关系　176

【疾病的知识】高脂血症　178

【疾病的知识】痛风　180

嘌呤是何种物质？　181

内分泌的机制与功能 ·· 182

关于内分泌扰乱物质（环境激素）　183

★类固醇激素　185

【疾病的知识】甲状腺功能亢进症（甲亢）　186

甲状腺激素不足的甲状腺功能减退症（甲减）　186

肾脏与泌尿器官

肾脏的结构与功能 ·· 188

尿液的基本成分　189

通过尿液检查可发现的健康问题　190

尿路的结构和功能 ·· 192

【疾病的知识】肾炎（肾小球肾炎）　194

★肾脏与高血压有密切关系　195

肾炎与水肿　195

【疾病的知识】肾衰竭　196

肾脏移植与肾脏库　196

【疾病的知识】尿液的变化与疾病　198

【疾病的知识】尿路感染　200

★为何老年人容易发生尿路感染？　201

【疾病的知识】尿路结石　202

神经病损引起的"神经源性膀胱"　202

【疾病的知识】肾癌与膀胱癌　204

【疾病的知识】尿失禁　206

运动系统

运动器官的结构与功能 ·· 208

★骨骼的形状　209

骨骼的成长与老化 ·· 210

★骨骼坚硬的原因　211

关于骨质疏松症　211

脊柱的结构与腰部的疼痛 ·· 212

青春期常见的脊柱侧弯　212

骨骼成长期常见的问题　213

【疾病的知识】会引起腰痛的主要疾病　214

    ★血液循环不良也是腰痛的原因　214

    ★出现急性腰痛首先应保持安静　215

关节的结构与功能 ·· 216

中老年人的关节痛大多是骨性关节炎　216

    ★拇趾外翻　217

【疾病的知识】关节周围常见的问题　218

肌肉的结构与功能 ·· 220

"肩酸"（肩膀僵硬）为肌肉疲劳的现象　220

【疾病的知识】运动造成的运动器官问题　222

造成肌力下降的疾病　224

第十一章　感觉器官

感觉器官的结构与功能 ···································· 226

    ★第六感　227

眼睛的结构与功能 ·· 228

无法消除疲惫感的眼睛疲劳　230

【疾病的知识】白内障　231

【疾病的知识】青光眼　232

【疾病的知识】视网膜与黄斑的疾病　233

做眼底检查即可判断出来　233

眼角膜移植　234

耳朵的结构与功能 ·· 236

为何会发生听力损失？　236

耳朵：重要的平衡器官 ······································ 238

【疾病的知识】中耳炎　240

何谓"声音"？　240

【疾病的知识】梅尼埃病　241

耵聍的真面目……　241

鼻的结构与功能 ·· 242

鼻中隔偏曲　242

【疾病的知识】鼻窦炎　245

【疾病的知识】变应性鼻炎（鼻子过敏）　246

为何会出现花粉症？　246

气味的感受方式出现变化的嗅觉障碍　247

舌头与味觉 ································ 248

味道的感受方式出现变化的味觉障碍　250

舌头是反映健康状态的镜子　250

第十二章　**皮肤**

皮肤的结构与功能 ································ 252

真皮的结构与功能 ································ 254

【疾病的知识】特应性皮炎及其他的皮肤问题　256

因水痘病毒引起的带状疱疹　257

"茧"和"鸡眼"　259

"霉菌"感染引起的足癣　259

【疾病的知识】皮肤癌　260

【疾病的知识】胎记、痣　261

【疾病的知识】烧烫伤　262

头发的结构与功能 ································ 263

指甲的结构与功能 ································ 264

第十三章　**生殖器官**

男性生殖器官的结构与功能 ································ 266

★ED（勃起功能障碍）　266

★男性不育症　267

【疾病的知识】良性前列腺增生　268

你知道男性更年期吗？　268

【疾病的知识】前列腺癌　270

阴茎癌与睾丸癌　271

女性生殖器官的结构与功能 ································ 272

卵子是人体中最大的细胞　272

月经的原理与功能 ································ 274

由基础体温掌握排卵日　274

受精与妊娠的机制 ································ 276

"双胞胎"是如何形成的？　276

★体外受精　277

【疾病的知识】**子宫内膜异位症、子宫肌瘤** 278

　★关于口服避孕药　279

　卵巢肿瘤　279

【疾病的知识】**子宫癌与卵巢癌** 280

胎儿的成长与母体 ·· 282

　何谓妊娠中毒症?　283

乳房的结构与问题 ·· 284

【疾病的知识】**乳腺癌** 286

　更年期与原因不明的不适感　287

【疾病的知识】**性传播性疾病** 288

第十四章　# 心理

心理的结构与功能 ·· 290

　生命的周期（人生的周期）　292

　儿童期的心理变化　293

　★自闭症与阿斯伯格综合征　293

　青少年期的心理变化　294

　"自残"的背景　295

　成人期的心理变化　296

　被广泛运用的"心理疾病诊断指南"　297

　中年期（成熟期）的心理变化　298

　★"自杀"　298

　人生的充实感与"中年危机"　298

　老年期的心理变化　299

　治疗心理疾病的医生　299

　心理的疾病与药物　300

　死亡与心理　302

　★丧失宠物（Pet Loss）综合征　302

　尊严死与安乐死　302

出版后记 ·· 303

第一章

细胞与基因

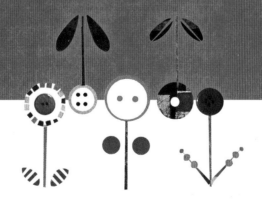

构成身体的细胞数以万亿计，
每个都具有"生命"，
且携带着自父母传承而来的遗传信息。

细胞的结构与功能

我们的身体由数以万亿计的细胞构成。细胞，可以说是所有生物的基本单位。
首先我们来看看细胞的种类，认识主要的人体细胞。

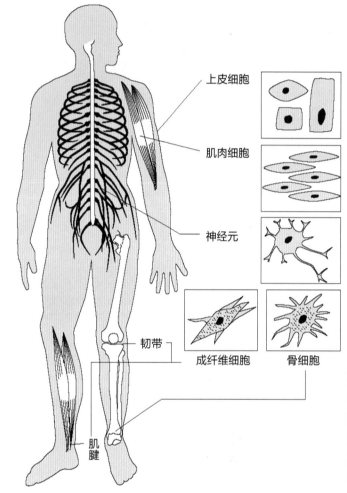

细胞的种类

认识主要的体细胞

上皮细胞是被覆于内部中空的脏器，如皮肤、消化道（食管、胃、肠）和血管等内侧的细胞。癌症便是由上皮细胞癌变引起的疾病。

肌肉细胞为构成肌肉（骨骼肌、平滑肌、心肌）的细胞，呈细长状，会收缩。

神经元负责中枢神经（脑与脊髓）和身体各部分的信息传达和处理。

成纤维细胞是结缔组织（参照第6页）的主要成分。
骨细胞为构成骨组织的细胞。

其他的主要细胞及其功能

[红细胞] 运送氧和二氧化碳。

[白细胞] 抵抗细菌和病毒等病原微生物。

[脂肪细胞] 储存脂肪。

[内耳毛细胞] 捕捉音波。

[精子] 男性的生殖细胞。

[卵子] 女性的生殖细胞。

构成所有生命体的最小单位

构成我们身体的每一个细胞都有"生命"，可以说细胞是最小的生命体。平均仅有 20 ~ 30 微米（1 微米等于千分之一毫米）大小的细胞，各司其职地在人体中运作。

人体由约 60 万亿个细胞组成，每一个细胞的形状、大小、功能各异，但都拥有可视为"头脑"的细胞核。核中的染色体（即著名的双螺旋 DNA 结构——脱氧核糖核酸）携带着遗传信息；其中，我们特别将构成人体的主要物质——蛋白质的结构设计图，称为"基因"。

细胞可分为两种：一种是构成人体的体细胞，另一种则是与生命诞生有关的生殖细胞（精子和卵子）。

细胞结构图

每一个细胞中，都有如模式图①~⑥的细胞器散布其中。

顺便一提，人体最大的细胞是卵细胞（第 272 页），其直径约 200 微米（0.2 毫米）。

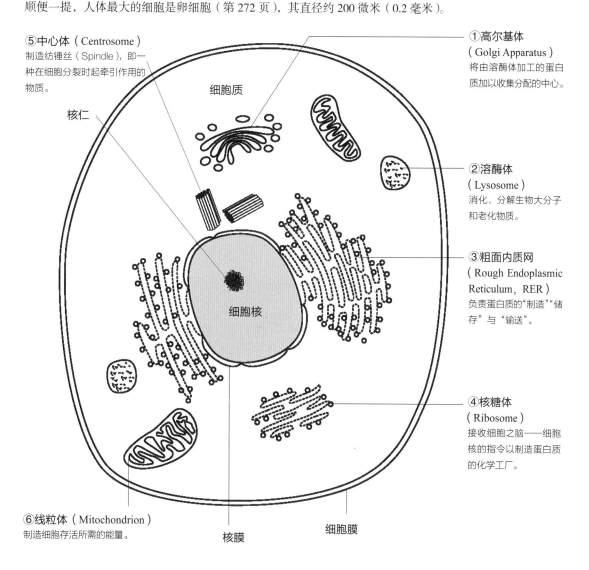

⑤**中心体**（Centrosome）
制造纺锤丝（Spindle），即一种在细胞分裂时起牵引作用的物质。

核仁

细胞质

①**高尔基体**
（Golgi Apparatus）
将由溶酶体加工的蛋白质加以收集分配的中心。

②**溶酶体**
（Lysosome）
消化、分解生物大分子和老化物质。

③**粗面内质网**
（Rough Endoplasmic Reticulum，RER）
负责蛋白质的"制造""储存"与"输送"。

细胞核

④**核糖体**
（Ribosome）
接收细胞之脑——细胞核的指令以制造蛋白质的化学工厂。

⑥**线粒体**（Mitochondrion）
制造细胞存活所需的能量。

核膜

细胞膜

细胞的生成过程和功能

正常来说，细胞一旦完成自己的任务就会凋亡，新的细胞再重新生出。依此形式，细胞不断重复着凋亡和再生（神经元和心肌细胞除外）。如上图所示，一个细胞的细胞核和细胞质被细胞膜包裹着，核为其中心，细胞质中有各种功能的细胞器，依照细胞核发出的指令而运作。

细胞会各自吸收营养、产生能量并成长、复制，进行一种"营生"的过程。

● **细胞核：**促成细胞功能的执行，发出细胞复制的指令，并储存重要的遗传信息。

● **细胞质：**充满着含有蛋白质的果冻状物质，细胞器散布当中。

● **细胞膜：**细胞膜是分隔细胞内外的膜，不仅可以保护细胞，同时也有吸收必要养分、排出废物、防止异物侵入等重要功能。

人体如何形成?

人体的形成,仅仅起始于一个细胞,那就是卵子和精子相遇、受精而形成的受精卵。这个受精卵不断重复着分裂和增殖,最后形成一个大的集结体(称为组织),身体渐渐随之成形、成长。

细胞在母体中,首先会进行决定性别的分化(形成男性阴茎或女性阴道),然后从约第三个月开始,身体的原型将渐渐整合形成胎儿。

细胞的分化虽然取决于该细胞的功能,但另有一种尚未具备特定功能的"干细胞",也会进行分化(请参照下方专栏)。

等分的细胞分裂机制

首先,经过复制变成两倍的 DNA,因细胞核分裂而分成两个;分裂后细胞内的 DNA 数和分裂前是一样的。

从细胞结束分裂到进行下次分裂的这段时间,称为"细胞周期"。其周期长短会依细胞不同而有很大的差异(8 小时到 100 天以上)。

细胞可以存活多久?

细胞既然是生物,当然就有一定的寿命。

细胞完成自己的功能后自然地迎接死亡,这段过程称为细胞凋亡(Apoptosis)。相对于此,因氧不足或因热、氧化等因素发生的非程序性死亡,则称为细胞坏死(Necrosis)。

细胞演变至凋亡的时间各有不同,比如肠壁细胞仅为 6 天,红细胞为 120 天,骨细胞则有 10 年以上的寿命。

细胞若持续减少,身体自然会想办法加以弥补。细胞分裂和干细胞的分化便是其方法。

值得依靠的干细胞与"再生医学"

干细胞包含造血干细胞、神经干细胞、成肌细胞、肝干细胞等各种类别,受精卵便是具有多种功用的万能干细胞。身体的所有细胞,便是由这单单一个受精卵开始生成的。

1998 年,一种能变成各种细胞的胚胎干细胞(Embryonic Stem Cells,简称 ES 细胞)在美国被发现,目前利用干细胞以人工手段制造血管、神经、皮肤和心肌等的技术,已达到实用性水平。

ES 细胞可通过受精卵的数次分裂取得。

再生医学(医疗),是研究如何利用细胞和组织"再生力"来修复伤处、治疗疾病的医学领域。在此领域中,干细胞扮演着极其重要的角色,比如角膜、血管、骨骼等的再生,或者移植用皮肤、血液疾病的治疗等,都是活用干细胞或 ES 细胞的例子。

细胞的分裂

体细胞的分裂为有丝分裂，被丝（纺锤丝）牵拉的染色体被一分为二。

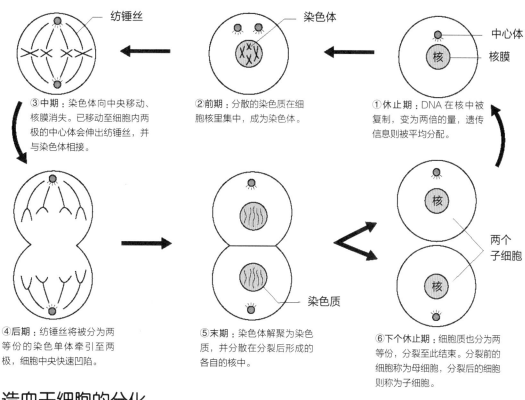

③中期：染色体向中央移动、核膜消失。已移动至细胞内两极的中心体会伸出纺锤丝，并与染色体相接。

②前期：分散的染色质在细胞核里集中，成为染色体。

①休止期：DNA 在核中被复制，变为两倍的量，遗传信息则被平均分配。

④后期：纺锤丝将被分为两等份的染色单体牵引至两极，细胞中央快速凹陷。

⑤末期：染色体解聚为染色质，并分散在分裂后形成的各自的核中。

⑥下个休止期：细胞质也分为两等份，分裂至此结束。分裂前的细胞称为母细胞，分裂后的细胞则称为子细胞。

造血干细胞的分化

骨骼中骨髓里的造血干细胞，会变成血液中各种有形的成分（细胞）。骨髓移植手术，便是将骨髓造血干细胞移植到白血病等患者体内，使其血液细胞正常化的一种方法（参照第 95 页）。脐带血（脐带中的血液）中也有造血干细胞；脐带血库，便是在母亲生产时采取脐带并加以保存的机构。

骨髓造血干细胞

骨髓系干细胞　淋巴系祖细胞

巨核细胞　红细胞母细胞　骨髓细胞　单核细胞　淋巴细胞

血小板　红细胞　嗜碱性粒细胞　中性粒细胞　嗜酸性粒细胞　巨噬细胞　B 淋巴细胞　T 淋巴细胞

白细胞

骨髓内的结构　血管内的结构

身体由组织构成

组织由许多具有相同功能和形态的细胞聚集而成，可以说是构成身体、维持身体功能的零件。器官是由各组织搭配组合而成的。

体表和脏器内面的上皮组织

皮肤就像覆盖身体的一层布，是上皮组织的代表。

我们看看体内，比如口腔、空气通过的气管、食物通过且负责消化吸收的食管、胃肠以及储存尿液的膀胱等管状或带状的脏器，其内面覆盖着的黏膜，即为上皮组织。此外，血管和淋巴管的内侧也是由上皮组织组成的。

上皮细胞会在一种名为基底膜的薄膜上紧密排列，其形态各式各样。上皮细胞的堆叠方式也各有不同，有的只堆叠一层，有的则是重复好几层。

上皮组织可保护器官免受外界力量的侵扰，拦截外界的刺激并将之传达至器官内部。此外，上皮组织也具有制造、排出消化液和激素等生存所需的多种液体（分泌液）的功能。专门执行此项功能的部分，我们称之为分泌腺（参照第 182 页）。

有连接、支持功能的支持组织

结缔组织主管各组织和各器官间的连接、支持、填补和分开等作用。结缔组织又可细分为结缔组织、脂肪组织、软骨组织、骨组织等种类。

结缔组织连接组织和器官，由成纤维细胞和填充于细胞间隙的"间质"构成。间质中，充满着由胶原蛋白等能抵抗外力拉扯、非常强韧的胶原纤维，以及富有弹力、能伸能缩的弹性纤维。

脂肪组织是能量来源（中性脂肪）的储藏库，同时也具有维持体温、阻挡外力冲撞的缓冲功能。脂肪组织与肥胖之类的代谢问题息息相关（参照第 170 页）。

软骨组织（软骨）具有弹性，能支持易受外力影响的组织，帮助关节顺利活动、促进骨骼生长。

骨组织（骨）亦为支持组织的一种。骨组织由成骨细胞、骨细胞、破骨细胞和坚硬的骨基质构成，外侧覆盖着强韧的骨膜。骨组织不仅负责身体骨骼的构建，亦具有"钙质储藏库"的功能。

负责信息传递的神经组织

神经组织，由负责接收、归纳和传递信息的神经元（Neuron）以及保护和支持神经元的神经胶质细胞（Glial Cell）构成。它支持着人体的"神经活动"（经由以脑与脊髓构成的中枢神经系统，以及其他周围神经系统进行的一连串功能性活动）。

神经元有两种"手"（树突和轴突），长度和形状各异。无数的神经元相连接，构成神经，如细网般地遍布在全身各个角落（参照第 40 页）。

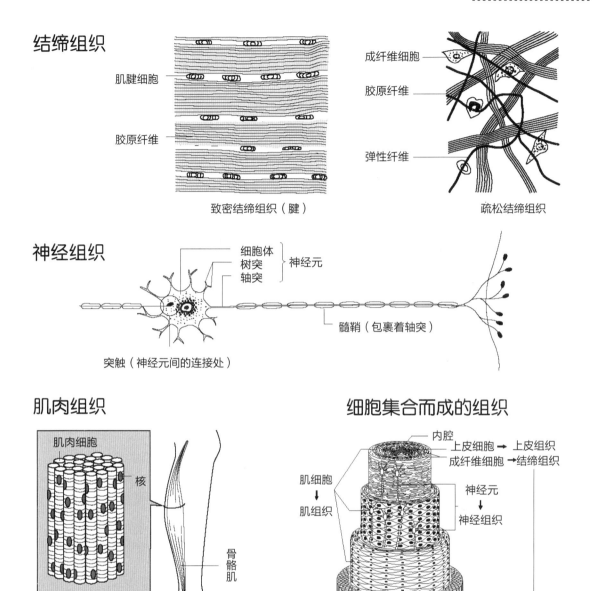

结缔组织

肌腱细胞

胶原纤维

致密结缔组织（腱）

成纤维细胞

胶原纤维

弹性纤维

疏松结缔组织

神经组织

细胞体
树突 神经元
轴突

髓鞘（包裹着轴突）

突触（神经元间的连接处）

肌肉组织

肌肉细胞

核

横纹肌，肌纤维呈横直条纹样规则排列

骨骼肌

细胞集合而成的组织

内腔

上皮细胞 → 上皮组织
成纤维细胞 → 结缔组织

肌细胞
↓
肌组织

神经元
↓
神经组织

构建肌肉的肌组织

　　集合着肌细胞的肌组织，最大特征便是能够配合人体"动作"而收缩或者还原。根据功能不同，可以再细分为骨骼肌、平滑肌和心肌等不同种类。

　　附着在身体骨骼上的骨骼肌，是人体进行所有动作（运动）的原动力。平滑肌则是构成血管壁、胃、肠、气管、尿道和膀胱等脏器壁的主要肌肉，通过各种动作（收缩和扩张）支持各脏器的功能。而组成心脏壁的心肌，为了使心脏的泵血功能持续将血液运送至全身，必须不眠不休地重复收缩动作。

　　肌肉可根据不同功能分为两种类型。一种为可依自己意识控制的随意肌（如骨骼肌），另一种则为无法控制的不随意肌（如平滑肌和心肌）。

遗传信息与遗传的机制

遗传，指的是双亲的五官和个性传承给孩子，并且在孩子身上显现。
此机制的核心，便是潜藏在细胞中的遗传信息（DNA）。

遗传信息打造的身体设计图

每个人都会接受来自双亲的各种遗传信息后诞生。我们不仅在面容五官上有与父母相似的表征，其他的身体性质（体质），无论是好是坏都通过遗传信息显示出特定的倾向。

遗传，意思是"决定生物形态和性质（在此称为性状）的因子（根据），自某代传给下一代"。而因子的真面目，便是我们耳熟能详的 DNA，一种称为脱氧核糖核酸（Deoxyribonucleic Acid）的大分子。

19 世纪中叶，奥地利自然科学家孟德尔以豌豆尝试了数种配种栽植的方法（杂交试验），当时发现的"遗传法则（优劣法则）"中"决定性状的根据"，即为现代我们所称的 DNA。如各位所知，此 DNA 以双螺旋结构呈现。

遗传信息的真面目，即是"碱基"的组合

总数可观的遗传信息蕴含在 DNA 中，而遗传信息则由四种被称为碱基（Base）的物质组合而成，如暗号般地决定其内容并被刻写于 DNA 上。这之中，也包含着与疾病相关的"负面"信息。

如果能完全地解读出蕴含在 DNA 中的信息，那么一个人大约多少岁会得什么病、能活到多少岁等问题，应该都能推算出来吧。

不过，由于生活环境带来的影响（环境因子）会施加在 DNA 上，所以一生完全依照遗传信息度过的可能性几乎是微乎其微。

基因，指的是构成人体的蛋白质设计图（决定制造哪个氨基酸的 DNA），而那不过是 DNA 中极小的一部分罢了。

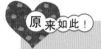
原来如此！

人类基因组解读

"基因组（Genome）"，可比喻为遗传自双亲的人体生命基本设计图（即事先准备好的人生程序）。这是取自英语中 gene（基因）和希腊文的 ome（总体）而成的合成语，可以说是遗传信息的总体（即所有的碱基排列）。

2003 年 4 月，人类遗传信息（人类基因组）的测序工作基本完成，于是通过国际协力进行的"人类基因组（Human Genome）计划"，宣告结束。

根据解读的结果，人类的基因体系由拥有多达约 30 亿个碱基的 DNA 组成。其中，基因约有 32 000 个。

基因研究的进步，可以促进基因诊断、基因治疗等新式诊断法、治疗法的开发，并提升个性化治疗的可能性（参照 19 页专栏）。

DNA 的结构

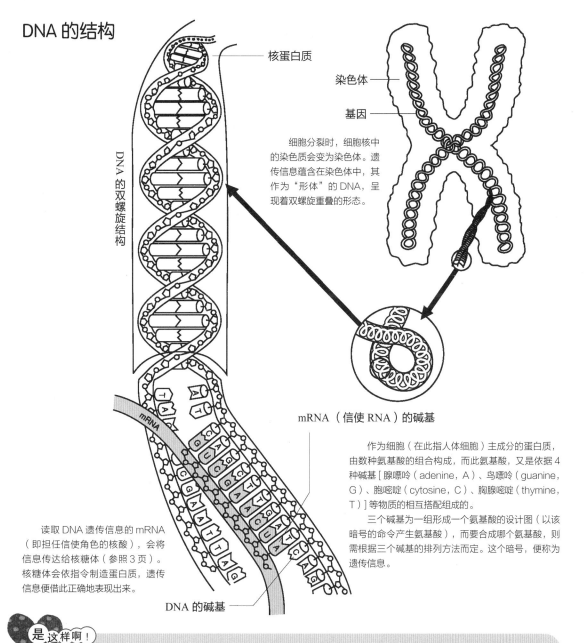

核蛋白质

染色体

基因

细胞分裂时，细胞核中的染色质会变为染色体。遗传信息蕴含在染色体中，其作为"形体"的 DNA，呈现着双螺旋重叠的形态。

DNA 的双螺旋结构

mRNA（信使 RNA）的碱基

作为细胞（在此指人体细胞）主成分的蛋白质，由数种氨基酸的组合构成，而此氨基酸，又是依据 4 种碱基 [腺嘌呤（adenine，A）、鸟嘌呤（guanine，G）、胞嘧啶（cytosine，C）、胸腺嘧啶（thymine，T）] 等物质的相互搭配组成的。

三个碱基为一组形成一个氨基酸的设计图（以该暗号的命令产生氨基酸），而要合成哪个氨基酸，则需根据三个碱基的排列方法而定。这个暗号，便称为遗传信息。

读取 DNA 遗传信息的 mRNA（即担任信使角色的核酸），会将信息传达给核糖体（参照 3 页）。核糖体会依指令制造蛋白质，遗传信息便借此正确地表现出来。

DNA 的碱基

是这样啊！

DNA 鉴定

蕴藏在 DNA 中的遗传信息，即"碱基记号的排列方法"，每个人都有所不同。因此，只要调查每个人碱基排列方法的特征，便可如同指纹般地利用在个人识别上。通过对血液或精液、骨头、毛发采取的 DNA 进行分析检测的方法，便是 DNA 鉴定法。在犯罪侦查的时候，经常利用带有毛根（含有细胞的发根部分）的头发来进行 DNA 鉴定。

不只是细胞核，线粒体中也含有 DNA，且其含量较细胞核更多，故当细胞核中的 DNA 含量不足时，有时也会改为调查线粒体 DNA。

此外，由于 DNA 鉴定比 ABO 血型的准确度高，因此也被用于亲子鉴定。

不可思议的DNA（遗传信息的真面目）和染色体

前文我们已经说过"五官和个性会遗传"，而决定此遗传结果的便是DNA，一种称为脱氧核糖核酸的高分子。

细胞核中的染色质，由蛋白质和DNA组成。如第9页的图所示，DNA呈右向旋转的双螺旋结构，当DNA在细胞分裂前被复制为两倍时，染色质会变为线状的染色体。

正常来说，人类每一个细胞中有46条染色体；其中的44条（22对）为常染色体，剩下的2条（1对）为性染色体，而此性染色体就是决定男女性别差异的关键所在。

减数分裂的机制使染色体数与双亲相同

各位听过"减数分裂"这个词吗？

生殖细胞（精子与卵子）的产生，并非通过复制自身的遗传信息且均分为二的细胞分裂方式。由于生殖细胞会将双亲的遗传信息各分一半地传给孩子，因此这是以减掉一半染色体数目的减数分裂方式，来增加其细胞数。原本的46条染色体，在经过分裂后减少为23条。卵子为"22+X"，精子则为"22+X"或"22+Y"两种形式。卵子若和具有X染色体的精子相遇，那么此受精卵便会发育为女性胎儿（44+XX），若和具有Y染色体的精子相遇则是男性（44+XY），男女的性别就是这样决定的。

减数分裂，是让孩子保有和双亲相同数目染色体的必要机制。不仅如此，减数分裂也具有使遗传信息更多元化、加以修复等重要意义。人类能在漫长的历史中适应环境变化、完成进化，或许可以说是减数分裂的功劳吧。

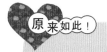

原来如此！

显性遗传与隐性遗传

在减数分裂产生过程中，由于成对染色体间会交换一部分基因，所以会产生带有与双亲略为不同的遗传信息的生殖细胞。也就是说，每一个精子或卵子绝不会带有一模一样的遗传信息。

精子和卵子相遇、然后结合产生受精卵的那刻，即变成带有46条（23对）染色体的细胞。这其中包含了父亲和母亲各一半的DNA（遗传信息），而不可思议的是，此染色体数并非"相加再除以二"，事实上，染色体也有主角和配角之分别。

当一个表型被遗传时，来自父亲和母亲的遗传信息是成对的，但显性基因所代表的性状比较容易被表现出来。此过程中，我们称能控制显性性状的基因为显性基因，支配生物体隐性性状的基因为隐性基因。

当我们将显性基因设定为A，隐性基因设定为a时，成对的组合便是AA、Aa、aA、aa四组。

由于A的性状较容易显现，因此无论A是AA、Aa、aA哪一种成对的组合，a的性状都不会显现出来。只有a和a相配对的条件下，a的性状才会表现出来。

不过，由于性状的显现状况受生活环境的影响很大，因此有的父母和孩子很相像，有的却是完全不像。

减数分裂（精子和卵子的生成过程）

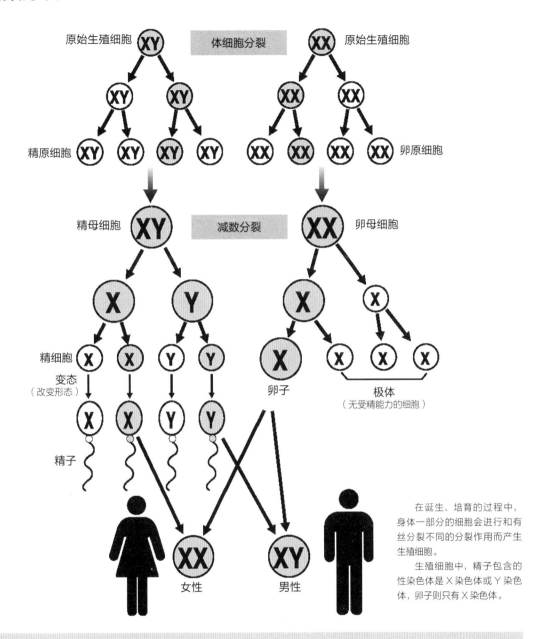

在诞生、培育的过程中，身体一部分的细胞会进行和有丝分裂不同的分裂作用而产生生殖细胞。

生殖细胞中，精子包含的性染色体是 X 染色体或 Y 染色体，卵子则只有 X 染色体。

★克隆人

　　"复制人"，是指具有一模一样遗传信息的个体，而同卵双胞胎，便是极为罕见的克隆个体。

　　若将自 B（女性或男性）细胞取出的核，移植到 A（女性）提供的卵子内并培养出 ES 细胞（参照 4 页），即会生成带有和 B 相同基因的细胞、组织和器官。它们即使被移植到 B 的身上，也不会被 B 的身体视为"与自身不同（异物）"而产生攻击性的免疫反应（排斥反应）。

　　若真的使用这种方法，那么另一个拥有和 B 完全相同基因的人类，也就是"克隆人"的出现，并非不可能。这种科技的"进步"，无论在社会还是伦理上都会产生很大的问题。

遗传与疾病的关系

当一个生命诞生时，有些事就因"遗传"而决定好了。
比如性别和血型（红细胞型）以及人类白细胞抗原（白细胞型，Human Leukocyte Antigen，HLA）等。

● 通过遗传出现的疾病

双亲传给孩子的遗传信息虽然可称为身体设计图，但由遗传信息引发疾病的例子也不在少数。若在某一代，因 DNA 未被正确地复制而产生表型上的变化（突然变异），然后再由双亲遗传此信息给孩子并显现的疾病，我们称之为"遗传病"。

遗传病可分为四种。

●由染色体的数目和形态变化导致的（**染色体病**）：如唐氏综合征等疾病。

●由某特定遗传信息的突然变异导致的（**单基因病**）：如家族性高胆固醇血症、镰状细胞贫血等疾病。

●由生活习惯等环境因素影响数个遗传因子导致的（**多基因病**）：如糖尿病和高血压等各种生活习惯病、先天性心脏病等疾病。

●由体细胞的基因变化导致的（**体细胞遗传病**）：如癌症等疾病。

● 生活习惯病与遗传信息的关系

生活习惯病（成人病），病如其名，指的是日常生活中饮食、吸烟、运动不足等不良生活习惯引发的疾病，具体而言，癌症、缺血性心肌病（心绞痛、心肌梗死）、脑血管疾病（脑卒中）、糖尿病、高血压、痛风等各式各样的疾病都属于此类。

生活习惯病的原因，多多少少都与容易患此病的"遗传性体质"潜伏在体内有关。

在健康检查时常被问到的"家族病史"，可以帮助我们了解自己的双亲和兄弟姐妹等家人中（近亲者）曾得过什么样的疾病，医生可借此掌握患者的体质，并追踪此患者易得疾病的倾向。癌症和家族病史的关系匪浅，过去曾有家人或近亲者患癌的人，其癌症发病率比没有的人高。其他部分我们将在之后的章节再详加说明。除了生活习惯以外，遗传性体质也是糖尿病的诱因之一。

至于高血压，有实验数据显示，无法找出确定病因的原发性高血压（参照 74 页），则当双亲都有高血压时，孩子有近 60% 的概率会患此病。

以上所述，并非指病本身会遗传，而是容易患某疾病的体质遗传给了下一代。不过，当事者本身的生活习惯，即环境的影响，远比其遗传性体质重要得多。

这些地方会遗传

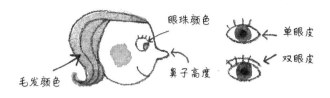
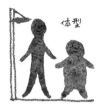
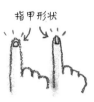

ABO 血型的遗传

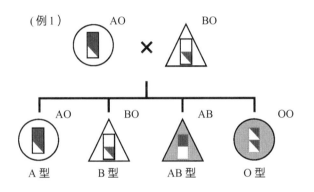

基因型	血型
AA/AO	A
BB/BO	B
OO	O
AB	AB

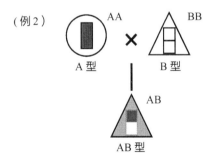

○为 A 血型　△为 B 型　●为 O 型

▲为 AB 型

■为 A 的基因　□为 B 的基因　◪为 O 的基因

由以上两图示可得知：双亲的血型即使相同，
但若基因型不同，则孩子的血型也会不同。

双亲的血型		孩子的血型
A	A	A/O
B	B	B/O
A	O	A/O
B	O	B/O
A	B	A/B/AB/O
O	O	O
AB	A	A/B/AB
AB	B	A/B/AB
AB	O	A/B
AB	AB	A/B/AB

癌症是基因的疾病

我们每一个人，都带着可能成为癌症原型的"原癌基因"，也同时拥有可抑制癌变的"抑癌基因"。当此两者发生变化时，细胞的癌变便开始进行。

细胞癌变，始于基因的突然变异

一方面，每个人的体内其实都有可能导致癌症（恶性肿瘤）的基因，正常的细胞具有能致癌的遗传信息，故命名为"原癌基因"。一旦此致癌基因发生任何变化（突然变异）并开始活动，便成为导致癌症发生的基因（癌症基因）。

另一方面，每个人也都有抑制（压制）细胞癌变的基因，它能发挥不让癌症基因胡作非为的作用，故得此名。一旦抑癌基因的刹车功能丧失，癌症基因便会加快油门，导致细胞向癌变的方向恶化。癌细胞会不断地重复进行无秩序的分裂、增生，一刻也不歇息。

让原癌基因活化的物质称为致癌物，大概可以分为以下三种：

● **物理致癌因素**：放射线、紫外线等。
● **化学致癌因素**：香烟、化学药品、食品添加剂等。
● **生物致癌因素**：病毒、蛋白质等。

以上因素都被认为有可能以某种形式促使癌症发生。

致癌物质与抗癌物质

一听到"致癌物质"，也许各位立刻想到的就是放射线、香烟、食品添加剂、石棉、烤焦的鱼肉类等。的确，这些物质与致癌的关系是无法否定的。

但事实上，体内促使致癌物质发挥作用的物质（促癌物质，Promotor）另有其他，"活性氧"（参照 15 页）即为此代表。

另一方面，能抑制癌变的抗癌物质也已渐渐为人们所知。

被认为能除去活性氧的维生素类、多酚等抗氧化物质，据说也能阻止致癌作用的进行。

病毒基因促使细胞的癌变

病毒感染也被认为与致癌有关系，甚至有数据推测 15% 的癌症为病毒引起。目前已知的致癌病毒有以下五种：

● **EB 病毒**（Epstein-Barr Virus，EBV）：据说此病毒与多种癌症有关系，少部分胃癌被认为是此病毒所导致。

● **人乳头瘤病毒**（Human Papilloma Virus，HPV）：宫颈癌。

● **丙型肝炎病毒**（HCV）：肝癌。

● **人类 T 淋巴细胞白血病病毒 I 型**（Human T-lymphotropic Virus1，HTLV-1）：成人 T 细胞白血病。

● **人疱疹病毒 8 型**（Human Herpes Virus Type8，HHV-8）：卡波西肉瘤。

关于病毒致癌的原因，有学者认为是病毒带有癌基因而导致细胞癌变，也有学者认为是病毒的基因对细胞内癌基因等发挥作用而导致细胞癌变，论点不一。

癌变的二阶段说

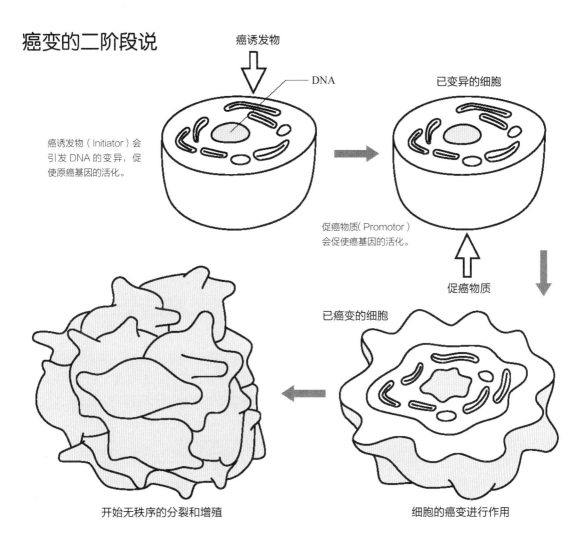

癌诱发物（Initiator）会引发 DNA 的变异，促使原癌基因的活化。

癌诱发物

DNA

已变异的细胞

促癌物质(Promotor) 会促使癌基因的活化。

促癌物质

已癌变的细胞

开始无秩序的分裂和增殖

细胞的癌变进行作用

★关于活性氧

人体内的"活性氧（自由基）"不仅会引发癌症，它也被认为是其他各种生活习惯病和老化的元凶。此种活性氧比一般的氧更易产生化学反应，而人类既然是通过呼吸将氧气吸入体内以维持生命活动，就无法避免活性氧的产生。活性氧对人体利害参半，但一旦过量就会变成恶性物质。

变身"暴徒"的癌细胞及其各种特质

关于癌症，即名为癌细胞的"暴徒"的特质，整理如下。

① 癌细胞会无限制继续增加。重复进行无秩序的无限分裂、增生。

② 癌细胞会侵入周边组织的内部（称为浸润），也会发生转移。比如顺着血液流动的血道转移，或者依附淋巴液流动的淋巴性转移，从而转移至其他可能的器官。此外，癌细胞还会通过覆盖于器官上的膜到处散播，即肿瘤种植转移。

③ 所谓恶病质，就是身体正常细胞本应摄取的营养被夺走，身体逐渐变得衰弱的状态。

癌症的检查与治疗方法

癌症容易给人以不治之病的印象，但其实只要早期治疗，癌症仍有痊愈的希望。
所以早期发现非常重要，而各种健康检查可助我们一臂之力。

如何发现癌症？

在日本各地方政府举办的胃、大肠、肺、子宫、卵巢、乳房等各种癌症的"癌症检查诊断"，因为含有能够筛查出癌症发生风险的扫描检查，故对早期癌症的发现具有重大意义。

不过，检查中出现假阴性反应（或漏诊）的概率也是不能否认的。无论什么检查，都无法精确地发现癌症，所以请各位不要忽略了诊断中漏诊的可能性。

尽管根据癌症种类不同，状况也有差异，但一般来说，人一旦到了30岁以上，就必须定期接受具有一定精密程度的体检。

发现癌症所需的检查：

● "形态检查"

如其名，该种检查是以发现异常形态为目的的检查，可分为以下三种。

1. 照片检查：X线检查、计算机断层成像（CT）、磁共振成像（MRI）检查、正电子发射体层成像（PET）检查、超声波（Echo）检查、乳腺X射线摄影（Mammography）等。

2. 内镜检查

3. 病理学检查：包括细胞诊断检查和病理组织检查（组织诊断）。

其中，能直接发现癌细胞的病理学检查，是采取疑似为癌的组织，如痰和分泌物，以及切取组织切片，利用显微镜进行检查，以检测此细胞是否正进行癌变。该方法是确诊癌症不可或缺的检查法。

接下来，让我们再多了解一些不同的检查法吧！

① 细胞诊断检查：这是以一个细胞为单位来发现癌症的方法。比如胸腔积液、腹水、尿、痰和阴道的分泌物等都是该方法的检查对象（样本）。

胸腔积液和腹水，指的是血液因癌细胞的生成而阻塞，造成从血管溢出的水分囤积在覆盖在肺上的胸膜细缝内或腹中的器官之间。

比如子宫诊断的扫描检查，会进行子宫颈部的细胞诊断（参照下页图示）。

② 病理组织检查（组织诊断）：利用显微镜观察被提取的一部分组织，以确认癌症的有无和发展进度的检查法。手术中，有时会因必须知道癌症扩散状况（为了决定切除范围）而在现场迅速进行此项检查（术中迅速组织诊断）。

● 肿瘤标志物（Tumor Marker）检查

此方法可支持照片检查等检查法。它是通过找寻癌细胞（已癌变组织）或正常细胞对癌细胞起反应而生成的物质（蛋白质、激素、酶等），来推测癌是否存在的方法。

目前有约三十种物质被视为血液和尿液中的肿瘤标志物。

虽然仅靠肿瘤标志物无法诊断癌的有无，但也有诸如标志前列腺癌的PSA和卵巢癌的CA125等明显的特定器官的肿瘤标志物，这些都有助于扫描检查的进行与确诊。

各种精密检查

CT 检查	计算机断层成像。照射 X 线，将身体的横断面鲜明地加以图像化。尤其是连续地照射螺旋状 X 线的螺旋计算机断层扫描（Helical CT），能更精确地描照射出立体的影像。
MRI 检查	磁共振成像。身体的纵向、横向、斜向等各种剖面皆可加以影像化，包括脑和内脏等部位的柔软组织也可观测。这利用的是照射电磁波时从身体传回的反应（核磁共振），因此不会有照射 X 线时的负面影响（辐射），且具有比 CT 更清晰的对比度。
PET 检查	正电子发射体层成像。先注射内含可产生放射线物质 [放射性同位素（Radioactive Isotope，RI）] 的药物，填满癌细胞内的 RI 发出放射线，再捕捉此放射线并摄影，即能确定癌的位置。
超声波（Echo）检查	从体表发送超声波，然后捕捉体内组织碰到音波后弹回的波（回波）。
乳房 X 线摄影	在专用的摄影台上压迫乳房，并自上下左右照射 X 线且摄影。此项 X 线检查可发现许多只靠触诊摸不出的小肿瘤，对乳房的扫描检查颇有帮助。
内镜检查	是一种使用各种内镜，直接观察体内（特别是肠胃等管状器官的内面）状况的检查法。若利用装设在内镜前端的器具切下部分组织，则亦可进行组织活检（切片检查）。
造影检查	服用可以让影像对比更清晰的显影剂。比如服用钡液等，再进行 X 线造影检查。此法对食管、胃、十二指肠、大肠等部位的观察特别有效。

子宫颈涂片检查（Smear Test）的方法

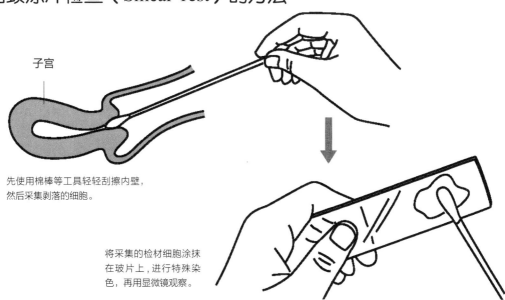

子宫

先使用棉棒等工具轻轻刮擦内壁，然后采集剥落的细胞。

将采集的检材细胞涂抹在玻片上，进行特殊染色，再用显微镜观察。

癌症的主要治疗法

针对癌症发生的部位和发展阶段等条件，会采取各种不同的治疗方法。
治疗法可大致分为两种：一种是使用手术疗法和放射治疗的局部性疗法，另一种是使用抗癌剂等药物的全身性疗法。

癌症治疗的三大支持疗法

癌症治疗的方法不胜枚举，有些是单独进行，有些则是几种方法相互搭配使用（即综合治疗）。常用的有以下三大治疗方法。

● **手术疗法**：指通过外科手术（切除），将肿瘤和周围正常的细胞整个摘除的方法。如果癌细胞仅停留在最先发生之处（原发处），便有可能通过手术完全治愈。这是许多癌症治疗的基本方法。

利用内镜或使用激光热能将癌细胞烧切（激光手术刀）等方法，都属于该范畴。

● **药物疗法（化学疗法）**：指用各种药物治疗癌症的方法。使用化学物质（抗癌剂等）的化学疗法是其主要手段。由于药物会随血液流动流遍体内，对全身都会产生效果（全身疗法），所以可抑制癌细胞的增殖、减轻症状。用药物治疗白血病和恶性淋巴瘤、睾丸肿瘤等癌症，也有完全治愈的可能性。

在手术疗法和放射线疗法的前后，有时也会辅助性地利用该方法，来达到缩小肿瘤、防止复发的目的。

此外，在输送营养至肿瘤的血管（营养动脉）中注入抗癌剂，则是作用在身体局部（某部分）的局部疗法。

● **放射线疗法**：此法是将具有高热能的放射线（癌症治疗上指 X 线、伽马射线、阴极射线）照射在肿瘤及其周围，以抑制癌细胞的增生。和切除不同的是，若使用放射线疗法可保留部分结构和功能，如乳房的外形、舌或喉咙的功能等。此法亦可与抗癌剂并用，或在手术前、中、后期进行照射。

其疗法原理为放射线作用于细胞的 DNA，使细胞失去分裂和增殖的能力，同时促使细胞凋亡（参照 4 页）。

医学界不断对放射线疗法进行研究，如让肿瘤可以准确地照射到粒子线的治疗法便是其中一例。

利用癌细胞不耐热的特性，可采用温湿疗法搭配放射线治疗法或化学疗法，是指对癌灶处照射电磁波等射线来加热并提升疗效的辅助性治疗方法。

提高人体本身具备的免疫力（抵抗力）以治疗癌症的方法，即免疫疗法，也被称为"第四种治疗法"。

癌症的基因治疗

癌症是一种源于基因变化（变异）的疾病。依此原理而生的，便是"增加基因功能来抑制癌细胞的增殖"的基因治疗概念，也是免疫疗法的一种。

免疫疗法有几种，比如在有被癌细胞攻击风险的淋巴细胞内，放入能提高其功能的基因，即被动免疫疗法。而在癌细胞中加入能调节免疫功能的细胞激素等基因，或将能对癌细胞产生攻击性的基因送入细胞等，则是能促使细胞攻击癌症的细胞因子疗法。

尽管上述疗法尚在研究阶段，其效果仍是未知数，但每一种都可能带来很好的成效。

此外，通过调查基因变异来诊断癌症的基因诊断技术若能提升，则癌症的个性化用药（Personalized Medicine）也将可能实现（参照 8 页）。

提高免疫力的"第四种治疗法"

此方法是使用某些物质，使具有免疫功能的细胞（如淋巴细胞、巨噬细胞、中性粒细胞等白细胞）、细胞因子（制造免疫细胞、提高细胞功能的活性物质）和抗体等功能活化，进而引导免疫功能与癌细胞战斗。治疗"血液癌症"的骨髓移植，便是针对白血病（参照 94 页）和恶性淋巴瘤（参照 98 页）等疾病进行的治疗法。

此方法是从具有相同白细胞原型——HLA（组织相容性抗原）的提供者（捐赠者）体内，连同骨髓和血液移植造血干细胞，以恢复身体制造正常细胞（白细胞和红细胞等）的功能。

缓解癌症疼痛的治疗

癌细胞转移至骨头、癌组织对器官和神经的压迫、治疗的副作用以及患者的心理作用等，都是伴随着癌症可能显现的病痛（癌性疼痛）。在治疗癌症本身的同时，为了维持患者的生活质量，缓解疼痛的治疗也是不可缺的。除了使用吗啡等镇痛剂（止痛）的药物疗法，其他如放射线疗法和神经阻断法（参照 54 页专栏）也是常用的疗法。

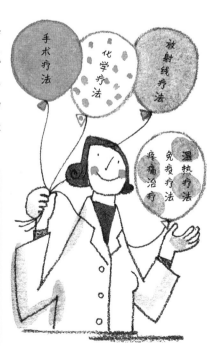

★ "癌" 的病名由来

癌这个字，是部首"疒"和表现硬块的"嵒"字的组合，大多数用于含有硬块的疾病名。最初是用来称呼发生在上皮细胞（上皮组织）的恶性肿瘤，现在已广泛指各部位的恶性肿瘤。

顺带一提，癌症在英语中称为 Cancer（或 Carcinoma），在德语中则称为 Krebs，两者都是"螃蟹"之意。据说这是因为乳癌细胞扩散的样子宛如螃蟹横行，故得此名。

病毒引发癌变的机制

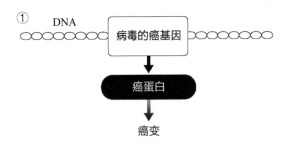

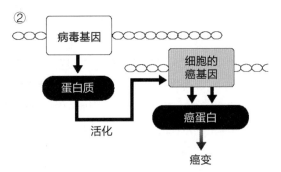

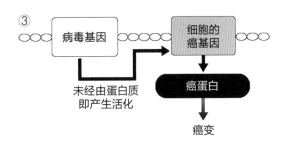

① 病毒带有癌基因，细胞因此基因癌变的例子。
② 病毒基因对细胞癌基因等产生作用，而导致癌变的例子。
③ 病毒基因被连接至细胞的特定基因，使得细胞的癌基因活化的例子。
④ 在病毒基因被连接至细胞基因的过程中，因细胞的抑癌基因被破坏而导致癌变的例子。

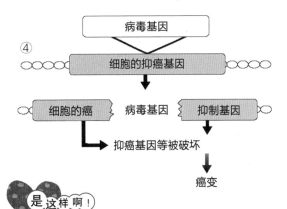

是这样啊！

癌症与替代医疗

　　不只是癌症，作为各种疾病治疗法而受到注目的，是称为替代（辅助）医疗的领域。简单来说，替代医疗泛指"近代西洋医学（意指在医疗机构普遍进行的治疗）"之外的所有疗法。根据美国国家卫生研究院（NIH）的分类，比如中医学、针灸、顺势疗法、芳香疗法、整脊、指压、印度阿育吠陀（AyurVeda）、中药学、药草（Herb）医学、减压放松、艺术疗法等，皆属于替代医疗范畴，种类众多。替代医疗，主要是以提升身心具备的自然治愈力（免疫力等），来预防疾病、保持健康等为基础概念。癌症的免疫疗法也可算是替代医疗的一种。

免疫系统

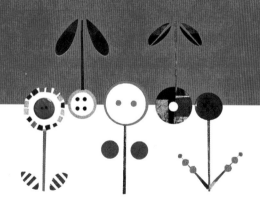

我们身体与生俱来的"免疫"功能，
是一种驱退疾病的强大力量。
然而，免疫功能一旦失调便会引发过敏，
甚至发生攻击自己身体的状况。

免疫的机制与功能

"免除"疾病"疫",合在一起便是"免疫"。
这是身体与生俱来、"自己保护自己"的防御功能,具有非常优异的机制。

对非己类异物的驱逐力量

身体的防御机制可分为两类。

首先,是身体与生俱来的抵抗力"固有免疫":在本书中称为"初期防御机制",比如人不会患猪瘟,因为人类天生就对猪瘟免疫。

另一种是某特定病原体(引发疾病的异物或微生物)只要侵入过体内一次,身体便能获得对此疾病的抵抗力,称为"获得性免疫"。经由麻疹病毒感染而引发的"麻疹",只要感染过一次,就绝对不会再感染第二次。 这是因为身体对于曾侵入过体内的病毒,能发挥特别的抵抗力。这便是获得终生免疫的例子。

我们的身体会遭受到各种病原体的入侵,并和这些"入侵者"不停地在体内上演攻防战。防御病毒的主角是血液中的白细胞。各类白细胞,都各自肩负着重要的功能而在体内活跃着。

初期防御机制与免疫的二段式功能

细菌和病毒等病原微生物一旦侵入体内,身体的初期防御机制就会立即启动(自侵入后的数小时到一天),展开驱逐行动。如下页图所示,体内许多功能和物质会保护身体免于入侵者的侵害。

初期防御机制和"免疫"最大的不同在于前者不会决定特定的驱逐对象。

第二道防御的免疫功能,会先将"非己类(自己以外的物质)"的异物设定为对象再开始作用。由于这是在"获得"此信息后才开始启动,与初期防御机制的固有免疫相对,所以称之为"获得性免疫"。

如第24页图中所示,中性粒细胞和巨噬细胞等白细胞的同伴,会通过"吃掉"异物来消化、分解异物。此外,巨噬细胞会将异物的信息传达给T细胞。

免疫作用会借着白细胞(淋巴细胞)具备的特殊功能,让抵抗力不断增强。而在胸腺和骨髓成熟的T细胞和B细胞,便是免疫功能中的助手。

"记忆"是免疫功能的关键词。只要将侵入过身体一次的异物(抗原)记住,当其再次侵入时便能立即发挥防御的力量(致敏淋巴细胞发动攻击、抗体进行封锁)。

B细胞和T细胞

血液细胞在骨髓被制造后,会进入血液中。属于白细胞之一的B细胞,会在骨髓(Bone Marrow)中成长为具有免疫功能的细胞,故取开头字母B作为其名称。T细胞则因是在胸腺(Thymus)成熟,故以开头字母T命名。

B细胞
产生抗体来攻击异物(体液免疫),也会记忆异物的信息。

T细胞
T细胞会转变为多种功能的细胞(细胞免疫)(参照24页)。

人体与生俱来的初期防御机制

呼吸道
呼吸道会通过黏液（呼吸道黏膜分泌物）和黏膜上皮纤毛的纤毛运动将异物排出。咳嗽和打喷嚏都是将异物排出体外的防御反应（反射）。

消化道
胃分泌的盐酸（胃酸）和消化酶具有杀菌作用。此外，寄生在肠内的细菌集团（肠内菌群），会防止病原微生物的繁殖，并提高NK细胞的功能。

白细胞的吞噬作用
"吞噬"，指的是将入侵者吞噬并消化、分解。具有此功能的是白细胞中的中性粒细胞和巨噬细胞，我们称此类细胞为吞噬细胞。
它们借着具有杀伤力的蛋白质或分解酶等进行吞噬作用。白细胞的吞噬作用也是产生抗体的开始。

NK细胞的功能
NK（Natural Killer Cell：自然杀伤细胞）细胞，如其名是"身体与生俱来的破坏力"的免疫细胞。NK细胞会在体内巡逻，一旦和有病毒寄生的细胞、细菌以及癌细胞相遇，便会展开驱逐异物的活动。
我们体内有一定数目的NK细胞（占整体白细胞的15%～20%）。人在放松的状态下，NK细胞的破坏力会增强；相反地，若在压力大的状态下，其破坏力就会减弱。身体的抵抗力，也会被NK细胞的功能左右。
据说每个人体内的细胞每天都在进行癌变作用，而之所以没有导致癌症病发，都是NK细胞的功劳。

皮肤
皮脂腺分泌的皮脂中含有脂肪酸，而汗腺分泌的汗液中则含有乳酸和溶菌酶，这些物质都具有杀菌作用。皮肤上重叠的扁平上皮细胞，身体表面覆盖的硬角质层，都可防止病原体的侵入。此外，它们也是保护身体免受外物冲击、紫外线、干燥和冷气等伤害的障壁（防护墙）。

泪水、鼻涕、唾液等
此类分泌物含有的溶菌酶和抗体（IgA）等物质，也具有杀菌作用。

其他
病毒寄生在细胞时会产生一种名为干扰素（Interferon）的物质，它具有抑制病毒增殖的功能。此外，体内的活性氧（参照15页）也是驱逐异物的重要角色之一。

急性炎症反应
"炎症"也是防御反应的一种。
一旦异物侵入：
①毛细血管会扩张，血液流量增加。
②毛细血管壁会变得让血液中的蛋白质和白细胞较易排出血管外。
③白细胞从血管排出，往发生问题的地方集结。
在这种状况下，急性炎症的五种症状：发热、发红、发肿、疼痛、功能障碍（比如喉咙发炎时声音会沙哑、中耳炎时听力会受损等）便会发生。

★癌细胞与免疫
　　癌细胞若增殖到某一程度，NK细胞的自然免疫功能便无法完全击退癌细胞。或许各位会想："既然如此，就制造抗体驱逐癌细胞吧。"可惜，癌细胞会常常改变其细胞表面的标志（抗原决定簇），躲过免疫细胞的监视。这是因为免疫细胞无法设定标靶，便不能制造准确的锁孔（受体）来封锁癌细胞。

免疫的机制

免疫可分为两种形式。一种是各种白细胞（淋巴细胞）产生反应引起的细胞免疫，另一种则是由血液中已准备的抗体等物质攻击抗原的体液免疫。接着，让我们来认识各个免疫细胞的运作机制吧！

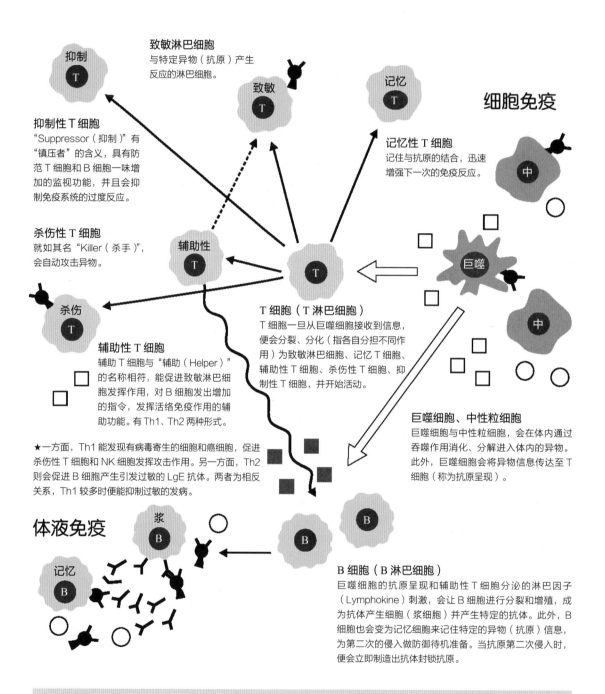

致敏淋巴细胞
与特定异物（抗原）产生反应的淋巴细胞。

细胞免疫

抑制性 T 细胞
"Suppressor（抑制）"有"镇压者"的含义，具有防范 T 细胞和 B 细胞一味增加的监视功能，并且会抑制免疫系统的过度反应。

记忆性 T 细胞
记住与抗原的结合，迅速增强下一次的免疫反应。

杀伤性 T 细胞
就如其名"Killer（杀手）"，会自动攻击异物。

T 细胞（T 淋巴细胞）
T 细胞一旦从巨噬细胞接收到信息，便会分裂、分化（指各自分担不同作用）为致敏淋巴细胞、记忆 T 细胞、辅助性 T 细胞、杀伤性 T 细胞、抑制性 T 细胞，并开始活动。

辅助性 T 细胞
辅助 T 细胞与"辅助（Helper）"的名称相符，能促进致敏淋巴细胞发挥作用，对 B 细胞发出增加的指令，发挥活络免疫作用的辅助功能。有 Th1、Th2 两种形式。

巨噬细胞、中性粒细胞
巨噬细胞与中性粒细胞，会在体内通过吞噬作用消化、分解进入体内的异物。此外，巨噬细胞会将异物信息传达至 T 细胞（称为抗原呈现）。

★一方面，Th1 能发现有病毒寄生的细胞和癌细胞，促进杀伤性 T 细胞和 NK 细胞发挥攻击作用。另一方面，Th2 则会促进 B 细胞产生引发过敏的 LgE 抗体。两者为相反关系，Th1 较多时便能抑制过敏的发病。

体液免疫

B 细胞（B 淋巴细胞）
巨噬细胞的抗原呈现和辅助性 T 细胞分泌的淋巴因子（Lymphokine）刺激，会让 B 细胞进行分裂和增殖，成为抗体产生细胞（浆细胞）并产生特定的抗体。此外，B 细胞也会变为记忆细胞来记住特定的异物（抗原）信息，为第二次的侵入做防御待机准备。当抗原第二次侵入时，便会立即制造出抗体封锁抗原。

★关于预防接种与疫苗
　　预防接种，是指身体在接种疫苗后，体内事先制造抗体，以便某特定病原微生物（抗原）侵入体内时，也能通过免疫反应将之封锁，可以说是人为地获得免疫功能。

抗原和抗体

抗原

指与抗体结合的异物。它具有抗原决定簇的结构，是一种让淋巴细胞制造抗体的标记。抗原可略分为两种：一种为"外来性抗原"，如细菌和病毒、移植的组织、输血的血液、制造细菌的毒素等；另一种为"生物体内抗原"，如癌细胞、废弃组织、坏死组织（细胞已死灭的组织）等。

抗体

指一种蛋白质（γ球蛋白），具有能与侵入体内的异物（抗原）结合的特性。身为抗体发挥作用的蛋白质总称为免疫球蛋白（Ig）。

抗原和抗体，就像"钥匙和锁孔"般结合，抗原的力量便因此被封锁。免疫细胞会制造和侵入者钥匙（抗原决定簇）相吻合的锁孔（抗体）并记忆。当下次同样的抗原侵入时，免疫细胞会立即制造出与此抗原相合的抗体并将之捕捉。

与麻疹病毒钥匙相合的锁孔（抗体），只要产生过一次，之后麻疹病毒无论入侵体内多少次，都会在引发症状前被拦截。因为免疫的作用，而让身体在得过某传染病后便不会再得第二次，便称为"终生免疫"。

 抗体

抗体是被称为免疫球蛋白（Ig）的蛋白质。它会针对抗原的特征（锁的形状），以相吻合的锁孔与抗原相结合，并使抗原无力化。抗体有几种形式，不过IgG就占了整体的约70%，在免疫系统中发挥很大功效。

★抗体中也有麻烦的角色，即名为过敏抗体的IgE。正常而言，此抗体在体内的数目很少，但IgE的数目若较多，且是容易制造IgE的体质，身体便容易发生过敏症状（参照30页）。

○ 补体

"辅助"免疫功能的补体，具有三种功能：
①辅助中性粒细胞的功能。
②召集白细胞和抗体。
③在异物上开洞。

■ 淋巴因子

淋巴因子是一种被称为细胞因子（Cytokines）的活性因子（提高功能的物质）。细胞因子是所有由细胞分泌并对其他细胞产生作用的各种因子的总称。淋巴因子是由辅助性T细胞分泌、会对B细胞带来影响的活性因子。

□ 白细胞介素与干扰素

白细胞介素会促进免疫细胞的活动，干扰素则会杀死被病毒寄生的细胞。两者都是细胞因子的同伴。

 异物（抗原）

巨噬	巨噬细胞
中	中性粒细胞
T	T细胞（T淋巴细胞）
记忆 T	记忆性T细胞
致敏 T	致敏淋巴细胞
辅助 T	辅助性T细胞（Th1、Th2）
杀伤 T	杀伤性T细胞
抑制 T	抑制性T细胞
B	B细胞（B淋巴细胞）
浆 B	浆细胞
记忆 B	记忆细胞

 是这样啊！

病毒是什么生物呢？

病毒（Virus）的语源来自拉丁语中的"恶"字，是极微小的微生物。

话虽如此，病毒却是一种"像生物又不像生物、不可思议的存在"，其拥有的东西就只有"设计图"，即"遗传信息"（DNA和RNA：参照8页）。病毒没有"家"就无法独自生存，所以会寄生于其他细胞（当作自己的栖息处）繁衍后代。

病毒会在寄生的细胞（宿主细胞）内替换设计图，让宿主细胞复制该病毒。不断复制后，宿主细胞会释放大量的病毒，然后侵入其他细胞。换言之，被寄生的细胞会变成病毒的生产工厂。

打个比方，就像汽车工厂在一夜之间竟变成了化学工厂。

病毒的种类不胜枚举，形状和大小也各式各样。而新型病毒，是不同的病毒在一个细胞中替换设计图时，基因发生重组所产生的病毒种类。

传染的机制

入侵者与身体与生俱来的防御机制，两者的攻防战不时在体内反复上演。
当入侵者的力量胜过防御力时，身体便会发生"感染"。而细菌和病毒的感染便会引发疾病。

一旦细菌和病毒定居在体内……

只要人体天生的防御机制能封锁入侵者，身体就不会出现严重的问题。比如当细菌从黏膜和皮肤侵入时，巨噬细胞和淋巴细胞会集合起来发动攻击。身体出现喉咙痛、红肿、发热等症状，即是"战斗"的信号。

假如对手攻势强烈或身体的抵抗力减弱，细菌和病毒就会定居在体内，并不断地繁衍代代（增殖），即为"已感染"的状态。导致身体感染而引发疾病的微生物，称为"病原微生物"。

病原微生物侵入体内、增殖并引发症状的状况，即为"传染病"。尤以抵抗力较弱的小孩和老年人容易被感染。

在此，便将感染的途径（感染的扩散过程）和主要的传染病，归纳整理如下。

● **人与人之间的传染**：人类之间的传染途径，有气溶胶传播（Aerosol Transmission）和接触传播（Contact Transmission）两种。

其中，空气传播可再细分为两种：一是飞沫传播（Droplet Transmission），即细菌和病毒通过人的咳嗽和打喷嚏飞散至空气中，他人再吸进飞沫而感染；另一种为尘埃传播（Dust Transmission），意指人们将空气中干燥的细菌或病毒，连同尘埃吸进体内而感染。咳嗽（一般感冒）和流行性感冒、肺炎、结核等皆属此类。

至于接触传播，则是指经由直接接触性器官或黏膜等部位，或以毛巾、餐具等为媒介的传染途径。前者如性传播性疾病（STD），后者则如流行性角结膜炎、疱疹病毒等。

● **自动物传染给人类的感染**：因接触动物或遭动物抓咬而感染的传染病，如狂犬病、弓形虫病（Toxoplasmosis）、鼠疫、鹦鹉热（Psittacosis）等。

● **自虫类传染给人类的感染**：即遭虫类叮咬而感染的传染病，如日本脑炎、疟疾、西尼罗热（West Nile Fever）等。

● **自食物感染**：因食用含有病原微生物的食物或水而经口感染的传染病，比如甲型肝炎、霍乱、痢疾、食物中毒等即属此类。

● **自伤口感染**：病原微生物经由皮肤和黏膜上的伤口侵入体内而感染，如破伤风等。

人类间会互相传染的疾病称为"传染性疾病"，人类间不会互相传染的疾病则称为"非传染性疾病"。

危机潜伏的医院感染

"医院感染"，即在医院内感染细菌或病毒而罹患疾病。住院中的病患感染到原本已得疾病以外的传染病，或医疗人员感染疾病等，此类机会性感染（Opportunistic Infection）和耐药菌感染，需要引起高度关注。住院中的病患因身体抵抗力衰退，即使是致病力量薄弱的细菌或病毒，只要感染了便容易引发重病（机会性感染）。此外，耐药菌一旦引发了医院感染，抗菌药（抗生素）便很难发挥药效，最后导致病患病情加重，十分危险。

各种传染病

让我们来认识各种传染病吧！

新兴、再发传染病	新兴传染病，指在过去 20 年内首次出现在人类身上的传染病，而该疾病的发生率除了有快速增加的趋势，且在地理分布上有扩张的情况，甚至发展出新的抗药性机制等。西尼罗热、脑炎、埃博拉出血热（Ebola Hemorrhagic Fever）、隐孢子虫病（Cryptosporidium）、克里米亚-刚果出血热、获得性免疫缺陷综合征（AIDS）、人感染高致病性禽流感、严重急性呼吸综合征（SARS）、肠出血性大肠杆菌感染（O-157）、尼帕病毒（Nipah Virus）、日本红斑热（Japanese Spotted Fever）、耐万古霉素金黄色葡萄球菌（VRSA）传染病、马尔堡出血热（Marburg Virus Disease）、拉沙热（Lassa Fever）等，皆属此类。 再发传染病，则指原因疫苗或抗生素普及而发病率显著减少后再增加或流行范围有扩大趋势的人类传染病。结核、鼠疫、疟疾等疾病即属此类。其再流行的主要原因是病原微生物已对抗生素产生耐药性（抵抗力）。
输入性传染病	指在海外流行的传染病，经由旅行者或进口食品等媒介而被带进国内的病症。如球孢子菌病（Coccidioidomycosis）、霍乱、细菌性痢疾、疟疾、伤寒/副伤寒（Typhoid Fever / Paratyphoid Fever）、登革热（Dengue Fever）、组织胞浆菌病（Histoplasmosis）、布鲁氏菌病（Brucellosis）、拉沙热等疾病。
性传播性疾病	指经由性行为传染、引发各种症状的疾病。详细请参照 288 页。
人畜共患病（Zoonosis）	指仅以动物感染为根源的传染病，也称为动物传染病，因接触宠物而发病的宠物传染病也属于此类。异尖线虫病（anisakiasis）、西尼罗热、脑炎、棘球蚴病（Echinococcosis）、黄热病、鹦鹉热、回归热（Relapsing Fever）、弯曲杆菌病（Campylobacteriosis）、Q 热（Q Fever）、狂犬病、隐孢子虫病、克里米亚-刚果出血热、人感染高致病性禽流感、肾综合征出血热、蜱媒脑炎（Tick-borne Encephalitis）、恙虫病、尼帕病毒传染病、日本红斑热、日本脑炎、汉坦病毒肺综合征（HPS）、猿猴 B 病毒感染（Monkey B Virus Infection）、组织胞浆菌病（Histoplasmosis）、猪链球菌病、布鲁菌病（Brucellosis）、鼠疫、马尔堡出血热、幼虫移行症、莱姆疏螺旋体病（Lyme Borreliosis）、拉沙热、单核细胞增生李斯特氏菌感染症（Listeria Monocytogenes）、钩端螺旋体病（Leptospirosis）等，皆属此类。

 是这样啊！

"耐药菌"是什么样的细菌?

耐药菌，指的是对抗菌药（抗生素）带有"耐性'抵抗力'"的细菌。换言之，即原本对药剂耐性菌具有药效的抗生素，已失去了对此细菌的"效果"。

自青霉素（Penicillin）于 20 世纪 40 年代被发现以来（被称为奇迹之药），每当有新的抗生素问世，对此产生抵抗性的耐药菌终究会出现。

相同的抗生素若长期持续使用，细菌为了逃避药物作用，会在生存中渐渐改变其形态。

耐药菌，会以带有特定基因的细菌出现。对名为青霉素的抗生素具有抗药性的耐甲氧西林金黄色葡萄球菌（Methicillin-Resistant Staphylococcus Aureus，MRSA）、对万古霉素具耐性的耐万古霉素肠球菌（Vancomycin-Resistant Enterococcus，VRE）以及对青霉素具耐性的耐青霉素肺炎链球菌（Penicillin Resistant Streptococcus Pneumoniae，PRSP）等，即为此例。

此外，有时也会发生抗生素施加药效的部分（基因）突然变异，而导致细菌产生抗药性的状况发生。对抗结核药物产生抗药性的多剂抗药性结核菌等，即属此类（请参照121页★处）。

艾滋病

又称获得性免疫缺陷综合征（Acquired Immune Deficiency Syndrome，AIDS）。因感染人类免疫缺陷病毒（HIV），导致免疫系统陷入"无法完整发挥功能的状态"，进而引发的各种病症的总称。大多数由同性或异性间性行为传播。

● "艾滋病毒"的真面目

艾滋病毒，正确来说应是人类免疫缺陷病毒（Human Immunodeficiency Virus，HIV）。HIV，是以核糖核酸（RNA）形式携带遗传信息的逆转录病毒（Retrovirus）。HIV通过拥有如复印机功能的逆转录酶，将RNA转录（复制）至DNA上，然后侵入所寄生的细胞（宿主细胞）内（如下页图所示）。

HIV的主要目标是在人体免疫功能中扮演重要角色的辅助性T细胞。"CD4分子"是HIV的受体（病毒施加作用的部分），而带有此受体的T细胞（CD4淋巴细胞），便会遭到HIV的攻占。

HIV会利用T细胞的DNA复制机能让自己被复制，变成病毒粒子后便离开细胞，身为宿主的T细胞此时即会死亡。

寄生于免疫细胞是HIV最为可怕的特点。CD4淋巴细胞数一旦减少，身体的免疫力便会随之衰退，最后便会引发各种疾病。

● HIV感染后经过数年开始引发艾滋病

即便感染了HIV，症状也并非立即显现。倘若患者在不知道自己已感染HIV的情况下，未戴避孕套进行性行为，感染者将极有可能继续增加。

在感染后的6～8周，大部分患者的体内会产生对HIV的抗体，因此可通过检验抗体的血液检查法（蛋白质印迹法，Western Blotting）来检测是否感染。反过来说，感染后若立即进行血液检查，并无法判断是否感染。

自感染至症状出现的这段潜伏期，称为"无症状期"。在感染后的7～8年，HIV会大量地出现在血液中，"艾滋病相关综合征"（AIDS-Related Complex）等各种症状开始出现。如长期持续地发热和腹泻，体重减轻总体重的10%以上，或出现疲劳感、盗汗、口腔念珠菌病（Oral Candidiasis）（别称为鹅口疮，由于名为念珠球菌的霉菌寄生在口腔黏膜和舌头上，且出现许多白色斑点）等症状。

艾滋病，指"因感染HIV而导致免疫力显著降低，并与机会性感染、恶性肿瘤、脑神经障碍等病并发的状态"。在日本，若在艾滋抗体检验中测出阳性且出现23项并发症（参照下页图）中的其中一项以上的症状，即会被诊断为"艾滋病发病"。

关于HIV传染病的治疗药物，全世界都在不断地进行开发与研究。

治疗上使用的AZT和DDI称为"逆转录酶抑制剂"。它可以阻止HIV的RNA转录到DNA的复制作用，进而抑制病毒的增殖。已有超过20种药品被认可为治疗药物（抗HIV药），最常见的是将三种药物组合搭配的鸡尾酒疗法。感染HIV后，若能尽早开始减低病毒量的治疗，便有可能转为几乎检验不出病毒的安定期，在未发病的状态下安然度过。

最后想提醒大家的是，HIV感染的预防一点也不困难。除了期望怀孕的伴侣之外，以下两个诀窍是预防感染的不二法门。第一，进行性行为时必须使用避孕套；第二，避免与非特定的对象发生性行为。只要谨守此两点，即可有效预防HIV的感染。

HIV 增殖的机制

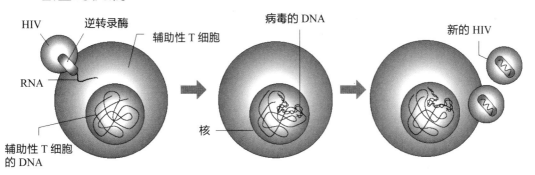

① 病毒的 RNA 和逆转录酶侵入辅助性 T 细胞。逆转录酶发挥作用，让病毒的 RNA 被转录（复制）到 DNA 中。

② 病毒的 DNA 进入细胞的核中，将自己的遗传信息和细胞 DNA 组合在一起。

③ 新的 HIV 在细胞内被制造并被释出细胞外。辅助性 T 细胞死亡。

诊断基准的 23 个症状（并发症）

1. 口腔念珠菌病（鹅口疮）
2. 隐球菌病
3. 隐孢子虫病（Cryptosporidium）
4. 巨细胞病毒（Cytomegalovirus，CMV）感染
5. 疱疹病毒（Herpesviridae）感染
6. 卡波西肉瘤（Kaposi's Sarcoma）
7. 原发性脑淋巴肿瘤
8. 淋巴样间质性肺炎
9. 非结核分枝杆菌（Nontuberculous Mycobacteria，NTM）
10. 肺孢子菌肺炎（Pneumocystis Carinii Pneumonia）
11. 进行性多灶性白质脑病（Progressive Multifocal Leukoencephalopathy）
12. 弓形虫病（Toxoplasmosis）
13. 化脓性细菌感染
14. 粗球孢子菌病
15. 艾滋脑炎
16. 沙门菌败血症（Salmonella Septicemia）
17. 等孢子球虫病（Isospora）
18. 非霍奇金淋巴瘤（Non-Hodgkin Lymphoma）
19. 结核
20. 沙门氏菌血症（Salmonella Bacteremia）
21. 艾滋消瘦症候群
22. 反复性肺炎
23. 浸润性宫颈癌

如果免疫力低下，有时会被健康状态下不易传染、致病力微弱的微生物所感染（机会性感染）。比如肺孢子菌肺炎，便是一种名为肺孢子菌的微生物寄生于肺部所引发的疾病。肺孢子菌也会寄生在健康者的肺部，但只要身体的免疫系统正常地发挥功能，就不会造成问题。

HIV 的感染途径

★ HIV 的传染力极弱，故即使与感染者共同生活，也不易发生传染，但以下三种途径易感染，应注意。

① **性接触传播（接触感染）**：内含在精液、阴道分泌物、血液等体液的 HIV，有可能经由阴道、尿道、肛门、口腔等部位的黏膜传染。若同时患有其他性传播性疾病，将提高感染的概率。

② **血液传播**：以注射器（针）重复注射兴奋剂等药物，会有感染的风险。输血虽经过严密的检查，但也无法保证无感染之虞。造成药害艾滋[1]的非加热浓缩血液制剂，目前已完全停止使用。

③ **母婴传播**：母亲若为 HIV 感染者，有可能经由其胎盘、产道、母乳传染给孩子。不过，只要在怀孕期间服用抗 HIV 药并剖腹生产，且采取让刚出生的婴儿服用抗 HIV 药的糖浆、不喂母乳等应对措施，几乎就能防止母婴传播的发生。

【需要注意的事项】
在处理血液（含月经经血等）、皮肤渗出的体液、粪便或尿液、呕吐物时，请尽量佩戴橡胶手套。接触到皮肤时，请用流动清水仔细洗净。若是运动时受伤、出血，照一般程序处理即可。而有人工呼吸（嘴对嘴）的必要时，别忘了戴上防护口罩。
避免刮胡刀、毛巾、牙刷等卫生物品的共用。
【不必担心的事项】
轻吻、握手、交谈、打喷嚏。
共用澡堂、厕所。
分食食物、共用餐具。

1.20 世纪 80 ～ 90 年代造成日本数千名血友病患者感染 HIV，并造成至少 400 人因艾滋病发作而死亡的"药害艾滋病事件"。——编者注

过敏为何发生?

过敏,可以说是一种"免疫的过度反应"。
即便是几乎不会伤害身体的异物,抗体仍会发动攻击,进而引发身体的各种问题。

易产生 IgE 抗体的体质

"Allergy"这个字,是由希腊语中的 allos(特别的)和 ergon(功能)两字结合而成的词,于 1906 年,由奥地利的儿科医生克莱门斯·冯·皮尔凯(Clemens von Pirquet)提出。

他注意到,"当某种异物初次接触身体时,体内会发生某些变化;当再一次碰到此异物时,身体会出现和初次不同的反应"。

过敏并非防御,而是一种对身体而言反应过度的抗体与抗原间产生的反应。当免疫系统将无害的东西视为"危险入侵者"时,辅助性 T 细胞(Th2)便会对 B 细胞发出产生抗体(免疫球蛋白:IgE)的指令,进而导致各种症状的发生。

抗体可根据结构和功能分为几个不同种类,其中,本来存在量不多(未被发动)的 IgE,便是过敏反应的关键所在。

IgE 亦被称为"过敏性抗体",原本是针对体内寄生虫的抗体,但随着卫生环境的变化,其功能也已改变。

具有大量 IgE 或容易产生 IgE 的体质,称为过敏体质(Atopic Diathesis)。大部分有过敏病史的人都具有此种过敏性体质。

Atopy 是希腊文中的 a(否定连接语)和 topos(场)组合成的词。

1923 年,美国医师科卡(Coca),将在遗传和环境因素作用下,机体易发生过敏疾病的倾向称为"Atopy(特应性)"。体质并非过敏的唯一原因。过敏与身体和精神压力的关系也不可忽视。在压力巨大的社会中,过敏俨然成了"现代病"的一种。

引发过敏的各种物质

对于引发过敏的抗原,我们称为"过敏原"(Allergy)。

对某人身体完全无害的物质,对另一个人而言,体内的免疫系统可能会将之视为"应驱逐的异物"而产生抗体,进而引发各种过敏症状。主要的过敏原,可根据其侵入途径大致分为四种。

● **吸入性抗原**:通过吸入灰尘、粉尘、花粉、霉菌孢子、废气等物质而侵入体内的过敏原。

● **食物性抗原**:通过各种食品,经由人类食用或饮用而侵入的过敏原。

● **接触性抗原**:指药品、漆、金属(首饰、手表、内衣金属部分等)、化妆品等经由皮肤接触引发过敏的过敏原。

● **感染性抗原**:病毒、细菌等病原微生物,亦有可能成为过敏原。

过敏的发生机制

关于过敏，我们可依其发病方式大致分为四类。第一类代表为 I 型超敏反应（变态反应，Anaphylaxis），一般说的过敏便是此类，如支气管哮喘（参照 115 页）、过敏性鼻炎、花粉症（参照 246 页）、特应性皮炎、荨麻疹（参照 256 页）等。

在此，我们将以 I 型超敏反应为例，进一步认识过敏的发生机制和流程。

①抗原侵入体内，身体便会产生 IgE（抗体），这时 Th1 和 Th2 的平衡是关键所在。
Th1 的作用若胜其一筹，免疫系统仅会针对有害物质向 B 细胞发出制造 IgE 的指令。然而，一旦免疫系统因环境变化和压力等因素失调，使 Th2 的作用较大，则免疫系统对无害物质也会发出制造 IgE 的指令。抗体因抗原而被制造，此反应称为"致敏作用（Sensitization）"。
★将不致引发过敏反应的少量抗原，长期且每次微量地注入体内，让抗原和抗体较难发生反应，亦即逐渐减少"致敏作用"发生。此种治疗法称为"脱敏疗法"（参照 247 页）。

② IgE 会附着在大量存在于皮肤和黏膜内（与外界接触处）的肥大细胞（Mast Cell）和中性粒细胞等细胞的表面。若抗原持续侵入，IgE 便会快速增加。附着在肥大细胞上的 IgE 与抗原产生反应时，维生素和白三烯（Leukotriene）等化学递质会被释出。

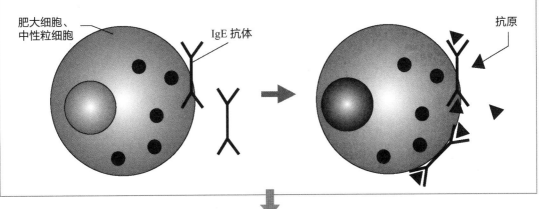

肥大细胞、中性粒细胞　　IgE 抗体　　抗原

③被释出的化学递质引起支气管和肠道等的平滑肌收缩，腺的分泌显著增加（★1），毛细血管壁的缝隙扩大（★2），进而出现各式各样的症状。
★1 举例而言，支气管的肌肉收缩，会出现喘鸣和呼吸困难的现象（支气管哮喘），鼻子若分泌太多黏液，便会流出大量的鼻涕（过敏性鼻炎）。
★2 血液中的水分（血浆）从毛细血管渗出，造成部分皮肤红肿，引发荨麻疹。

原来如此！

什么是"过敏进行曲"？

发生在一个人身上的过敏疾病，有时会随着年龄增长而逐渐改变。就好像这些过敏疾病列队游行向前进，故称为"过敏进行曲（Allergy March）"。

例如，幼儿初期时发生特应性皮炎，到了学童期时则改为哮喘，接着经过青春期后便轮到花粉症发病……

"过敏进行曲"的基础之一是过敏性体质。

一场疾病有改善时下一场疾病便出现，这样的例子也不少。

自身免疫为何发生

免疫不会对体内既存的东西（自体）发生作用。

然而，一旦这个定律因某些原因被破坏，免疫系统便会将自体视为异物（外来者），并以抗体和致敏淋巴细胞等物质对身体发动攻击。

免疫系统对自体组织发生作用

对外来者（异物或病原微生物等）发生作用的免疫系统，也具有攻击"自体"的两面性。

我们的身体会通过抑制性T细胞来抑制免疫的过度反应，也会除去自身免疫淋巴细胞，以避免对自身的免疫攻击。然而，有时却会发生细胞和蛋白质等构成身体本身的物质（自身成分）被视为"非自身"（异物），而免疫系统对此产生抗体（自身抗体）、发动自身免疫的状况。自身成分和自身抗体之间发生的抗原抗体反应，称为"自身免疫"。

脏器移植后发生的排异反应，即是移植脏器的细胞标志（组织相容性抗原）被视为非自身，而免疫系统欲将之驱逐的反应。

为什么会发生自身免疫

为何发生自身免疫？目前还不能完全确定自身免疫的成因，但有两个可能的原因。

1.某些不明原因导致自身组织的性质产生变化，因此与出生时不同，免疫系统便针对此制造抗体。比如组织的性质因受伤或感染等理由产生变化，而被免疫系统视为异物。

2.避免自我攻击的防御系统一旦失调，自身免疫细胞便会出现。原本"被抑制"的细胞群称为禁忌细胞株（Forbidden Clone）。

自身免疫引发的疾病

自身免疫也可说是一种自身过敏。身体若因自身过敏出现症状，称为"自身免疫性疾病"。

自身免疫性疾病依其发病方式，可大致分为两种。

● **器官特异性自身免疫性疾病（局限性自身免疫性疾病）**

指自身免疫仅针对某些特定器官造成损害的疾病。

慢性淋巴细胞性甲状腺炎（桥本甲状腺炎，Hashimoto Thyroiditis）、甲状腺功能亢进症、恶性贫血（Pernicious Anemia）、溶血性贫血（Hemolytic Anemia）、1型糖尿病（胰岛素依赖型糖尿病）、艾迪生病（Addison Disease，原发性慢性肾上腺皮质功能减退症）、萎缩性胃炎（Atrophic Gastritis）、溃疡性结肠炎、原发性胆汁性肝硬变（Primary Biliary Cirrhosis，PBC）、自身免疫性肝炎等疾病皆属此类。

● **非器官特异性自身免疫性疾病（系统性自身免疫性疾病）**

指自身免疫的反应扩散至全身，导致多器官损害的疾病。

如类风湿性关节炎、系统性红斑狼疮（SLE）、多发性肌炎（Polymyositis，PM）等，多属于胶原病。

关于胶原病请参照34页。

除Ⅰ型超敏反应之外，其他与自身免疫有关的过敏类型

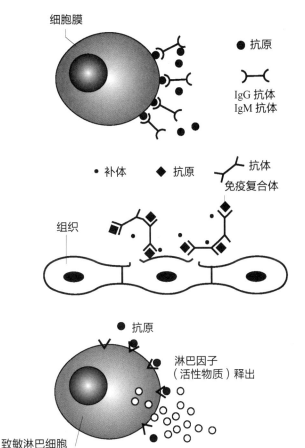

细胞膜

抗原

IgG 抗体
IgM 抗体

补体 抗原 抗体

免疫复合体

组织

抗原

淋巴因子
（活性物质）释出

致敏淋巴细胞

Ⅱ型超敏反应（细胞毒型）

抗体附着于细胞上，并使细胞溶解的一种破坏反应。

主要疾病：

不相容性输血、溶血性贫血、粒细胞缺乏症、特发性血小板减少性紫癜等。

Ⅲ型超敏反应（免疫复合物型）

当抗原和抗体在血管内或其周围组织产生反应时，抗原和抗体结合的免疫复合体便会产生。之后又有抗体与其结合并附着于血管壁和组织上，进而造成血管和组织的损害。

主要疾病：

肾小球肾炎、心包炎、各种血管炎、大部分的风湿性疾病等。

Ⅳ型超敏反应（迟发型 / 结核菌素型）

由于致敏淋巴细胞与抗原接触，对细胞造成损害。如"结核菌素反应"，其变化的显现方式缓慢，故称迟发型反应。

主要疾病：

变应性接触性皮炎、某些特应性皮炎等。结核的结核菌素反应亦属此类。

原来如此！

免疫力会随年龄增长而下降？

我们的身体会通过免疫的力量远离疾病，但此力量却会随着年龄增加而减弱。其主要原因是免疫作用不可缺的 T 细胞的分化器官胸腺的退化。

胸腺会随着年龄增加而急速地缩小。比如四十多岁时的胸腺重量，会减少为十多岁时（约35 克）的十分之一左右；70 岁后，胸腺重量仅约为 1 克。胸腺的退化对免疫作用的影响甚大，当对抗病毒或细菌入侵的抵抗力减弱时，身体会变得容易感染疾病。

若免疫反应减弱，自身免疫反应相对地会增强，因此陷入"高龄化悖论（Paradox）"状态，引发自身免疫性疾病的可能性也提高了。

★"老化"现象之一是身体的"生锈"。活性氧的氧化作用会伤害细胞。此外，当 NK 细胞的杀伤力减弱，身体变得较易染病。

★ "顽疾（Intractable Diseases）"指的是哪种疾病？

"顽疾"指的是病因尚未究明且治疗方法也尚未确立的疾病；另可指患病时间长、造成患者经济上莫大负担的疾病。被日本厚生劳动省指定为特定疾病治疗研究对象的有 121 种，其中 45 种疾病的医疗费（原自己负担部分）由政府的公费负担（2005 年）。此外，也有地方政府独自指定疾病而施行公费负担。胶原病和其他相关疾病的大多数皆被视为顽疾。

自身免疫可能是"胶原病"的主要病因

胶原病并非一个疾病的病名。1942年，美国病理学者保罗·克伦佩雷尔（Paul Klemperer）提出了一种症状上有共通点的疾病群，此疾病群的总称即为胶原病。

此种疾病并非以器官为中心，而是以全身的结缔组织（包含构成组织的细胞之间的胶原纤维，参照6页）的炎症为主要症状，且由于此疾病群的可能病因皆为自身免疫，故被归类为"胶原病"。另有"结缔组织病""类风湿性疾病"等别名。

克伦佩雷尔提出的胶原病，有类风湿性关节炎、系统性红斑狼疮、硬皮病、皮肌炎、多发性肌炎、风湿热、结节性多动脉炎七种。

除了这些典型的胶原病，其他如干燥综合征、混合性结缔组织病（MCTD）、高安动脉炎、韦氏肉芽肿病（Wegener Granulomatosis，WG）、白塞综合征（Behcet Syndrome）、特发性血小板减少性紫癜、结节病（Sarcoidosis）等疾病，目前也都被归纳为胶原病相关疾病。

接下来简单介绍其中最常见的类风湿性关节炎以及病例增多的系统性红斑狼疮。

①类风湿性关节炎

"类风湿性"的语源为希腊语中的 rheumatism，意思为"流动"，据说是因为引发疼痛的物质宛如在体内流动般而得名。

关节或肌肉、骨头等以结缔组织构成的器官，如发生伴有疼痛的疾病，都称为"类风湿性疾病"。

类风湿性关节炎，是一种在身体的各处关节引发炎症、最后导致关节逐渐变形的疾病。其最大病因被认为是自身免疫，对抗 IgG 的自身抗体（类风湿因子，Rheumatoid Factor）为80%。

类风湿性关节炎常被误认是老年人的疾病，病患以20～50岁为主，且好发于女性（男女比约为1:4）。

②系统性红斑狼疮

系统性红斑狼疮是一种全身脏器发生炎症的疾病，目前年轻的女性病患有增加趋势。

此病被认为是由免疫异常引发的，在类固醇药物（肾上腺皮质激素）普及前，被人们视为一种威胁生命的顽疾。不过20世纪70年代后，其五年生存率（即诊断确定、自治疗开始五年后的生存率）从75%到80年代的90%、90年代的95%，有了显著提高。

在自身免疫性疾病的治疗上，为了抑制淋巴细胞作用或阻止自身抗体的产生，除了使用类固醇药物，免疫抑制药物也是一种选择。

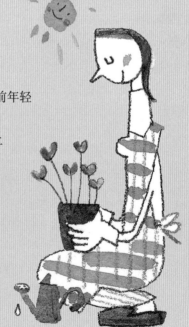

第三章

脑与神经

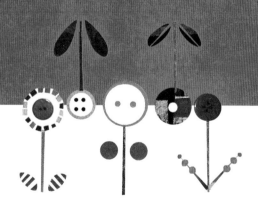

身体功能的"中枢"是脑和脊髓。
而自此延伸的周围神经，
就像一张巨大的信息传递网，
在身体内遍布扩张。

脑的结构与功能

脑是人类所有活动和身体功能的控制中心，也是"语言"和"心"的所在。
脑由千百亿个神经元和支持神经元的神经胶质（Neuroglia）组成。
成人的脑部重量为 1 300 ～ 1 500 克。

脑的保护系统

　　脑部借由柔软的"软垫"和坚硬的"头盔"，保护自身免受外部冲击。首先长有头发的皮肤会减缓撞击，坚硬的颅骨也能抵御对脑的冲击，最后蛛网膜和软膜之间（蛛网膜下隙）的脑脊液会吸收冲击力，形成三段式防御结构。

脑的三大结构：
大脑、小脑、脑干

　　脑大致可区分为大脑、小脑和脑干三部分。占有脑部约 80% 的大脑以一道前后走向的深沟（大脑纵裂）分为左右两个"半球"，由称为"胼胝体"的神经纤维束相连接。

　　大脑表面呈褶皱状，表面积约2 500 平方厘米，平摊时约为一张报纸的大小。有人说"脑的皱纹愈多愈聪明"，但皱纹（皱褶）的多寡和智力其实并无直接关系。

　　大脑后下方的小脑重约 130 克，虽然仅占脑重量的约 10%，但脑整体的神经元，有一半以上都位于小脑中。

　　脑干负责将大脑、小脑与脊髓连接，形状宛如一根接在大脑上的"柄"。脑干可分为中脑、脑桥和延髓，其中延髓向脊髓延伸。

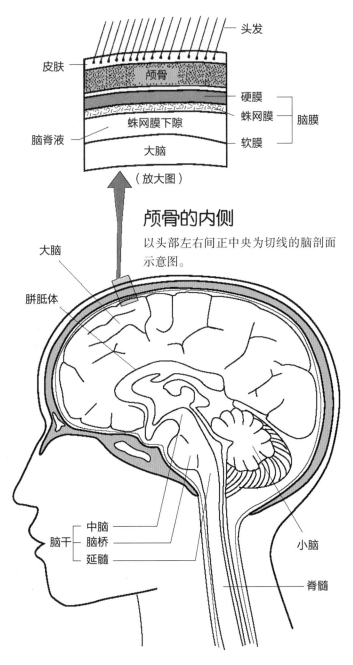

头发
皮肤
颅骨
硬膜
蛛网膜
脑膜
蛛网膜下隙
脑脊液
软膜
大脑

（放大图）

颅骨的内侧

以头部左右间正中央为切线的脑剖面示意图。

大脑
胼胝体
脑干
中脑
脑桥
延髓
小脑
脊髓

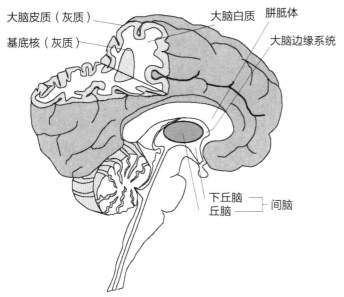

大脑皮质（灰质）　　　大脑白质　胼胝体

基底核（灰质）　　　　　　　大脑边缘系统

下丘脑　　间脑
丘脑

大脑左半球的侧面图

将脑由左右正中央剖切时，从侧面看到的大脑左半球示意图。

下丘脑

下丘脑是掌管激素（内分泌）平衡、控制自主神经的部位。它除了与性机能和压力反应有关，也负责调节人体的湿度、发汗等功能，维持水、电解质的平衡。

另外，食欲中枢（饱中枢和摄食中枢）也在此处。

丘脑

丘脑是除嗅觉以外，所有感觉信息（刺激）的中转点。它能归纳信息、并将信息传递到大脑皮质相应的负责部位。

①前额皮质：掌管思考、创造、想法、记忆。
②运动联络皮质：负责抓取物品、书写文字、行走等有先后顺序的运动，并将信息传达至运动区。
③初级体感皮质：将被传递到初级体感皮质的信息加以归纳，并赋予其意义。
④听觉联络皮质：将被传递到听觉联络皮质的信息赋予意义。
⑤视觉联络皮质：将在皮质区接收到的信息加以分析、整理。
⑥布罗卡区（Broca's area）运动性语言中枢：负责"说出语言"。
⑦韦尼克区（Wernicke's area）感觉性语言中枢：负责"理解听到的语言的含义"。

大脑半球的分工机能

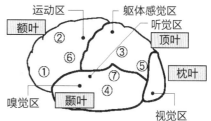

运动区　　　　躯体感觉区
　　　　　　　　听觉区
额叶　　　　　　　顶叶
　②　⑥　③
　①　　⑦　⑤　枕叶
　　　　④
嗅觉区　颞叶
　　　　　　　视觉区

★大脑半球的"初级听皮层（Primary Auditory Cortex）"和"联络皮质（Association Area）"

如右上图所示，大脑皮质每个部位负责不同功能，采取分工合作的方式（大脑皮质的功能定位，Localization of brain function）。

举例来说，身体动作时向全身肌肉发出指令的运动区，传递痛觉、触觉等全身皮肤感觉信息的躯体感觉区，以及视觉区和听觉区等，都和我们的运动和感觉息息相关，是处理较简单工作的部位。至于"联络皮质"，则是归纳信息并赋予其意义，进行需要判断力和创造力的思考活动，以及从事有先后顺序的运动等较复杂的功能。

发生脑肿瘤或脑卒中时，如果受到损害的各部位功能不同，出现的症状也会不一样。

大脑的结构与其功能

大脑可分为大脑半球和间脑这两大区块。大脑半球由大脑皮质、大脑白质和大脑基底核构成。

若观察脑的剖面，可发现中间部分是呈白色的白质，但自表面往内的数毫米则呈现灰白色，且被约140亿个神经元层覆盖。此部分称为大脑皮质（灰质），掌管运动和感觉，越是高等的动物，大脑皮质越发达。

若以演化的观点来看，大脑皮质可再细分为新皮质、旧皮质和古皮质。一般若提到大脑皮质，大多是指新皮质。

旧皮质和古皮质构成的大脑边缘系统，是动物行为的中枢。性欲、食欲、集体活动之类以延续种族为目的的行动，即人类作为动物的"本能行动"，以及快乐、不快乐、愤怒、恐惧、不安等"原始感觉"，都以大脑边缘系统为中枢。

被脑白质包围的脑中心部，存在着名为"基底核"的灰质聚集体。此部位对人体的运动有重要作用，此处功能若损害，便会造成如"手脚无意识乱动"的运动障碍。

右脑与左脑的不同功能

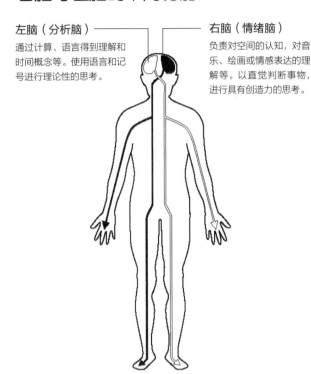

左脑（分析脑）
通过计算、语言得到理解和时间概念等。使用语言和记号进行理论性的思考。

右脑（情绪脑）
负责对空间的认知，对音乐、绘画或情感表达的理解等。以直觉判断事物，进行具有创造力的思考。

★ "脑死亡"与"植物人状态"

呼吸停止、心脏跳动停止、瞳孔（黑眼球中间的黑色部分）散大，是"死亡三征兆"；一旦患者被确认有这三种征兆，即会被判定为死亡（心脏死亡）。

"脑死亡"，指脑部（包含脑干）的整体功能丧失且完全没有恢复迹象的状态。患者会深深地昏睡、脑干反射（参照43页）和脑波消失、瞳孔散大、呼吸亦停止，不过，却可借助人工呼吸器维持呼吸，让心脏持续跳动。

在日本的"器官移植相关法律"中，脑死亡被视为死亡，且允许在患者脑死亡的状态下进行器官移植。不过，脑死亡者提供器官的案例在日本十分少见，一年甚至不到十例。

另一方面，"植物人状态"，指的是不仅患者身为动物具有的运动、感觉发生障碍，就连由大脑控制的精神活动也受到损害，导致患者无法自己行动，也无法对周围做出反应。不过，与脑干相关的呼吸、循环和消化等"植物性机能"仍正常运作，因此患者只要能从外部摄取营养便可维持生命。

右脑与左脑的各自特征

由于连接脑与脊髓的神经纤维，是经由中脑、脑桥往下延伸，接着在延髓或脊髓处交叉后延伸至相反侧，所以右脑控制左半身、左脑控制右半身。因此，右脑发生问题时左半身会出现病症，左脑发生问题时则右半身会出现病症。

具有语言中枢的大脑半球称为"优势半球"。左脑具优势的人为右撇子，右脑具优势的人则左、右撇子皆有可能。

右脑和左脑各有不同的功能，两者通过胼胝体相连、合作并互补。

右脑主要负责对绘画、音乐的理解以及空间认知（观察对象的形状大小、所在方向和位置等，以及对空间的掌握能力）之类感性、直觉性的领域；左脑则专司语言、计算和理论思考之类的领域。

我们常听到文科人、理科人的称呼，其实感性且靠直觉、好想象的文科型，以及理性、实际的理科型，或许也能分别称为右脑型人类和左脑型人类吧。

与身体动作息息相关的小脑功能

小脑与身体动作的控制联系紧密。它负责整理归纳来自肌肉、肌腱、关节和内耳平衡器官等的信息，而让我们可以做出如取得身体平衡以保持稳定姿势、快速拨动手指、发出各种声音等多变化的动作。

小脑由两部分构成：一为被称为小脑蚓的中央小部分，另一个则为位于其两侧的两颗小脑半球。

小脑蚓亦存在于低等动物，是一种"原始的古小脑（亦称原小脑，Archicerebellum）"，是平衡感觉的中枢。

脑干的结构和功能

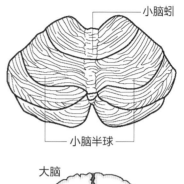

中脑
中脑有一处名为网状结构的部分，只要受到损害，便会导致严重的意识障碍。中脑内有转动眼球的动眼神经中枢、调节肌肉紧张的黑质以及调节运动的红核等。帕金森综合征，即是黑质发生变质而引发的疾病。

脑桥
脑桥内有两道神经通路。一是自脊髓向脑的神经传达路径（上行传导通路），另一个则是自脑向脊髓的传达路径（下行传导通路）。与脸部动作和感觉、听觉相关的脑神经，即由此向外延伸。

延髓
延髓是调节呼吸、循环、消化等功能的中枢，也是发出声音（发声）、咀嚼食物、吞咽、唾液分泌的中枢。

小脑的结构和功能
（由上往下看小脑的示意图）

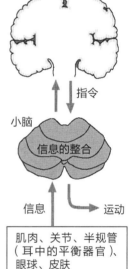

小脑半球则是随进化而增大的部位（也称为新小脑）。它能细微地调整来自大脑的运动指令，并将之传达至全身，使运动顺利地进行。

小脑表面可见横向的细微皱褶，其结构极为紧密、规律。而小脑中数量庞大的神经元，则构成了绵密的网络（神经回路）。

常听到有人将小脑比喻成一座时钟。对于运动必要的肌肉该何时、如何动作，小脑都能正确地予以指挥并管理。假如有天小脑的"时钟"发生故障，将无法再进行精准抓取物体或笔直行走等动作了。

脑干是"生命之座"

由中脑、脑桥和延髓构成的脑干，不仅连接着脑和脊髓，更被称为"生命之座"，具有掌控呼吸、循环调节、意识等生命延续不可或缺的重要功能。

脑干重约 200 克。自中脑经过脑桥、延髓，分布着名为"网状结构（Reticular Formation）"的网格状神经群，与人的意识状态、睡眠、觉醒有密切关系。

延髓的呼吸中枢功能一旦损伤，连呼吸都无法自主进行。

神经的结构与功能

神经遍布体内，形成一张巨大的信息网络。
脑和脊髓（中枢神经系统）以及连接中枢神经和身体各部位的周围神经系统，
接收各种信息和指令并传达至体内各处。

情报集结的中枢神经系统和传达网络的周围神经系统

周围神经系统，包括脑神经（从脑延伸出来的12对神经）、脊神经（从脊髓延伸出来的31对神经）和自主神经。

身体接收到的刺激会经由遍布体内的周围神经传递到中枢神经系统；在此发出判断后，其指令再度经由周围神经送到各部位，身体即依此做出反应和行动。神经传递为单向进行，信息传达和指令传达的通路并不相同。

此外，神经系统还可依其功能分为躯体神经和自主神经。躯体神经中，包含了将感觉信息传达至中枢的感觉神经，以及将中枢神经的运动指令传达至身体各部位（末梢）骨骼肌肉的运动神经。自主神经广泛分布于内脏、分泌腺和血管等处，它与人们的意识无关，而是自主性地控制生理机能。

神经的分布

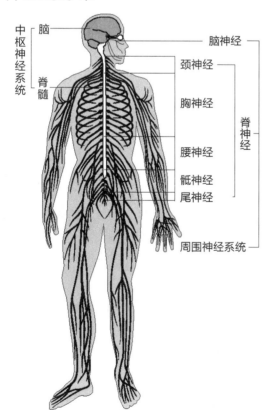

中枢神经系统
　脑
　脊髓
脑神经
颈神经
胸神经
腰神经
骶神经
尾神经
脊神经
周围神经系统

情报搜集与指令传达

神经系统的最小单位——神经元，会发出缆线（轴突）而与其他神经元建立接点（突触，Synapse），神经系统即由此传递信息和指令。

脑的功能来自神经元构成的网络，比如身体受到外部强烈刺激时，皮肤的某种痛觉感受器（Sensor）会捕捉此感觉，并产生非常微弱的电信号——钠离子。离子流会变成电信号（脉冲，Impulse），经由感觉神经传至脊髓。

神经递质在突触被释放，当此物质被下一个神经元的受体捕捉时，即会再次产生电信号。通过电信号的传导和神经递质的功能，痛觉会传达至脑的初级躯体感觉皮质，此时人体开始有"疼痛"的感觉。当然，上述过程的发生仅在一瞬间。

神经元（Neuron）的结构

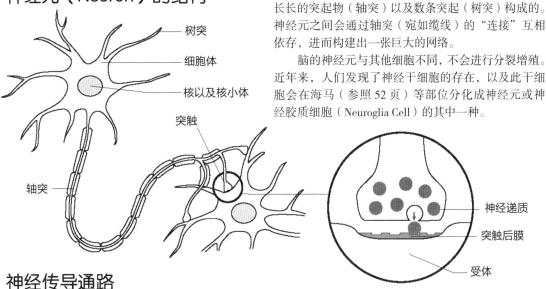

树突
细胞体
核以及核小体
突触
轴突
神经递质
突触后膜
受体

一个神经元是由细胞体和从细胞体延伸出的一条长长的突起物（轴突）以及数条突起（树突）构成的。神经元之间会通过轴突（宛如缆线）的"连接"互相依存，进而构建出一张巨大的网络。

脑的神经元与其他细胞不同，不会进行分裂增殖。近年来，人们发现了神经干细胞的存在，以及此干细胞会在海马（参照 52 页）等部位分化成神经元或神经胶质细胞（Neuroglia Cell）的其中一种。

神经传导通路

（感觉神经的传导通路）　（运动神经的传导通路）

大脑皮质
丘脑
突触
脊髓
突触
周围神经
突触
肌肉
刺激
痛觉感受器

轴突的前端，与其他神经元的细胞体和树突相连，其接点——"突触"有约五万分之一毫米（20 微米）的突触间隙。为了让信息能通过此缝隙被传达，便少不了神经递质。

神经的结构

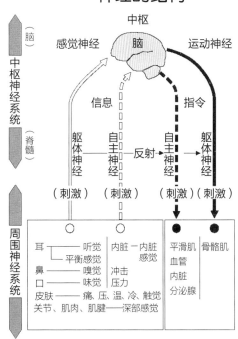

中枢
（脑）
中枢神经系统
（脊髓）
周围神经系统
感觉神经
脑
运动神经
信息
指令
躯体神经
自主神经
反射
自主神经
躯体神经
（刺激）（刺激）（刺激）（刺激）
耳——听觉／平衡感觉
鼻——嗅觉
口——味觉
皮肤——痛、压、温、冷、触觉
关节、肌肉、肌腱——深部感觉
内脏——内脏感觉／冲击／压力
平滑肌／血管／内脏／分泌腺
骨骼肌

★突触和神经递质

一个神经元拥有的突触虽多达数千个，但这些突触若不使用就会丧失。神经元构成的神经递质，如乙酰胆碱（Acetylcholine）、多巴胺（Dopamine）、血清素（Serotonin）、去甲肾上腺素（Noradrenaline）、γ-氨基丁酸（γ-AminoButyric Acid，简写为 GABA）、内啡肽（Endorphin）等，与心理活动和身体运动息息相关。比如去甲肾上腺素具有促进注意力和判断力的作用，而多巴胺则能勾起情绪和快感等情感上的反应。造成全身肌肉僵硬、动作迟缓的帕金森综合征，病因便是制造多巴胺的神经元减少。

脊髓的结构与功能

脊髓，是一种与脑相连的神经纤维束。
脊髓将来自身体各部位的信息加以集中后传达至脑部。
而脑下达的指令也先经由脊髓的分类整理，再传递至身体各部分。

拥有31对神经节的脊髓结构及其机制

脊髓自延髓向下长长地延伸，表面由脊柱和硬脑膜、蛛网膜、软脑膜等三种膜（合称为脑脊膜）覆盖，被很好地保护着。

脊髓长40～45厘米，比脊柱短，被分为31节，左右各延伸出31对脊神经。由于自脊髓伸出的脊神经下方一部分形如"马的尾巴"伸展着，故被称为"马尾"。从各节左右伸出的一对对脊神经，遍布在脸和前头部以外的身体其他各部位，连接着脊髓与全身。

仔细看看脊髓的横剖面，就会发现其结构和脑部相反，呈现外侧为白质、内部为灰质的结构。白质主要由神经纤维（神经元的轴突）构成，灰质主要由神经元（胞体）构成。

感觉信息通过感觉感受器传导，经由位于背部中部的背根进入后角，再通过突触将信息向上传导至大脑皮质。另一方面，大脑皮质发出的运动指令则是向下传导，通过前角的神经元突触后，再经由腹根传达至肌肉等部位。

综上可知，感觉信息和运动指令的传导通路并不相同，因此不会发生混乱的情形。

脊髓具有的反射功能

"反射"，是人体对于某种刺激产生的无意识反应，多为使身体避开危险的保护动作等。比如"手碰到烫的东西会瞬间抽回""觉得危险时将头缩起"等反应，都是在信息被送到大脑，但来不及等待大脑发出指令就发生的动作。

反射动作的指令由脑干和脊髓发出，因此能更快速地对应肌肉等运动器官。此外，因大脑没有参与此反应，所以在完全无意识的状态下发生动作，可以说是反射的一大特征。

一个人出生后，因生活中受到的刺激（条件刺激）而养成的惯有反射动作，称为"条件反射"；出生时便有的反射反应，则称为"非条件反射"。

用塑料槌等物轻敲膝盖骨（膝盖的圆顶处）下方凹处时，膝盖下肢会自动立即翘起，这就是"膝跳反射"，属于非条件反射的一种。

★ "运动神经"会发达吗？

我们常听到"运动神经好""运动神经迟钝"的说法。

经过感觉神经传达的信息，由中枢神经（脑、脊髓）负责分析；接着将"在此发出的指令传送到肌肉组织"的便是运动神经。所谓"好"或"迟钝"的"运动神经"，指的是调节运动的功能，以及肌肉是否能顺畅且平衡良好地运动，确实又敏锐地完成复杂的动作。由此可知，这不单单是运动神经的问题，与脑部尤其是小脑的功能更是息息相关。

此外，运动神经与搜集信息的感觉器关系也非常密切，尤其是"眼部"。优秀的运动选手们，大都拥有良好的动态视力（辨别移动中物体的视力）。

而经由累积经验（训练）得到的"反射"，也可帮助我们敏捷地做出反应。

感觉神经、运动神经的通路

（感觉神经的通路）

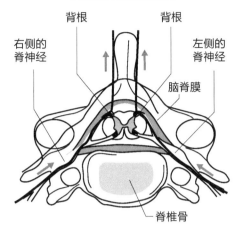

背根　　　背根

右侧的脊神经　　左侧的脊神经

脑脊膜

脊椎骨

（运动神经的通路）

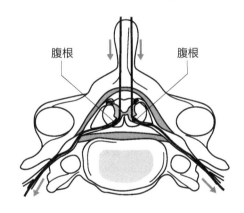

腹根　　　腹根

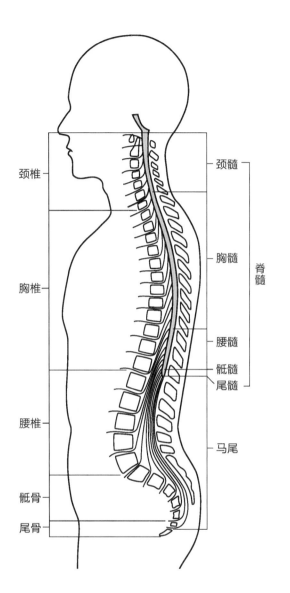

颈椎　　　颈髓

胸椎　　　胸髓　脊髓

　　　　腰髓

　　　　骶髓

　　　　尾髓

腰椎

　　　　马尾

骶骨

尾骨

非条件反射和条件反射

反射作用有许多种，在此列举其中几个例子。

非条件反射

● 脊髓反射

（自脊髓发出运动指令的反射）

膝跳反射：请参照正文及右图

足底反射：一用手挠脚底板，脚趾便会向脚掌心内弯曲。

腹壁反射：用尖物戳肚子时，肌肉会变得紧绷僵硬。

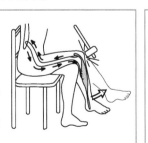

● 脑干反射（自脑干发出运动指令的反射）

对光反射：当光线照到黑眼珠中间的黑色部分（瞳孔）时，瞳孔会缩小。

角膜反射：当异物碰到角膜（眼球表面），便会出现眨眼的动作。

催吐反射：舌头深处受到刺激，便会引发作呕感。

鼻反射：鼻内黏膜一受到刺激便会打喷嚏。

条件反射

一提到条件反射，便不得不介绍著名的"巴甫洛夫之犬"实验。俄罗斯生理

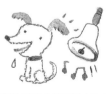

学家巴甫洛夫曾对狗进行实验，即在狗每次受到食物刺激（口中含食物）的前一刻，给狗声音的刺激（铃铛声），并不断重复此过程。最后他发现，只要有声音的刺激，狗便会反射性地分泌唾液、流着口水。人类也不例外，比如我们一看到梅干便会分泌大量唾液，就是因为有吃到酸味的食物后分泌唾液的经验，在不断的重复中已养成惯性，这便是条件反射的一种。

周围神经的结构与功能

周围神经系统遍布全身，像一张信息传达的网络。
周围神经包括躯体神经和自主神经，
负责将来自身体各部位的信息传递到中枢（脑和脊髓），再将中枢发出的指令传至全身各部位。

传递感觉信息和运动指令的躯体神经

从脑延伸出来的脑神经和从脊髓伸出的脊神经，属于周围神经。

脑神经共 12 对，自中脑、脑桥、延髓伸出，通过颅底（颅骨底部）后再向头部、胸部和腹部的内脏等部位延伸。

脊神经则有 31 对，自脊髓伸出，经过脊柱的孔（椎间孔，参照 213 页）后遍布全身。

一条神经有两条通路：感觉神经和运动神经。身体各部位的感觉感受器捕捉到的信息，会被感觉神经捕捉并传送到中枢；运动神经则负责将身体动作的指令自中枢传递到必要的部位。

与自我意识无关的自主神经

周围神经系统中还有一种自主神经。自主神经分布在内脏、血管、分泌腺等部位，不受意志支配自主活动，支持循环、呼吸、消化、代谢等延续生命必要的机能（生理机能）。

自主神经可依其不同角色分为两大类：一为活跃生理机能的交感神经，另一则为安定生理机能的副交感神经。

也许我们可以将交感神经比喻成"白天的神经"，副交感神经则是"夜晚的神经"。

交感神经的中枢位于脊髓，并与脊神经汇合。副交感神经的中枢位于脑干和脊髓下部的骶髓，包含于脑神经和脊神经的骶神经。

交感神经和副交感神经的功能相反，一方若增强另一方则减弱，双方一边保持平衡一边发挥功能（参照右页图）。

其结果是，无论身体遇到炎热、寒冷、干燥等外在刺激，体内的"环境"都可被控制在稳定的状态下。

倘若压力持续，造成交感神经和副交感神经失去平衡（称为失调），将导致自主神经失调症（参照 59 页）。

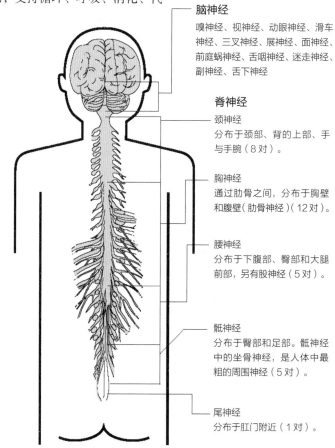

脑神经
嗅神经、视神经、动眼神经、滑车神经、三叉神经、展神经、面神经、前庭蜗神经、舌咽神经、迷走神经、副神经、舌下神经

脊神经

颈神经
分布于颈部、背的上部、手与手腕（8 对）。

胸神经
通过肋骨之间，分布于胸壁和腹壁（肋骨神经）（12 对）。

腰神经
分布于下腹部、臀部和大腿前部，另有股神经（5 对）。

骶神经
分布于臀部和足部。骶神经中的坐骨神经，是人体中最粗的周围神经（5 对）。

尾神经
分布于肛门附近（1 对）。

自主神经作用的主要器官及其功能

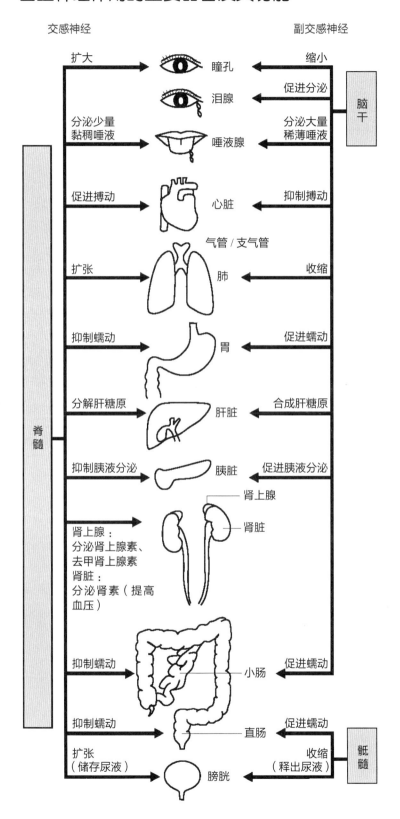

交感神经   副交感神经

交感神经	器官	副交感神经
扩大	瞳孔	缩小
	泪腺	促进分泌
分泌少量黏稠唾液	唾液腺	分泌大量稀薄唾液
促进搏动	心脏	抑制搏动
扩张	气管/支气管 肺	收缩
抑制蠕动	胃	促进蠕动
分解肝糖原	肝脏	合成肝糖原
抑制胰液分泌	胰脏	促进胰液分泌
	肾上腺 肾脏	
抑制蠕动	小肠	促进蠕动
抑制蠕动	直肠	促进蠕动
扩张（储存尿液）	膀胱	收缩（释出尿液）

脑干

脊髓

肾上腺：
分泌肾上腺素、
去甲肾上腺素
肾脏：
分泌肾素（提高血压）

骶髓

信息的传达

　　眼、耳、鼻、舌等部位的感觉感受器会搜集各种信息，这些信息经由感觉神经传递到脑部。脑部判断后发出指令，通过运动神经传递到肌肉等部位。

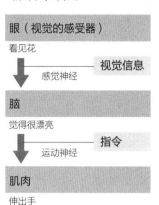

眼（视觉的感受器）
看见花
　　　　　———— 视觉信息
　　感觉神经

脑
觉得很漂亮
　　　　　———— 指令
　　运动神经

肌肉
伸出手

疾病的知识

脑肿瘤

脑肿瘤，是颅骨包围的部分（头盖内）中发生肿瘤的总称，可分为良性肿瘤和恶性肿瘤。除大脑、小脑、脑干之外，其他如脑脊膜、脑血管、脑神经、脑垂体、松果体等部位发生的肿瘤也属于脑肿瘤。

● 脑肿瘤的种类

即便是良性的脑肿瘤，都不能避免对脑部的压迫，因此在脑肿瘤的治疗上，需要采取与身体其他部位的良性肿瘤不同的治疗方法。

脑肿瘤中，有颅内发生的原发性脑瘤和因其他器官的癌转移而发生的转移性脑瘤。脑肿瘤则鲜少转移到神经系统以外的器官。

原发性脑瘤若为良性，肿瘤便不会急速变大。但若置之不理，肿瘤的压迫仍会产生各种影响。因此，即便是良性肿瘤，也会采取摘除手术和放射线治疗等疗法。

脑肿瘤还可依其肿瘤细胞的不同，再分成80种以上的种类。最常见的脑肿瘤为"胶质瘤（Glioma）"，约占脑肿瘤的28%。胶质瘤经由显微镜的观察，可再依其细胞形状大致分为星形细胞瘤、胶质母细胞瘤、髓母细胞瘤等种类。

除了胶质瘤，另有"脑膜瘤""垂体腺瘤""神经鞘瘤"等脑肿瘤。

在转移性脑瘤中，自肺转移的病例特别多。约有三分之一死于肺癌的人，其癌细胞转移至脑部。脑的重量不超过全身体重的约2%，自心脏送出的血液却有15%流进脑部。随着这些血液的流动，癌细胞就像"燎原之火"般流窜至脑部。

● "一般症状"与"局部症状"的出现

脑肿瘤的症状有几种形式，比如肿瘤造成颅内压力升高而引发的"一般症状"（颅内压增高），以及肿瘤发生处的功能性损害而引发的"局部症状"等。

一般症状中最常见的是头痛。此头痛并非剧烈的疼痛，大多是头的部分或整体有莫名的沉重感或隐隐作痛。突然的呕吐（喷射性呕吐）亦为常见的症状，没有作呕的感觉却呕吐为其特征。

此外，毫无征兆的"痉挛发作"，也是脑肿瘤常见的症状。

其他各器官癌细胞转移至脑的概率

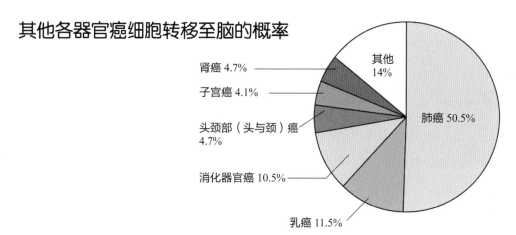

肾癌 4.7%
子宫癌 4.1%
头颈部（头与颈）癌 4.7%
消化器官癌 10.5%
乳癌 11.5%
其他 14%
肺癌 50.5%

脑肿瘤发生的部位和局部症状

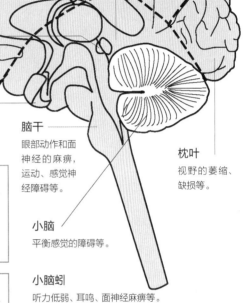

颞叶（优势半球）
失语症、视野的缺损等。

顶叶（优势半球）
手指感觉的缺失，写字、计算的失能等。

额叶
性格的变化、漠不关心、痴呆、失语症、偏瘫（身体一侧的运动障碍，Hemiplegia）、癫痫、尿失禁等。

松果体
帕里诺眼淋巴结综合征（视线无法向上，Parinaud's Syndrome）、脑积水（脑内囤积脑脊液，引发头痛和呕吐）、早熟等。

垂体、下丘脑
性功能低弱、视野缺损、垂体性侏儒症、巨人症、肢端肥大症（参照 184 页）等。

脑干
眼部动作和面神经的麻痹，运动、感觉神经障碍等。

枕叶
视野的萎缩、缺损等。

小脑
平衡感觉的障碍等。

小脑蚓
听力低弱、耳鸣、面神经麻痹等。

主要的脑肿瘤

胶质瘤（约占 28%）
胶质瘤是神经胶质细胞发生的肿瘤，男女比例约为 6：4。占胶质瘤整体约 30% 的是较良性的星形细胞瘤；胶质母细胞瘤和髓母细胞瘤（好发于孩童）等则是恶性肿瘤，会快速增大使病情急剧恶化。颅内压增高和局部症状非常明显。

脊膜瘤（约占 26%）
脊膜瘤发生于包覆脑和脊髓的脑脊膜上，好发于 30～60 岁的患者，女性略多。几乎皆为良性。

垂体腺瘤（约占 17%）
垂体腺瘤发生于脑垂体，好发于 20～50 岁的患者，大多为良性。除了会因压迫视神经导致视力退化、视野（可见范围）缩小之外，也会因脑垂体功能的减退或亢进，造成无月经、肢端肥大症、肥胖或多尿等症状。

神经鞘瘤（约占 11%）
神经鞘瘤发生于包覆周围神经的施万细胞（Schwann's Cell），在颅内多见于听神经，造成听神经、面神经和三叉神经的压迫，而引发耳鸣、听觉障碍、面神经麻痹等症状。好发于 30～60 岁的女性，属良性肿瘤。

睡眠是脑部的休息机制

睡眠可分为 REM 睡眠和非 REM 睡眠。

REM 睡眠是 Rapid Eye Movement Sleep（快速眼动睡眠）的缩写，因睡眠中眼球会快速转动故得此名。此时期的睡眠较浅，大脑中某些部分仍活跃地运作。做梦通常就是在这时期。

另一个非 REM 睡眠（non-REM Sleep），则是深层的睡眠状态。此时期的脉搏较慢，呼吸缓慢且规律，脑波（自脑外测量脑内部的电波信号）的频率亦较少，可判断脑部正处于休息状态。

睡眠有一定的模式，一晚中的 REM 睡眠和非 REM 睡眠以约 90 分钟的周期交替 4～5 次。如此巧妙的睡眠机制由脑干控制，因此脑干可说是"不眠之脑"。

疾病的知识

脑卒中

脑卒中，是因脑血管阻塞或破裂，造成突发性的意识不清、半边的手足动作困难、无法说话等状况的疾病。严重时会导致死亡。

脑卒中的种类

脑梗死

脑梗死。

短暂性脑缺血发作

有时会因暂时性的脑血管阻塞而发作。

脑栓塞

在心脏等处形成的血栓随血液流动，造成脑血管阻塞，心脏瓣膜疾病、心律失常等是脑栓塞的病因。

脑血栓形成

由于动脉硬化等现象形成血栓，其发生与高血压、糖尿病、高脂血症等疾病有关。

颅内出血

脑血管破裂。

蛛网膜下腔出血

蛛网膜和软膜间的蛛网膜下腔出血，脑动脉瘤的破裂为其主要原因。

脑出血

即颅内发生出血，由高血压、高龄、易出血倾向（指因血小板不足等原因变得易出血）和营养不足（蛋白质和胆固醇的不足造成血管壁脆弱）等引起。

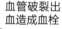

血管破裂出血造成血栓

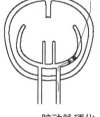

脑动脉硬化

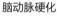

血栓

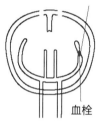

出血

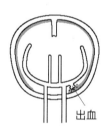

出血

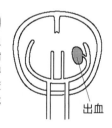

● 脑卒中有两种类型

脑卒中曾是日本人死亡原因第一名的疾病，但因预防和治疗等技术的进步，近年名次排在癌症和心脏病之后，变为第三名。

脑卒中依其原因，可大致分为两种。

一种是脑血管破裂出血，称为"颅内出血"（从前也称为"脑溢血"）。其病因是流出的血液凝结成血肿，压迫到周围的脑组织而引发各种症状。依出血部位还可再分为"脑出血"和"蛛网膜下腔出血"。

另一种"脑梗死"则源于血管阻塞，亦称"脑软化"。依其血管的阻塞方式，可大致分为"脑血栓"和"脑栓塞"两种。

脑的重量仅占体重的约2%，自心脏送出的血液却有15%都流进脑部，这是为了将氧和营养供给至脑中数千百亿个神经元。脑中的血流若停滞五秒左右，则会发生意识障碍等症状；若再继续数分钟，神经元会损坏且其机能无法恢复，进而引发生命危险。

此外，150毫升以上的颅内血肿一旦形成，大多会导致死亡。脑卒中是一种与死亡有直接关系的高危疾病，就算能保住性命，大多仍会因其脑中受损部位的不同而留下各种后遗症。

● 脑梗死的发生机制及其治疗

脑梗死有几种形式。一种是动脉硬化等现象造成脑动脉变细，并形成血液结块（血栓）阻塞血流而形成脑血栓；另一种则是脑以外（主要是心脏）形成的血栓，因流向脑动脉而造成阻塞的脑栓塞。

此外，脑血管暂时性的阻塞或血流不顺等状况，称为"短暂性脑缺血发作"。这会造成半侧的肢体麻痹、舌头不灵活等症状，但在数分钟至24小时内即可治愈。据说在曾有过短暂性脑缺血发作的患者中，约30%的人之后会出现脑梗死。

脑栓塞的状况

一旦发生心脏瓣膜病、心肌梗死、心律不齐等现象，心脏内的血流便会沉淀而容易形成血栓(血液结块)。

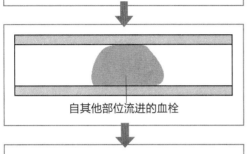

自其他部位流进的血栓

血栓会从心脏壁等处分离，随着血液被搬运至脑部成为血栓，阻塞脑动脉。

脑栓塞的发作皆属突发性，且症状会急速恶化。

脑血栓形成的状况

高血压、糖尿病、高脂血症、动脉硬化等疾病，以及长期服用口服避孕药，皆为脑血栓形成的原因。

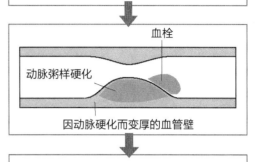

血栓

动脉粥样硬化

因动脉硬化而变厚的血管壁

胆固醇会累积在脑血管壁上，形成动脉粥样硬化(动脉硬化)，血管变窄处会产生血栓，阻塞血管。

容易出现手脚轻微麻痹、言语表达发生困难等症状，会日益恶化。上述症状大多于睡眠中或血压下降造成血流不顺时发作，早晨醒来才发觉有异状的患者也不少。

脑梗死的治疗

急性期	血栓溶解疗法	若是发病后的 3 小时内，便有可能用药物溶解血栓。
	抗血栓疗法	使用让血液不易凝结的药物，来降低血栓和栓塞形成的概率。疗法主要有两种，一种是可抑制血小板功能、防止血栓产生的"抗血小板治疗"；另一种则是降低凝血因子的功能、使血栓不易产生的"抗凝治疗"。
	保护脑的药物	开发并使用能保护脑部的药物。
	血管扩张、循环改善疗法	使用扩张血管的药物和改善循环的药物。
慢性期	● 持续控制高血压、糖尿病、高脂血症等病情。 ● 减少吸烟、大量饮酒、肥胖等危险因子。 ● 若有心律不齐等心脏病，需进行治疗。 ● 为防止复发，需进行抗血小板治疗、抗凝治疗，或使用改善脑代谢的药物和改善脑循环的药物。 ● 外科治疗（手术）上，也可进行血栓动脉内膜切除术、介入等治疗。	

脑血管疾病死亡的比例

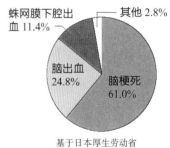

蛛网膜下腔出血 11.4%

其他 2.8%

脑出血 24.8%

脑梗死 61.0%

基于日本厚生劳动省
"2004 年人口动态统计"数据

● 急性期脑梗死，治疗成败在于时间

在脑梗死的急性期中，迅速地处理可提高治愈的可能性，减轻后遗症。

若出现脑水肿，医院会进行控制此症状的治疗（高张溶液点滴）。这是因为一旦出现脑水肿、体积增大，颅内压便会升高，进而压迫到生命中枢——脑干。

有时亦会通过手术取出阻塞于脑动脉内的血栓，并施予使其不再复发的治疗。

脑的两个动脉系统

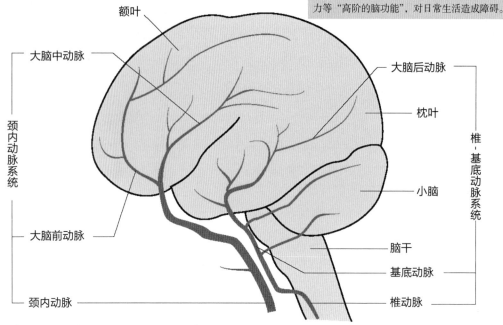

● 颅内出血是如何引起的

颅内出血，可分为蛛网膜和软膜间、充满脑脊液的蛛网膜下腔发生出血的蛛网膜下腔出血和脑内发生出血的脑出血这两种。

脑出血的诱因几乎都是高血压，若不断地对动脉施加高压，血管壁尤其是脑深处细小动脉的血管壁，会失去弹力，变得脆弱，最后发生破裂。

蛛网膜下腔出血，则以脑"底"处，即脑底部动脉中的肿块（动脉瘤）发生破裂为主要原因。

其他引发颅内出血的疾病，诸如天生脑部动脉和静脉直接连接的脑动静脉畸形，以及影像检查时脑底部出现许多网格状细小血管，呈现一片模糊白色结块的"烟雾病（Moyamoya Disease）"。

上述疾病皆可能引发脑出血和脑室内出血。

● 颅内出血的药物疗法和外科手术

高血压性脑出血，多以药物为基本疗法。这是因为丘脑和脑桥等脑部深处若发生出血，不易施行手术，故以药物治疗为中心。不过，较接近脑表面的颅骨和皮质下或小脑的出血，可进行摘除血肿的手术。

蛛网膜下腔出血则以手术为基本疗法。由于脑动脉瘤破裂造成的出血有复发的危险性，故需尽早施行手术。

病因是脑动静脉畸形时，若畸形部分已结成硬块，可在此处注入液体栓塞剂等物质使其闭塞。另一方法则是照射放射线，改变畸形部分性质的伽马刀治疗。

烟雾病则是通过手术进行治疗。将头皮下动脉和输血至脑内的动脉相连接，打造一条新的血液通道，以避免血液流进细微易破裂的网状血管中。

蛛网膜下腔出血的状况

原因：脑动脉壁的某部分天生较弱，如瘤状物般地膨胀（脑动脉瘤）。

发病：蛛网膜下表面血管中的脑动脉瘤破裂。

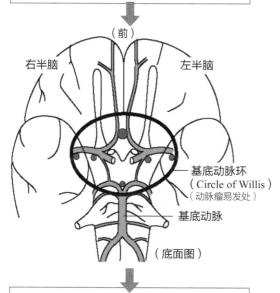

（前）

右半脑　　左半脑

基底动脉环
（Circle of Willis）
〔动脉瘤易发处〕

基底动脉

（底面图）

大多数患者，会突然发生"被人用球棒重击"般的剧烈头痛，同时伴随着恶心、痉挛等现象或变得意识不清。症状轻微时易被误认为偏头痛，一旦置之不理即容易复发，且死亡率大幅升高。

高血压性脑出血的状况

原因：高血压、高龄、易出血体质、营养不足等。

发病：高血压若长期持续，脑深部的细微血管（尤其是穿通支）壁会变脆弱，血管壁细胞死亡（血管坏死），形成小动脉瘤后，破裂并出血。

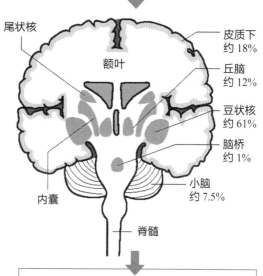

尾状核

额叶

内囊

皮质下
约18%

丘脑
约12%

豆状核
约61%

脑桥
约1%

小脑
约7.5%

脊髓

工作中和外出时，或排便、洗澡、吃饭等场合，若血压急剧上升，血管会破裂而造成颅内出血。患者会出现身体不适、头痛或作呕、晕眩等现象，且在数小时内会发生"言语表达困难""半边的手脚和面部麻痹"等症状。严重时有可能导致死亡。

脑出血的血肿引流手术

在颅骨上开个"窗"，切开硬脑膜找到脑内的血肿后，将血肿摘除。若出血状况已治愈且血肿不是那么大时，可进行局部麻醉后将血肿吸出的"钻孔血肿抽吸引流术"（参照左下图）。

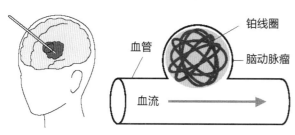

血管

铂线圈

脑动脉瘤

血流

脑动脉瘤的血管内栓塞手术

在动脉瘤内置入铂线圈（一放入瘤内便会依其形状变圆的柔软线圈），以避免血液流进瘤内（参照右上图）。

脑动脉瘤的夹闭（Clipping）手术

先在颅骨上开洞并切开硬膜，以手术夹夹住破裂动脉瘤的附着根，再吸除蛛网膜下腔的血肿。

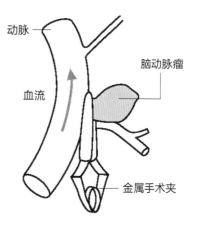

动脉

脑动脉瘤

血流

金属手术夹

痴呆

痴呆会为患者周围的人带来莫大的看护负担。
约 30% 的脑血管性痴呆是可以预防的。

阿尔茨海默病的进行程度和症状

阶段	发病后的年数	症状
第1期	1～3年	完全忘记近期发生的事，也记不起新的事物。没精神，易陷入忧郁状态。
第2期	2～10年	渐渐丧失对空间和时间的感觉（定向感）；不回应他人，也无法理解对方的话，无法与人对话（失语）；书写能力逐渐消失（失写）。丧失计算能力（计算失能）；无法顺利地进行如"穿衣服""泡茶"等有先后顺序的动作（失行）；不知道自己所在的地方以及原本认识的人的容貌（失认）。无精神，对所有事情变得漠不关心；情绪毫无理由地保持在兴奋快乐的状态，无法冷静（人格变化）；不断徘徊；有时会引发痉挛。
第3期	8年以上	变得不再说话，鲜少活动身体，最后演变为长期卧床。★此时患者需要全面性的看护。

★海马与记忆

大脑中的海马区，是"将已认识或体验过的事物，依循时间顺序加以整理、记忆"的地方。它能保存数小时到数周间的"短期记忆"。若碰到需要长期记忆的事物，海马会将其和杏仁核的信息一起送至大脑的联络皮质。

杏仁核会判断"周围事物对自己而言具有何种意义"，比如敌人或是盟友、愉悦或是不悦等，在事物的记忆上添加印象和判断等情感元素。当我们想起某件事时，情绪也会跟着回到那段回忆当时的情感，这就是海马和杏仁核共同作用的结果。

阿尔茨海默型痴呆，是由于海马的神经元发生问题，以致大脑皮质逐渐地受到损害。此病症会先丧失短期记忆，便是源于此故。

● 痴呆，是怎样的状况？

痴呆，指的是脑部曾有的机能（智能），因某些疾病渐渐丧失的状态，且患者在记忆和认知上发生明显的障碍（参见上表）。

伴随脑部老化发生的生理性健忘和痴呆导致的记忆障碍，是两种不同的状况。

人的肉体无法避免老化，脑也不例外。比如"想不起某人的名字""一时说不出某个词汇"等，只要是上了年纪的人，应该多少都经历过。这类状况大都属于生理性的变化，无法判定这就是痴呆的开端。

痴呆是阿尔茨海默病和脑血管疾病等脑部疾病引发的变化，因为掌管记忆和认知的部位神经元显著减少。此疾病很难恢复，需要患者家属和身边人们的谅解和看护。

● 占所有痴呆约 50% 的阿尔茨海默型痴呆

阿尔茨海默型痴呆，是以阿尔茨海默病为病因的记忆和认知障碍。

其发病原因虽尚未完全解明，但已发现在阿尔茨海默病患者的脑部会因神经元的死亡明显萎缩，大脑皮质会出现严重萎缩。此外，神经元死亡后变成的"神经原纤维缠结"，以及神经元外大量出现的"老年斑"，皆为此疾病的特征。

与记忆息息相关的海马，也有发生神经元显著凋亡的情况。

目前人们也已知道，阿尔茨海默型痴呆患者的大脑，会渐渐失去乙酰胆碱（Acetylcholine）。用于治疗阿尔茨海默型痴呆的安理申（即盐酸多奈哌齐，Donepezil Hydrochloride），便是用来防止乙酰胆碱减少的药物。

阿尔茨海默型痴呆患者的脑部（MRI 所摄影像）

图 1 是头颅的额部纵断面，图 2 和图 3 号则是横断面影像。三张影像皆显示了阿尔茨海默病的特征性变化，如脑部整体性地萎缩、灰质减少、脑中水分量增加等，可自影像判读。

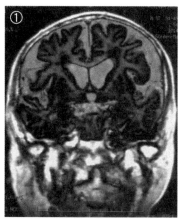
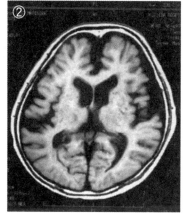
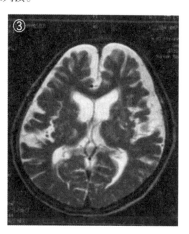

导致血管性痴呆的脑梗死病型

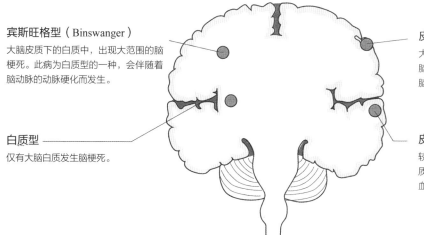

宾斯旺格型（Binswanger）
大脑皮质下的白质中，出现大范围的脑梗死。此病为白质型的一种，会伴随着脑动脉的动脉硬化而发生。

皮质型
大脑皮质中，多发生小范围的脑梗死（腔隙脑梗死）。大多为脑栓塞引发。

白质型
仅有大脑白质发生脑梗死。

皮质、白质型
较大的脑梗死多发生于大脑皮质及其下方的白质区。多为脑血栓引发。

● 脑血管疾病引发的血管性痴呆

血管性痴呆，指的是由脑血管发生阻塞或破裂等脑血管疾病所引起的脑组织部分坏死、记忆和认知功能发生障碍的症状。

有一种称为多发脑梗死性痴呆，指的是虽然没有出现明显可判定为脑梗死的症状，但因脑内各处发生腔隙脑梗死（Lacunar Infarction）而引发的痴呆，是血管性痴呆常见的类型。

脑血管疾病的病患，也会出现如手脚麻痹、言语障碍等痴呆以外的各种症状。若能防范高血压、高脂血症、糖尿病等生活习惯病，并尽量避免肥胖、暴饮暴食、运动量不足、抽烟、喝酒等导致上述病症的诱因，即能远离脑血管疾病，大大减少痴呆的危险。

神经痛

神经痛，指的是基于各种原因，某周围神经突然发生疼痛感的疾病总称。
三叉神经痛、坐骨神经痛、肋间神经痛，占了所有神经痛疾病的约70%。

● 神经痛是其他疾病的其中一种症状？

并非所有的疼痛都是神经痛。有符合下列条件的状况时，才会被诊断为神经痛。

①疼痛总沿着特定的周围神经发生。

②突然发生剧烈难忍的疼痛，持续时间虽仅有短暂的数秒至数分钟，但会重复发生。

③即便是在疼痛没有发作的时候，只要用手指按压曾发生过疼痛的周围神经通路（压痛点），仍会感觉到疼痛；或只要一刺激曾有疼痛发作的部位的皮肤或黏膜，就会引发疼痛。

④因某个固定姿势、咳嗽或打喷嚏等而引发疼痛。

几乎所有的神经痛都被视为其他疾病的症状之一，如三叉神经痛、坐骨神经痛、肋间神经痛，皆是以位于发生疼痛处的周围神经名称作为病名。接下来，配合附图一起来认识主要的神经痛吧！

肋间神经痛

肋间神经，是一种分布在自肩部到腰的上半身、沿着肋骨环绕的神经。

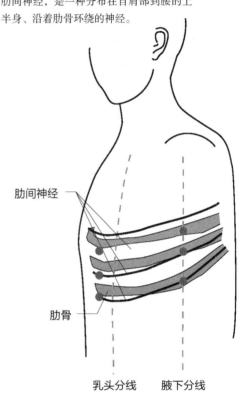

肋间神经
肋骨

乳头分线　　腋下分线

症状 ● 疼痛自脊髓延伸到肋骨。深呼吸、咳嗽或大声等动作皆会引起疼痛。

原因 ● 一般认为是脊椎变形、带状疱疹、肋骨骨折等病症，导致"肋间神经与骨头相触""受到刺激""被压迫"等状况继而引发疼痛。

原来如此！

治疗疼痛的疼痛门诊

"疼痛门诊（Pain Clinic）"，是以麻醉医师为中心、进行疼痛治疗的门诊部门（Clinic）。

在该门诊应用最多的治疗方法为神经传导阻滞（Nerve Block）疗法。这是在传递疼痛信息至脑部的感觉神经以及收缩血管（指血流不顺、强化疼痛感）的交感神经中注射麻醉药，以阻断信息的传递。

比如颈椎和肋骨间，有向头部、颈部、肩部的交感神经集中的星状神经节。在此注入局部麻醉药的"星状神经节阻滞术"，常用于治疗三叉神经痛及面部、手或手腕的神经麻痹等疾病。另外，在包覆硬脊膜外侧的空隙间注入微量的麻醉药（吗啡等），则为硬膜外间隙神经阻滞治疗，用于治疗坐骨神经痛和癌症的疼痛等症状。

主要的神经痛（"●"为压痛点）

三叉神经痛

自脑干延伸，分散至眼睛周围、鼻孔周围、口腔和下颌等三条路径，故将三者合称为三叉神经。

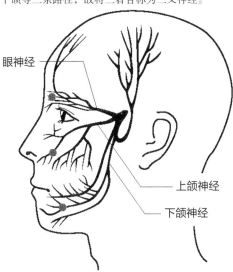

眼神经
上颌神经
下颌神经

症状 ● 好发于中年以上的女性。半边面部会毫无征兆地突然发生剧烈疼痛。比如在伸懒腰、打喷嚏、谈话等场合时张动嘴巴，或用冷水洗脸时，都有可能引发疼痛。

原因 ● 其中一个可能的原因，是三叉神经的周围血管在脑干部发生动脉硬化，硬化的血管受到压迫而产生疼痛感。带状疱疹等疾病也是病因之一。

坐骨神经痛

坐骨神经是自腰部延伸至足跟、通过腿部后侧的神经。

症状 ● 除了身体半边的臀部、大腿后侧、小腿后侧、足跟、脚踝等会发生疼痛，亦会出现足部麻痹、与物碰触时触感钝化、无法顺利行走等状况。

原因 ● 由椎间盘突出等症状刺激并压迫到神经而引起。

股神经痛

症状 ● 大腿外侧和前侧疼痛。好发于中老年女性。

原因 ● 因腹股沟疝（小肠等器官自腹膜细缝滑出，停留在大腿造成肿胀的状态）或短时间发胖等状况压迫到神经而引起。

颈肩臂神经痛

症状 ● 发生在身体半侧的颈部、肩部、手臂和手部等大范围的疼痛症状。当锁骨上方凹陷处受到压迫或手臂伸直地往后上方举起时，皆会发生疼痛。

原因 ● 颈椎病造成的脊柱变形等症状所引起。

枕神经痛

枕神经，是自颈背延伸至后颈部的神经。

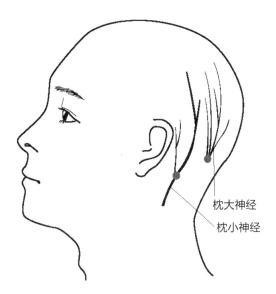

枕大神经
枕小神经

症状 ● 疼痛自半边的后头部延伸到头顶部和侧头部，颈部转动、咳嗽或打喷嚏都会加深疼痛。后头部中央凸出部分的外侧1～2厘米是压痛点。

原因 ● 多为颈部肌肉紧绷、骨关节炎等颈部骨头（颈椎）的变形和骨折损伤导致。

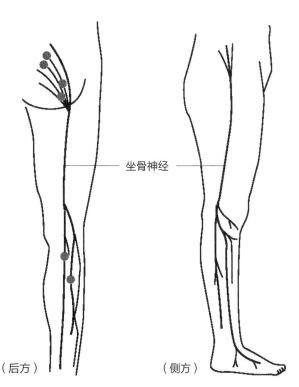

坐骨神经

（后方）　　　　　（侧方）

周围神经病变

周围神经是感觉、运动和生理机能的信息传达通路。
周围神经一旦因某些原因发生问题，即会出现感觉、运动和自主神经的症状。

各种单一周围神经病变

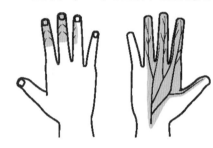 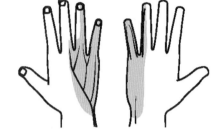 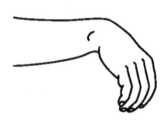

正中神经麻痹
从大拇指到无名指的手掌范围由正中神经控制，若此范围发麻或麻痹，即为正中神经麻痹。患者的大拇指无法顺利弯折或如猿猴的手掌（猿手）无法使用大拇指和食指抓取物品。手腕关节受到压迫为其主因。

尺神经麻痹
手掌的小指和无名指由尺神经控制，当它们发麻或变得无法伸直，即为尺神经麻痹。若病情持续，患者的手会如鹰爪般地弯曲（鹰手）。习惯手肘靠着书桌工作的人、过繁使用手肘的运动员、手臂骨头曾发生过骨折等人群都容易发生此症状。

桡神经痛
自手肘到手指尖无法使力，手肘垂下、手指亦无法伸直（垂手）的状况，即为桡神经痛。由手肘到肱骨的周边血管或桡神经受到压迫引起。

● 周围神经病变的背后，藏着其他疾病的隐患

周围神经（感觉神经、运动神经、自主神经），会因为高血糖、感染、血管炎、压迫、中毒等原因发生功能障碍。

手脚上的周围神经常会伴随着糖尿病等全身性的疾病，发生左右对称的多发性周围神经病变（多神经炎）。一条周围神经发生障碍，称为单一周围神经病变（单神经炎），由输送氧和营养至周围神经的血管发生障碍、损伤、压迫等引起。单神经炎亦有可能在各处零星地发生（多发的单一周围神经病变 / 多发性周围神经病变）。

接下来，让我们来认识一下常见的周围神经病变吧。

●代谢性周围神经病变: 指的是由代谢（参照170页）问题造成的周围神经病变，糖尿病为其代表。

①糖尿病神经病变：此为糖尿病的三大并发症之一，15% ~ 20% 的糖尿病患者都会并发此病症。

高血糖会导致名为山梨醇（Sorbitol）的葡萄糖代谢产物堆积在髓鞘（自神经元延伸的轴突环绕的细胞）中，成为引发神经病变的主因。病患两脚的脚趾尖会出现发麻、疼痛、有灼烧般的感觉（热感）等感觉障碍，相反地，对于疼痛、冷热、触觉等感觉却渐渐钝化，此症状在夜间尤为明显。

此外，当自主神经也发生障碍时，会出现晕眩或起立时发晕、腹泻或便秘、勃起功能障碍、盗汗或完全不流汗、无排尿等症状。

②尿毒症周围神经病变：即尿毒症（参照197页）引发的周围神经病变，会导致脚趾尖等部位发生感觉障碍、热感、疼痛以及肌无力等症状。

③维生素不足引发的周围神经病变：即作为代谢媒介的维生素不足引发的周围神经病变。其代表病症为维生素 B_1 不足所引发的脚气病，两侧脚部会产生疼痛和灼热感。病症若持续未改善，会导

周围神经控制区域

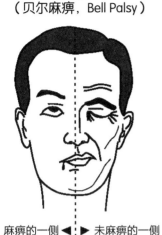

面瘫
（贝尔麻痹，Bell Palsy）

麻痹的一侧 ◄ ▶ 未麻痹的一侧

面部半边突然无法动作。眼皮无法合上，若想试着合上，眼球会向上。嘴部会被拉向未麻痹的一侧，且因无法紧闭造成唾液流出。

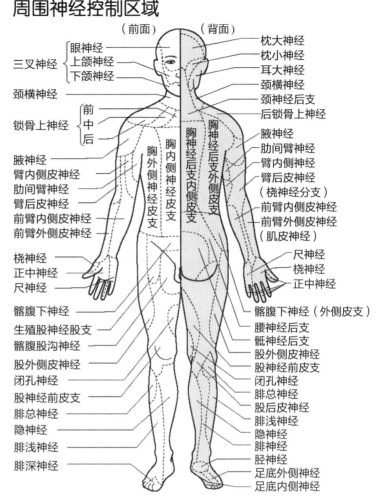

（前面）　（背面）

三叉神经 {眼神经 上颌神经 下颌神经}
颈横神经
锁骨上神经 {前 中 后}
腋神经
臂内侧皮神经
肋间臂神经
臂后皮神经
前臂内侧皮神经
前臂外侧皮神经
桡神经
正中神经
尺神经
髂腹下神经
生殖股神经股支
髂腹股沟神经
股外侧皮神经
闭孔神经
股神经前皮支
腓总神经
隐神经
腓浅神经
腓深神经

胸外侧神经皮支
胸内侧神经皮支
胸神经后支内侧皮支
胸神经后支外侧皮支

枕大神经
枕小神经
耳大神经
颈横神经
颈神经后支
后锁骨上神经
腋神经
肋间臂神经
臂内侧皮神经
臂后皮神经（桡神经分支）
前臂内侧皮神经
前臂外侧皮神经（肌皮神经）
尺神经
桡神经
正中神经
髂腹下神经（外侧皮支）
腰神经后支
骶神经后支
股外侧皮神经
股神经前皮支
闭孔神经
腓总神经
股后皮神经
腓浅神经
隐神经
腓神经
胫神经
足底外侧神经
足底内侧神经

致运动障碍、膝跳反射消失等结果。

●**感染性周围神经病变**：指的是白喉（Diphtheria）、肉毒杆菌（Botulinum）食物中毒等细菌感染，或流感（Influenza）、风疹、带状疱疹、传染性单核细胞增多症等病毒感染，以及支原体（Mycoplasma）感染等引发的神经病变。

●**吉兰 - 巴雷综合征（急性炎性脱髓鞘性多发性神经炎，Guillain Barré Syndrome）**：患者在喉痛、发热和腹泻等感冒症状发生的 1 ~ 2 周后，会出现两侧脚部无力和肌力减退、面神经麻痹等现象。大部分患者在症状发生后 2 ~ 4 周内会痊愈，但偶尔也会发生病情恶化、呼吸麻痹的病例，一般认为是弯曲杆菌（Campylobacter）造成的。

●**血管性周围神经病变**：指的是伴随结节性动脉周围炎、风湿性关节炎、系统性红斑狼疮等胶原病（参照 34 页）发生的周围神经病变。输送氧和营养至周围神经的血管发生炎症，使得周围神经功能发生缺损。

●**中毒性周围神经病变**：铅、水银等重金属或砷造成的中毒性周围神经病变，会导致肌肉萎缩、肌力减退，造成运动障碍。若是稀释剂等有机溶剂造成的神经炎，除运动障碍外，也会发生感觉障碍。

●**周围神经嵌压症（Peripheral Entrapment Neuropathy）**：是一种因"受伤时神经元受损""长期跷二郎腿压迫到周围神经"等原因造成的单一周围神经病变。

头痛

头痛有多种形态：微痛、强痛、隐隐的痛、刺痛、暂时性的痛、慢性持续的痛等。
头痛虽是大家平时都可能有的症状之一，但仍不可大意。

● 慢性头痛的三种类型

由于感冒和睡眠不足、过劳、宿醉等，或是自己能清楚知道原因且过段时间就会消失的头痛，大多不需太担心。

长期的头痛会降低生活质量。并非特定疾病造成、日常可见的慢性头痛，可分为紧张性头痛、偏头痛、丛集性头痛等三种。接下来，我们就来一个个地认识吧。

● **紧张性头痛**：据说因头痛而前往医疗机构就诊的患者中，有半数都属于紧张性头痛。

如操作计算机和在办公桌前工作时长期维持相同的姿势，会让后头部到肩膀支撑头部的肌肉紧缩（紧绷）、血液循环滞缓，导致疲劳物质的乳酸累积而刺激到神经，产生被拉扯般的疼痛。

气候（尤其是低气压）和精神性压力（压力会使肌肉紧绷）也都是原因之一，一般来说，会伴随眼睛疲劳和肩膀僵硬等症状。有时抑郁症亦是其潜藏病因。

许多患者只要压力一解除，头痛便会减轻。

● **偏头痛**：患者的男女比例大约是 1：3，是一种好发于女性的头痛。

偏头痛发生的原因，一般认为是脑和其周围的血管收缩，再反作用地大大扩张时，周围的神经受到刺激而产生的疼痛。此外，神经递质血清素亦被认为与头痛的发生有关。

或许大家容易因其病名"偏头痛"，而误以为搏动性的疼痛仅发生在单侧的头部，但事实上，近半数的患者两侧头部都会感到疼痛。部分患者在偏头痛发生前，眼前还会出现闪烁发亮的暗点（Scintillating Scotoma）。

酒精类饮料（尤其是红酒）、巧克力、芝士或橄榄油等食品，都富含能使血管扩张作用的物质，一旦大量摄取，便有可能引发偏头痛。此外，睡眠不足、疲劳、精神性压力等都是诱发偏头痛的因素。有时亦会伴随着腹泻、腹痛、恶心、呕吐等腹部症状。

● **丛集性头痛**：指的是宛如群发地震般地，在某一固定时期集中发生（群发）的头痛。强烈的头痛会持续 1～2 个月，是群发期，一年发生 1～2 次，其他时间完全不会发生疼痛。

和偏头痛相反，丛集性头痛好发于男性，每天会在大概相同的时间，发生单边眼睛像被某物刺到的刺痛感，并伴随着流泪、眼睛充血等眼部症状。一般认为是眼睛内部的血管扩张，刺激三叉神经所造成。

头痛持续时，不可过度地依赖市售的头痛药。紧张性头痛和血管性头痛（偏头痛、丛集性头痛）的治疗方式不同，建议患者按需就诊。目前部分医院，亦专门为头痛病患设立了"头痛诊疗"。

医院会使用 CT、MRI 等，来诊断患者头痛的种类和其危险度。若为紧张性头痛，尤其是由颈部和肩部的肌肉紧绷所引起的，最好的疗法便是靠拉筋、按摩等来舒缓疼痛。若为血管性头痛，则会使用药物疗法。

引发头痛症状的主要疾病

脑部肿胀导致的头痛
因脑部体积增加，神经受到颅骨的压迫而产生疼痛

脑肿瘤	● 不断重复地隐隐作痛，且疼痛感会渐渐加重，身体一用力疼痛便会加剧。 ● 无恶心感却呕吐。 ● 伴随着视线不清等症状。
蛛网膜下腔出血	● 患者多半突然发生"宛如被球棒重击"般的剧烈头痛，且疼痛感急剧加重。 ● 呕吐感持续。

脑部炎症导致的头痛
神经因炎症受到刺激，产生疼痛

脑脊膜炎 脑炎	● 头痛逐渐加剧，头部整体有宛如裂开般的疼痛，有恶心感。 ● 如流感的症状，尤其会伴随高烧。颈后肌肉僵硬，变得易有睡意。

眼部或耳部的疾病导致的头痛
眼部或耳部的疾病引发疼痛，神经受到刺激而产生头痛

青光眼 （绿内障）	● 大量摄取水分后出现头痛，并感觉恶心。 ● 视力急剧退化，眼睛疼痛，视线中的电灯周围出现彩虹般的光圈。
视神经炎	● 从眼部到额头附近出现疼痛。 ● 视力退化，近物看起来模糊。
葡萄膜炎	● 眼睛疼痛，额头周围感觉沉重。 ● 一见到光便会流泪，眼睛深处疼痛。
外耳道炎	● 头部半侧隐隐作痛。 ● 一按压耳朵或拉扯耳垂，疼痛便会加剧。
中耳炎	● 饮酒或运动后，以耳部为中心，固定的半侧头部发生疼痛。 ● 听觉减退，耳部分泌具有黏性的液体（耳漏，Otorrhea）。

是这样啊！

何谓"自主神经失调症"？

"自主神经失调症"并非病名，关于其定义，也有各种意见和看法。

自主神经由两种相反作用的神经（交感神经和副交感神经）所组成，两者互相取得平衡，使我们的身体机能可以顺利地运作。

然而，生活习惯的紊乱、精神压力、环境变化、青春期、更年期、妇女产后发生的性激素失衡等，都可能扰乱自主神经，进而引发心悸、晕眩、手脚冰冷、头痛、失眠、肩膀僵硬等各种各样的症状。自主神经失调症的特征，在于其症状的不确定性，每天都会依状况而变化。

即使接受检查，也无法明确判断身体哪里出现异常，这样的情形，常会先以自主神经失调症解释。

是这样啊！

脑部检查与脑部健诊

第一种无须切开颅骨即可观察脑部的装置，是 CT（计算机断层扫描术）。这是用 X 线从各方向照射头部，利用计算机处理脑部对 X 线的吸收度，在监视屏幕上描绘出脑的断层图像。由于此法也可以检测颅内出血和脑梗死，因此是脑卒中诊断上不可缺少的检查，对于脑肿瘤的发现也很有效。

到了 20 世纪 80 年代，利用磁力拍摄脑部图像的 MRI（磁共振成像）登场。

与 CT 相比，MRI 的组织分辨能力更高，不仅是横剖面，还可从各种角度描绘出脑的剖面图，因此，即便是 CT 不易发现的微小病变，MRI 也能探测到。此外，MRI 是利用磁力，故与放射线相比，其对人体的影响更小。不过，体内装有人工心脏起搏器等金属装置的人无法接受此种检测。

MRA（磁共振血管成像），指的是使用 MRI 照射脑部血管的检查法。

此外，再搭配观察脑内血液流动状况的 SPECT（单光子发射计算机断层显像），以及调查脑部代谢状态和血流量的 PET（正电子发射体层成像）等各种检测法，人们可以得到更详尽的信息。"脑部健诊"，便是活用上述检查机器的"脑部专门检诊"。

通过脑部健诊，发现脑动脉内有尚未破裂的瘤（未破裂动脉瘤）时，可选择定期检查追踪瘤的发展，假若"动脉瘤为 5 毫米以上、患者 70 岁以下"（根据日本脑健诊学会指南），有时也会进行手术以防范瘤的破裂。此外，发现脑梗死时，将依据第 49 页所述的慢性期治疗法来控制病情。

克 - 雅脑病（Creutzfeldt- Jakob Disease，CJD）

因一种称为"朊病毒（Prion）"的特殊蛋白质累积在脑中，造成神经元的损害、脑部变成海绵状的病症群，统称为朊病毒病。其中最具代表性的，即克 - 雅脑病（CJD）。

1987 年，出现了接受因此病去世患者的硬脑膜和眼角膜的移植而发病的报告。此外，1994 年，发生了牛海绵状脑病（俗称疯牛病，BSE）可能传染给人类的变异型 CJD。

在日本国内，一年内 100 万人中约有一人会原因不明地发病，发病年龄平均约为 65 岁。患者会出现个性改变、意义不明的言行举止、行走困难等症状，并急速演变为痴呆，最后卧床不起。

第四章

循环系统

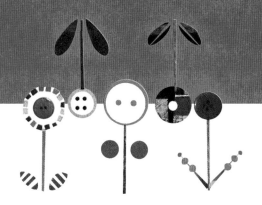

血液在身体中不停地循环着，
持续将氧和营养输送至细胞。
心脏则发挥泵的功能，输送血液。

心脏的结构与功能

构建身体的细胞，靠着从血液送来的氧和营养存活，而心脏就是那巨大的配送中心。
心脏 24 小时全年无休地工作着，将血液配送至全身。

具有四个房间的心脏结构

心脏由一种名为心肌的肌肉构成，体积略大于自己的拳头，成人心脏的重量为 250 ~ 350 克，约等于一颗较大的苹果重量。从身体正面看，心脏位于胸骨后方，且其三分之二部分偏向左侧。

心脏内部由室间隔分为左右两边，左右两边再各自分成储存血液的心房和不断收缩将血液输出的心室，总计共有四部分。位于自己右侧的为右心房、右心室，位于自己左侧的则为左心房、左心室。

心脏不眠不休地输送血液

心脏扮演着泵的角色，将富含氧和营养的血液输送至全身。比如当我们刚跑完步、感觉心脏扑通扑通地跳时，便是心肌反复地进行"紧缩、恢复"（收缩、舒张）的动作（搏动），正在将血液输出的象征。

成人平静时一次搏动（收缩）送出的血液量为 70 ~ 80 毫升。一分钟搏动约 70 次，大约输送多达 5 升的血液。用手指触压手腕时，可感觉到心脏的搏动。此即为"脉搏"，脉搏数与心脏的搏动数（心率）一致。

心脏的搏动由自主神经（参照 44 页）和激素调节，不依自己的意识控制。

心脏内有两条血流路线

血液流进右心房和左心房。

①右心房→右心室路线

流贯全身的血液（静脉血液）会流进右心房，经过右心室后送至肺部。

②左心房→左心室路线

从肺部接收到的血液（动脉血液）会流进左心房，经过左心室后输送至全身。

心脏本身赖以生存的氧——营养补给路线

和其他的器官相同，心脏也必须靠血液生存。

请看右页的图。

心脏有自己专用的血管，称为冠状动脉，心脏便是自此处汲取氧和营养。

主动脉自心脏发出后，马上分支为右冠状动脉和左冠状动脉；左冠状动脉可再分为前室间支和旋支两条，覆盖着整个心脏的表面。

为了心脏本身生存的需要，每分钟需约多达 250 毫升的血液——毕竟心脏持续不断地搏动是非常费力的工作。

心脏结构图

心脏的体积略大于自己握紧的拳头，内部被隔为四间房间。心肌外侧被一种称为心包膜的袋状膜包覆，结构十分坚固。

上腔静脉（自上半身）

（流向全身）

主动脉

肺动脉瓣

肺动脉

（流向肺部）

右心房

左心房

肺静脉（自肺部流向心脏）

主动脉瓣

二尖瓣

下腔静脉（自下半身）

右心室

左心室

室间隔

心肌

心脏的四道瓣膜

主动脉瓣

二尖瓣

左心室

肺动脉瓣

三尖瓣

右心室

自心脏前方看到的冠状动脉

（虚线部分为内侧）

上腔静脉

主动脉

左冠状动脉

右冠状动脉

前室间支

旋支

下腔静脉

自主动脉分支，如"冠"（覆盖其上之意）般地分布在心脏表面，故称为"冠状动脉"。

防止血液逆流的四道瓣膜

为了不让心脏内的血流混乱，左右心室各个出入口共设有四道瓣膜。这些瓣膜为单向阀门，故可以常保心脏内的血液流动正常。

三尖瓣（右房室瓣）和二尖瓣（左房室瓣），可防止血液自心室逆流向心房，而肺动脉瓣和主动脉瓣，则是防止自心脏送出的血液回流至心脏。

这些瓣膜若无法正常开关，则可能是心脏瓣膜病。

心脏通过收缩输出血液

心脏通过心房和心室交替收缩、舒张，将血液输出，这是心脏的泵作用。接着就以左心房和左心室为例，来认识心脏的律动吧。

● **收缩期**：心室输出血液时（搏出），心室的心肌会收缩，使得自内侧施加的压力（内压）升高。此时（收缩期）心室的内压会推开主动脉瓣输出血液。另一方面，二尖瓣会关闭，来自肺部的血液自肺静脉流入左心房。

● **舒张期**：左心室输出血液后，接着左心房开始收缩。此时左心房的内压升高，推开膜二尖瓣，血液流入左心室。

此时（舒张期），由于主动脉的压力大于左心室的内压，故会使主动脉瓣关闭。

左心室的血液输出机制和右心室相同，只不过，负责将血液送至全身各角落的左心室，其内压是输送血液至肺部的右心室的 3 ~ 4 倍。

血压在收缩期最高

关于血压，之后于第 72 页有更详尽的介绍。血压，是指自心脏送出的血液对动脉血管壁施加的压力。

最高血压指的是左心室紧缩时（收缩期）的血压，最低血压则为左心室回到原处（舒张期）时的血压。一次收缩输出的血液量很多，血管逐渐变窄或血管渐渐失去弹性等会使血压升高。

何谓心力衰竭（心功能不全）？

"不全"，指的是功能无法正常运作的状态。心脏的泵力减弱、输出的血液量（心排血量）减少，使得血液无法完全提供给全身的组织，此状态即为"心力衰竭"。

心力衰竭分为左侧心力衰竭和右侧心力衰竭。

● **左侧心力衰竭**：左心室负责将自肺部流进的血液输出至全身，此泵力一旦衰弱，即会造成肺部的血管中囤积血液和水分，患者一呼吸便会发出"咳、咳"或"咻、咻"的声音（喘鸣）等，出现类似支气管哮喘（参照 115 页）的症状，故也称为"心源性哮喘"。

● **右侧心力衰竭**：右心室负责将绕行全身后回到心脏的血液输送至肺部。此收缩力一旦衰弱，全身静脉会血流不通，并且造成血液停滞 （拥塞），身体出现水肿的现象。右侧心力衰竭常在左侧心力衰竭之后发生。

心脏的收缩期和舒张期
（以左心房和左心室为例）

← 血液
⇐ 心肌的动作

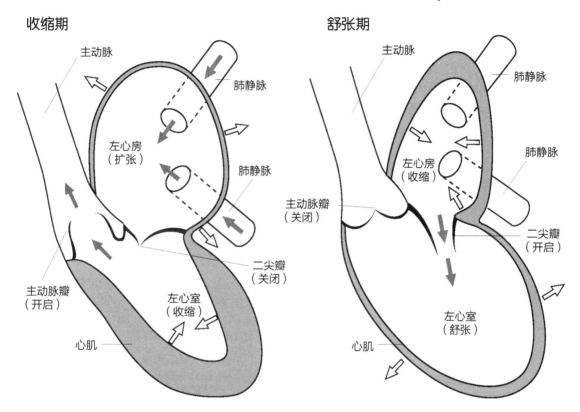

收缩期

主动脉
肺静脉
左心房（扩张）
肺静脉
二尖瓣（关闭）
主动脉瓣（开启）
左心室（收缩）
心肌

舒张期

主动脉
肺静脉
左心房（收缩）
肺静脉
主动脉瓣（关闭）
二尖瓣（开启）
左心室（舒张）
心肌

关于心脏的搏动（收缩），成人一分钟为 60 ~ 70 次，而一次搏动送出的血液量（一次输出量），以身高 170 厘米、体重 60 公斤的人为例，约为 70 毫升。左心室一分钟送出的血液总量称为每分输出量，健康者在稳定状态下，每分输出量约为 5 升，一分钟内便有这么多的血液流贯至全身。

原来如此！

为何心脏可以不眠不休地运作？

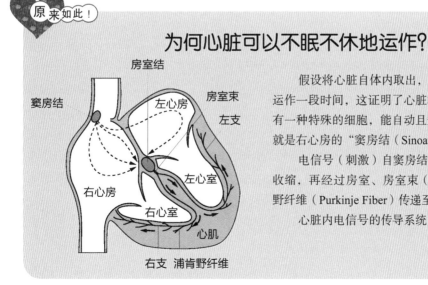

房室结
窦房结
左心房
房室束
左支
右心房
左心室
右心室
心肌
右支 浦肯野纤维

假设将心脏自体内取出，心脏仍能有规则地持续运作一段时间，这证明了心脏本身有动力来源。心脏有一种特殊的细胞，能自动且规则地产生电信号，那就是右心房的"窦房结（Sinoatrial Node）"。

电信号（刺激）自窦房结向左右心房传达，引发收缩，再经过房室结、房室束（Bundle of His）、浦肯野纤维（Purkinje Fiber）传递至心室，使心室收缩。

心脏内电信号的传导系统，称为心传导系。

电信号呈波形记录的心电图

将传送至心肌的电信号记录下来的便是心电图：纵轴为电信号的变化，横轴表示时间。心电图的波形，有 P、Q、R、S、T 等记号，P 波表示电信号在心房内传递的时间，此段时间相当于心房的收缩期；QRS 波群表示引发心室收缩的电刺激，ST 波显示心肌从因电信号而兴奋的状态趋于平缓的过程。

自 P 波到下个 P 波称为"心动周期"，所需时间约为 0.8 秒。心脏从不停歇地重复这个动作。

可以通过心电图解读出的各种疾病

观察心电图的波形，可以了解心脏的状况。

比如劳累性心绞痛（参照 82 页）发作时，ST 波会下降。ST 波越下降，代表冠状动脉中流动的血液愈来愈少。相反地，变异型心绞痛时则会看到 ST 波的上升。

在急性心肌梗死（参照 84 页）的初期阶段，也会出现 ST 波上升的变化。而当心肌死亡时，由于电信号变得无法再传递至心肌，故会看到 Q 波迅速下降。

脉搏节奏紊乱的"心律不齐"疾病

通过心电图，除了可看到一个个的波形，亦能同时掌握心跳的节奏。若发生心跳节奏紊乱、脉搏数变多或减少，即是心律不齐。当窦房结的功能因不明原因减弱（病态窦房结综合征），或自窦房结传递的电信号（刺激）的通路某处发生障碍，都会造成心室开始不规则地收缩，引发心律不齐。

正常来说，心脏一分钟会有规律地反复收缩 60 ~ 70 次，但若心跳在 50 次 / 分钟以下称为心动过缓，超过 100 次 / 分钟则称为心动过速。

心律不齐的代表性疾病有以下三种：

● 期前收缩：规律跳动的脉搏中，突然发生心脏提早收缩而引发心律不齐，有时会有突然心悸、心脏仿佛一瞬间停止跳动的症状。这是最常见的心律不齐，即使没有心脏方面的疾病，也会因紧张、烟酒、咖啡因等刺激而发生。

● 阵发性心动过速：这是一种脉搏突然加速、心悸严重到感觉呼吸困难、失神，有时甚至会造成突然死亡的心律不齐。对于阵发性心动过速（Paroxysmal Tachycardia）、室性心动过速（Ventricular Tachycardia）等疾病，也有一种用电极导管释放高频电流、消融引发心律不齐的心肌的治疗法（导管射频消融术，Catheter Ablation）。

● 心房颤动（Atrial Fibrillation）：心房颤动是每个脉搏都不相同的心律不齐，心脏动力来源的窦房结失去规律性跳动，原因多为心脏疾病。心房颤动会导致心脏内的血流逐渐停滞，血液沉淀凝结成块（血栓）后自心脏流出，随血液进入脑部，有引发脑血栓等严重并发症的危险。其主要疗法，是利用抗凝血剂如华法林（口服抗凝剂）、阿司匹林等药物进行治疗。

心电图的波形

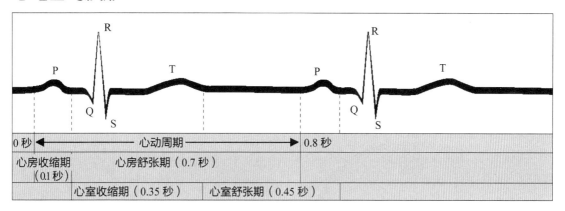

心脏问题引发的异常波形

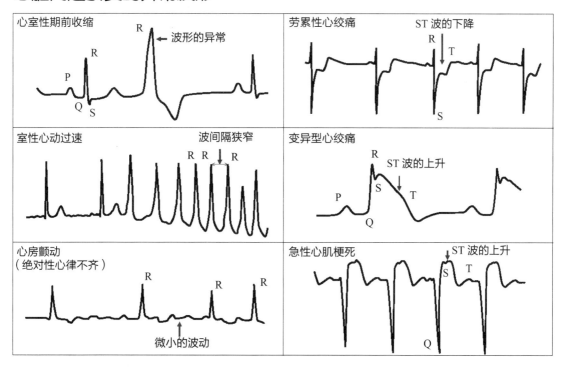

可预防猝死的自动体外除颤器

当室性心动过速等疾病引起心搏骤停时，一定要分秒必争地尽快恢复心脏功能。美国已在公共场所设置了所有人都可以使用的自动体外除颤器（给予心脏电刺激的装置，AED）。在日本，也渐渐开始在众人聚集的场所如车站、机场、饭店、百货公司、学校等，设置附带语音指导的除颤器，让非医疗从业人员也能操作。

血液循环的机制

血液流贯全身后，会再次回到心脏，此循环路径称为"体循环"，
红细胞负责运送氧和二氧化碳，养分会溶于血液中流至全身各处。

血液循环的两大路径及其功能

● **体循环**：自心脏左心室输出的血液，在流遍身体的每个角落后，最终会回到右心房，此段路径称为"体循环"（大循环）。

自肺部流进左心房、富含氧的血液，会借着左心室的收缩被压送至主动脉（请参照右页图）。此血液会从主动脉流向动脉、小动脉、毛细血管，将氧和养分传递至全身每一处。

主动脉输送的血液中，有 5% 会被送进冠状动脉，成为心脏运作的能量。另外有占整体 15% 的血液，则是流进脑部，由此可知脑部有多么需要氧。

自主动脉到毛细血管的输送网络称为动脉系统，其中的血液则称为动脉血液。

流至毛细血管的动脉血液输送氧和营养到细胞，并回收二氧化碳和废弃物，之后从毛细血管流向小静脉、静脉等较粗的血管，最后再经由上腔静脉和下腔静脉两条粗血管回到右心房。

自毛细血管到上、下腔静脉的输送网络称为静脉系统，其中的血液则称为静脉血液。

● **肺循环**：自上、下腔静脉流回心脏的血液，会从右心室输送到肺部。输送体（红细胞）在肺部释放二氧化碳，载着经由呼吸吸进的氧而变成动脉血液，再次流回到心脏的左心房（参照107页）。这段自肺动脉流贯肺部再流到肺静脉和左心房的血液循环，称为"肺循环"（小循环）。和输送血液至全身的体循环相比，肺循环输送的目的地仅限于肺部这块小范围。

左右心室各自的收缩强度与本身功能相应，比如右心室输出血液的压力，仅有左心室的约四分之一到三分之一。

血管有问题时会发生什么状况？

因为血液在体循环和肺循环中顺畅地流动，细胞才得以维持生命。那么，一旦输送路径的血管出现问题，会发生什么事呢？

血管问题的代表之一，便是动脉硬化（参照78页）。这是动脉血管壁丧失弹力（硬化）、血液无法畅通的状态。就像高速公路因车祸而堵车造成无法通行般，氧和养分不能被充分地输送到末端。

此外，心脏会因血流不顺而更大力地输出血液，增加血管的负担。

动脉若受到强烈压力，血管壁有时会像瘤一样凸出肿胀（动脉瘤）。静脉血管壁也可能出现瘤状物，不过大都出现在下肢或足部（下肢静脉瘤）。

血流停滞的结块阻塞在血流通道（内腔）中，形成深静脉血栓或血流长期不顺的慢性静脉功能不全等，都是血流强度较弱的静脉中容易发生的病症。

体循环（大循环）

如右图所示，自左心室流经主动脉而输出的血液，在流贯全身后会回到右心室。图上所示的数字代表送至各器官的血液量占输出血液总量的百分比。

肺循环（小循环）
静脉血的流动

动脉血的流动

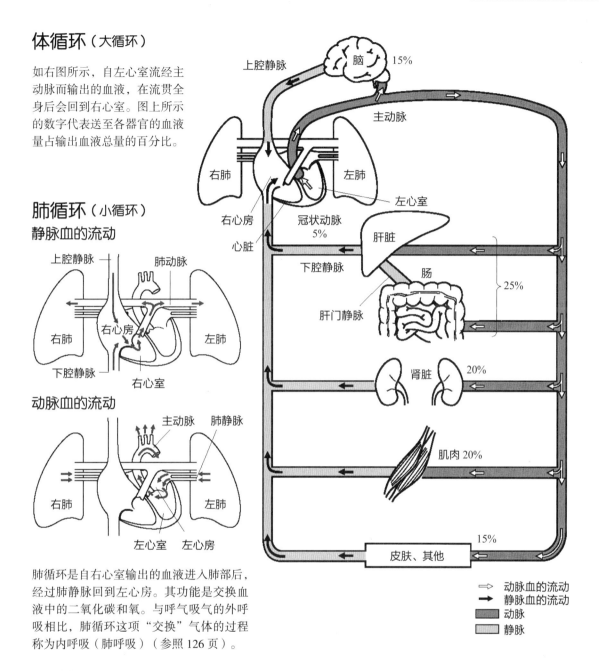

肺循环是自右心室输出的血液进入肺部后，经过肺静脉回到左心房。其功能是交换血液中的二氧化碳和氧。与呼气吸气的外呼吸相比，肺循环这项"交换"气体的过程称为内呼吸（肺呼吸）（参照126页）。

血液流贯于广布全身的血管网中

我们身体的血管网，可比喻成一张紧密交织又广泛分布的物流网。主动脉是高速公路，然后干线道路和一般道路分别将货物运送至目的地。

血液自心脏流进毛细血管，将氧和营养输送至体内各角落后，便会交换货物，载着二氧化碳和废物从毛细血管流向静脉，慢慢地汇集至较粗血管（干线道路），然后回到心脏。

若将成人的血管全部连接起来，总长度可达9万公里。

另外，血管中流动的血液量，约占体重的十三分之一，即体重65公斤的人，约有5公斤的血液。

血管的结构与功能

血管是各种物质的输送道路。动脉中流动的动脉血液负责输送氧和营养，静脉中流动的静脉血液则负责排出二氧化碳和废物。静脉有瓣膜，以防止血液逆流。

动脉、毛细血管、静脉的构成和功能

●**动脉**：自心脏输出全身的血液，会经由主动脉流向中动脉、小动脉和微动脉。

主动脉是血管中血压(参照72页)最高的部分。其血管较粗，血管壁与静脉相比亦较厚，富有弹力。

●**毛细血管**：从微动脉分支延伸的毛细血管，是直径5～10微米的极细血管。它由一层内皮和薄膜组成，呈网状广布于全身各处，甚至骨头内。

动脉和静脉是血液流动于其中的管状物，毛细血管从其管壁的空隙间输出血液中的氧和养分，再接收二氧化碳和废物。

●**静脉**：在毛细血管内进行物质交换的血液，会向小静脉、静脉至大静脉等愈来愈粗的血管内集中。最后再由上腔静脉和下腔静脉两条血管回到心脏。

动脉血液的输出依靠心脏的泵作用；静脉血液的流动则需靠肌肉的作用，即通过肌肉反复的伸缩帮助血液流动。比如足部的静脉血液逆重力而行，流回至心脏。

静脉管壁较薄，其通道（内腔）中有瓣膜可防止逆流。

毛细血管内进行交换的氧和二氧化碳

血液究竟如何输送氧和二氧化碳呢？

负责输送的（搭载体），是红细胞中的血红蛋白（参照88页）。在二氧化碳较多的部位，血红蛋白容易释出氧，而像肺部这样氧较多的部位，血红蛋白则会与氧结合。

血红蛋白会先在肺部与氧结合，接着自心脏随着血流将氧送至全身的毛细血管。

细胞利用氧作为能量来源，利用过程中会产生二氧化碳，因此细胞周围充满着二氧化碳。毛细血管中的血红蛋白会释出氧并与细胞产出的二氧化碳相结合，再回到心脏。靠着血液不间断地输送氧和回收二氧化碳，细胞才得以维持其机能和生命。

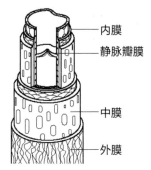

动脉的结构　　静脉的结构

内膜　内膜
静脉瓣膜
中膜　中膜
外膜　外膜

血液输送氧的机制

○ 氧　● 二氧化碳
Hb 红细胞中的血红蛋白

血红蛋白原本为红色，与氧结合时会呈现更鲜艳的红色，与二氧化碳结合时则会变成暗红色，这是其一大特征。我们透过皮肤看到的血管为静脉，当中留着的暗红色血液，在血管壁和皮肤之下呈现为青色。

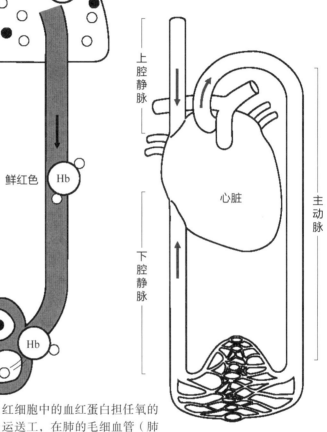

主动脉和大静脉

红细胞中的血红蛋白担任氧的运送工，在肺的毛细血管（肺泡）中与氧结合，之后再于全身的毛细血管中与二氧化碳发生交换。

自心脏输出的血液，会经由主动脉流贯全身，然后通过上腔静脉与下腔静脉再次回到心脏。

如网状广布的毛细血管

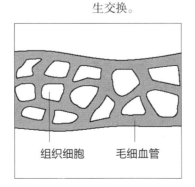

组织细胞　毛细血管

血压的机制

血压，指的是自心脏输出的血液对动脉造成的压力。
自主神经和肾脏等虽可让血压保持稳定，但一天当中的血压仍是变化的。

先了解血压的定义

血液通过左心室收缩输出至主动脉，并依靠此收缩压力流贯至身体各处。

血液对动脉管壁造成的压力称为"血压"。左心室收缩输出血液后的那刻（收缩期）带给动脉管壁的压力最大，此时的血压称为最高血压（收缩压）。

另一方面，左心室从收缩回到原状、等待血液自左心房流进的这段空档（扩张期），则是对动脉管壁压力最小的时刻，此时的血压称为最低血压（舒张压）。

决定血压高低的两大要因

决定血压高低的因素之一是心脏在一分钟内送出的血液量（心排血量）；心排血量愈大，血压愈高。比如拧开连接水管的水龙头以增加出水量时，水管内壁的压力也会随之变大，其原理即与血压相同。

另一个要因是血流目的地——末梢动脉的抵抗性。当细小动脉的通道（内腔），因动脉硬化等某些原因变得狭窄，血管因失去弹力而增加抵抗力时，血压会升高。

若用手指压住水管中段，水流会停滞不顺。此外，水流在老旧变硬的水管中产生的抵抗力会比新的水管更大。希望通过这样的比喻，各位都能更加了解。

使血压升高的各种原因

我们人体具备着调节血压的机制，与自我意识无关。

此机制主要由自主神经和肾脏控制。如在第44页已详述过的，自主神经有两种：一是为加强身体各功能（生理机能）的交感神经，另一则是镇定生理机能的副交感神经。交感神经的活跃会造成血压的上升。

排便、排尿、运动、饮食、吸烟、寒意或冷水带来的寒冷刺激、咳嗽和打喷嚏、精神压力……这些刺激都会促使交感神经的活跃。

相反地，副交感神经则有使血压下降的功能。或许可以将交感神经比喻为"白天的神经"、副交感神经则为"黑夜的神经"。

此外，调节血压的重要功臣是肾脏。肾脏是体内的"净水厂"，具有过滤血液、将血液中的废物和多余水分转换为尿液排出体外、调整血液成分等重要功能（清除功能，Clearance）。

肾脏若出现问题，便无法正常地形成尿液，流淌在体内的血液量因此增加，使得心脏不得不更强力地输出血液，血压随之上升。

血液的肺循环（小循环）

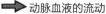

静脉血液的流动
动脉血液的流动

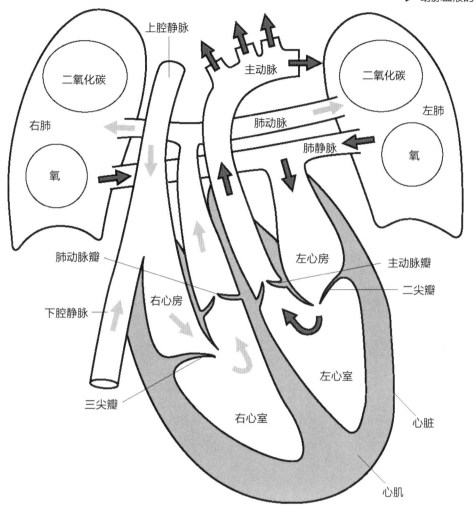

上腔静脉
主动脉
二氧化碳
右肺
氧
肺动脉
二氧化碳
左肺
氧
肺静脉
肺动脉瓣
左心房
主动脉瓣
二尖瓣
下腔静脉
右心房
三尖瓣
左心室
心脏
右心室
心肌

自然的起搏器会将来自窦房结的电信号（刺激）传达至心肌，使心室收缩。

窦房结
左心房
房室结
右心房
左心室
人工心脏起搏器
人工心脏起搏器给心室刺激。
右心室
心肌
右支
左支

★人工心脏起搏器与电磁波的关系

在心律不齐的治疗上，为了给予心脏规律的电刺激，会使用一种埋设在胸中、称为人工心脏起搏器的装置。此外，为了预防室性心动过速引发的猝死，亦有可埋进胸中的小型除颤器。

使用人工心脏起搏器时必须注意的是电磁波的干扰。人工心脏起搏器若靠近手机等会发出强烈电磁波的物品，会有运作错误的危险。

高血压

测量血压时，其数值一直在基准值以上的状况，称为高血压。
由于高血压给动脉造成很大的负担，所以会促使动脉硬化发生，有引发各种严重疾病的风险。

● 经常持续的高血压状态

以安静坐一会儿的"安静时坐姿"多次测量血压，若测得的数值为"收缩压平均值在 140 mmHg 以上"或"舒张压的平均值在 90 mmHg 以上"的其中一项，即可诊断为高血压。

高血压可分为两大类。

一种是没有疾病，"血压高为血压本身的状态（本态）"的原发性高血压；另一种则为由疾病等明显原因造成的继发性高血压。

高血压常被比喻为"沉默的杀手"。即使血压高，也不太会出现明显的症状。然而，若置之不理，动脉硬化（参照 78 页）会逐渐恶化，甚至有可能引发心绞痛、心肌梗死、脑梗死、脑出血等危及性命的严重疾病（并发症）。被视为"未病"（参照 173 页）的高血压，若与高血糖、高胆固醇等疾病共存，会大大提高病情恶化的风险。

● 高血压的两个类别

● 原发性高血压：原发性高血压，占所有高血压患者的 95% 以上。

此类高血压与遗传体质息息相关。双亲若无高血压，孩子得到高血压的概率便很低；双亲若都有高血压，则孩子约有 60% 的概率会得高血压。

不过，在此希望各位了解的是，自双亲遗传到的终究只是较易患高血压的体质。

换句话说，这种体质的心脏和血管，都较易受到"年龄增长""盐分摄取过量""肥胖（饮食过量或运动不足）""寒冷""压力大""性格""饮酒过量""吸烟"等升高血压的各种原因（危险因子）的影响，导致身体易出现反应。体质加上危险因子的存在，会使血压升高。因此，若能尽可能地减少危险因子，便能远离高血压的威胁。

重新审视日常生活习惯，根除危险因子，是治疗高血压的基本方法。其中最重要的是饮食生活的改善（饮食疗法），必须特别注意控制盐分的摄取和节制饮食。此外，也应养成快走之类轻量的有氧运动习惯（运动疗法）。

若上述方法仍无法降低血压，或患的是严重高血压（参照 77 页附表），或有高血压并发症和糖尿病等状况时，便需开始服用可降低血压的"降血压药"（药物疗法）。

引发原发性高血压的原因

原发性高血压患者具有易得高血压的体质，若加上下述情形，更容易导致高血压的发生。

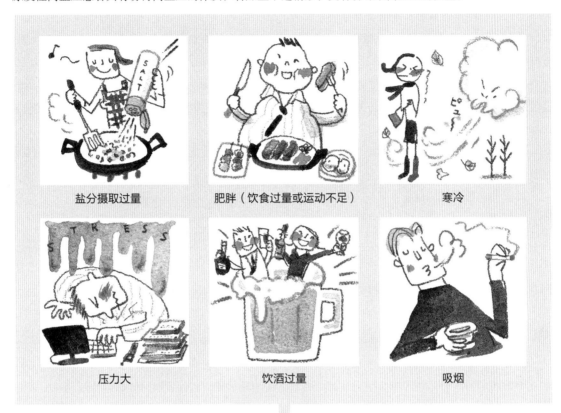

盐分摄取过量　　肥胖（饮食过量或运动不足）　　寒冷

压力大　　饮酒过量　　吸烟

容易患高血压的体质
（遗传性体质）

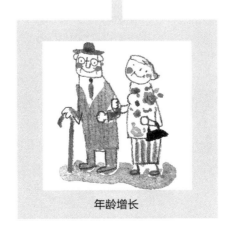

年龄增长

●**继发性高血压**：由其他疾病引发的高血压。通常由以下四种疾病引起。

1. **肾性高血压**：指肾炎等肾脏疾病或糖尿病和痛风等对肾脏造成损害的疾病所引发的高血压。约四分之三的继发性高血压皆属此类。

如同在第 72 页已说明的，肾脏对血压的调节非常重要，因此若肾脏功能发生问题，对血压也会造成影响。

2. **肾上腺性高血压（内分泌性高血压）**：血压的调节与各种激素都有关系，而肾上腺性高血压，即是肾脏上方名为肾上腺的内分泌器官发生障碍引发的高血压。如库欣综合征、嗜铬细胞瘤（Pheo-chromocytoma）等疾病即属此类。

3. **神经性高血压**：脑中控制循环和呼吸的部位因脑梗死、脑出血、脑肿瘤、脑炎等疾病受到损害而引发的高血压，非常少见。

4. **其他的继发性高血压**：其他也有如先天性的主动脉疾病、妊娠中毒症（参照 283 页）等疾病引起的高血压。

在继发性高血压的病例中，可见到"舒张压非常低""与体质关系甚少""血压容易高低起伏不定""伴随高血压之外的其他疾病""即使服用了降血压药仍不见血压下降"等特征。治疗引发高血压的疾病，就是治疗继发性高血压。

● "未病"的高血压，是各种疾病的肇端

即使得了高血压，最初也几乎不会出现自觉症状。然而，若高血压的状态长期持续，以脑、心脏和肾脏为主的各种器官，都会受到负面影响且出现各种症状。此外，动脉硬化若持续恶化，以此为肇端的疾病便很难避免。

●**脑**：血压高会给脑带来负面影响，引发头痛、头沉重感、晕眩、麻痹、耳鸣等症状。脑的动脉硬化可能导致脑梗死，若动脉因承受不了负担而破裂就会形成脑出血。

●**心脏**：高血压一旦长久持续，很有可能引发心律不齐或心脏肥大，最终演变为心力衰竭等疾病。冠状动脉硬化恶化，也容易引发心绞痛和心肌梗死。

●**肾脏**：与肾性高血压相反，高血压亦可引起肾脏病变，这样的病例非常常见。若置之不理，演变为慢性肾衰竭或尿毒症的情况也不少见。

●**眼**：高血压也会影响经过眼睛深处（即眼球的底部，称为眼底）的动脉（高血压性眼底病变）。当血管壁因高压而破裂、造成眼底出血，即有可能导致视力的退化与损伤。

高血压的诊断标准

收缩压与舒张压若在不同的范围内，病况更加严重。

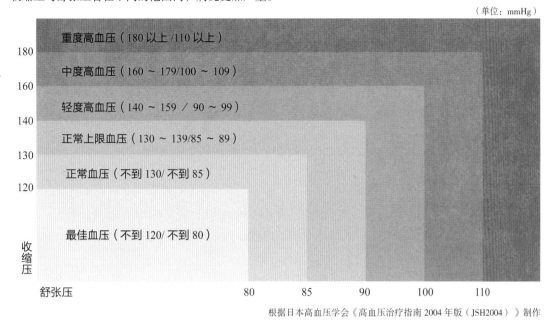

（单位：mmHg）

重度高血压（180 以上 /110 以上）

中度高血压（160 ～ 179/100 ～ 109）

轻度高血压（140 ～ 159 / 90 ～ 99）

正常上限血压（130 ～ 139/85 ～ 89）

正常血压（不到 130/ 不到 85）

最佳血压（不到 120/ 不到 80）

收缩压

舒张压

根据日本高血压学会《高血压治疗指南 2004 年版（JSH2004）》制作

● "食盐敏感性"与高血压的关系

大量食用咸的食物容易造成血压升高是众所皆知的常识。但事实上，同样是摄取盐分（氯化钠），有的人血压会升高，有的人血压却仍不容易升高。

钠会作用于肌肉，加强肌肉的收缩。血液中的钠含量若增加，血管壁的肌肉便会收缩，使血液的通道变窄。

钠具有吸收水分的作用，血液中的钠含量越多，水分量（血液中）也会随之增加。此时，心脏便不得不用更大的力量将大量的血液输送出去，血压因此升高。

上述两点，说明了盐分摄取过量与高血压的关系。

因盐分造成血压上升的体质称为"食盐敏感性"体质。有食盐敏感性的人会将钠储存于体内，且受到的盐分影响明显，进而容易发生高血压。

白大衣高血压和家中血压

只要医生和护士等穿着白大衣的人站在眼前，有些人的血压便会因紧张而升高到高血压的数值。然而，只有在医疗机构测得的血压较高，在自家测时则总在基准值范围内的状况，我们称为"白大衣高血压（诊疗室高血压）"。

考虑到这种血压的变动，家中血压的高血压基准值特别改为"收缩压 135 mmHg 以上，或舒张压 85 mmHg 以下"（日本高血压学会），较在医疗机构测得的数值设得更低。

和白大衣高血压相反，在医疗机构测量时在基准值范围内、在家中测量时却总是高血压的数值，这种状况称为"假性正常血压"（或逆白大衣高血压），必须进行治疗。

动脉硬化

疾病的知识

高速公路若因发生事故、车道减少而造成拥堵，车流便会停滞不前。
动脉是氧的输送通道，发生动脉硬化时便如上述状况。

● 血液流动停滞的动脉硬化

动脉的血管壁，由内膜、中膜和外膜三层构成。为承受心脏输出血液时的高压，其结构非常坚实且富弹性。

然而，有时因为各种各样的原因会出现管壁厚度增加、内腔（血液通道）变窄、阻塞等状况，由此造成动脉中血流不顺，即为动脉硬化。

日本人死亡率最高的疾病，第一名为癌症，第二名为心脏病，第三名则是脑血管疾病。

动脉硬化会引发心肌梗死（参照84页），也会造成脑血管疾病，特别是脑梗死（参照48页）的发生，是一种很危险的状态。

动脉硬化有可能发生于全身各处的动脉，但与疾病（并发症）有关的，主要是出现在脑部、心脏、肾脏、足部等部位的动脉硬化。

导致动脉硬化的一大原因，是血管的老化。动脉会随着年龄增加而硬化、变得脆弱，因此每个人都会一点点地发生动脉硬化。

不过，若再加上右页图中举出的原因，则会大大地加速动脉硬化的恶化。

加速动脉硬化进行的原因，称为"危险因子"。

其中最大的危险因子，便是高脂血症（参照178页）。此外，具有高血压（参照74页）、糖尿病、肥胖、吸烟等危险因子越多的人，动脉硬化的速度越快，很容易引发心肌梗死或脑梗死等疾病。

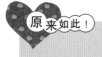

原来如此！

"旅行血栓症"（"经济舱综合征"）

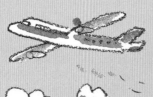

有时在足部静脉生成的血液硬块（血栓），会阻塞于肺部的动脉（肺栓塞）。

长时间坐在飞机狭小的座位上（长时间飞行），导致刚下飞机的旅客立刻发生肺栓塞的病例，近年愈来愈常见，我们称之为"旅行血栓症"或"经济舱综合征"。此症状由飞机内干燥环境造成的体内水分不足以及气压低下等现象所导致，因此只要摄取足够水分、经常活动足部，便可有效预防。

加速动脉硬化的危险因子
和导致动脉硬化的疾病及其原因

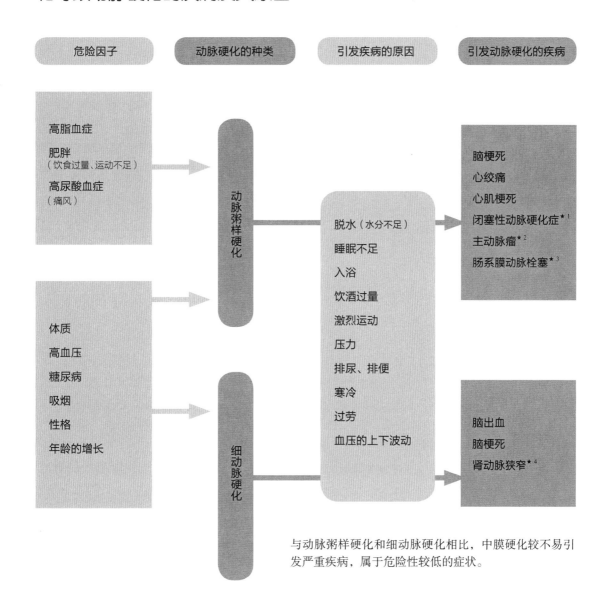

| 危险因子 | 动脉硬化的种类 | 引发疾病的原因 | 引发动脉硬化的疾病 |

危险因子

高脂血症

肥胖
（饮食过量、运动不足）

高尿酸血症
（痛风）

体质

高血压

糖尿病

吸烟

性格

年龄的增长

动脉硬化的种类

动脉粥样硬化

细动脉硬化

引发疾病的原因

脱水（水分不足）

睡眠不足

入浴

饮酒过量

激烈运动

压力

排尿、排便

寒冷

过劳

血压的上下波动

引发动脉硬化的疾病

脑梗死
心绞痛
心肌梗死
闭塞性动脉硬化症★1
主动脉瘤★2
肠系膜动脉栓塞★3

脑出血
脑梗死
肾动脉狭窄★4

与动脉粥样硬化和细动脉硬化相比，中膜硬化较不易引发严重疾病，属于危险性较低的症状。

★1 闭塞性动脉硬化症：足部等部位的动脉管壁增厚、血液通道阻塞而疼痛的病症。

★2 主动脉瘤：主动脉管壁上出现瘤状肿胀，一旦破裂会大量出血。

★3 肠系膜动脉栓塞：覆盖着肠胃的肠系膜发生动脉硬化，造成饮食后腹部绞痛。

★4 肾动脉狭窄：发生于肾脏的动脉硬化，若置之不理可能演变为慢性肾衰竭。

● 动脉硬化的三种类型

动脉硬化可依其发生方式和产生的血管，分为三大类。

● 动脉粥样硬化（Atherosclerosis）：即动脉内侧的管壁上出现粥样结块（粥样斑，Atheroma）的疾病。

自心脏延伸并提供营养给主动脉、心脏的冠状动脉、脑动脉和肾动脉等，这些担任"干线道路"角色的粗血管中特别容易发生动脉粥样硬化。一般最常见的动脉硬化，便属此类。

粥样斑是血管壁渗入过剩胆固醇（脂质的一种）、累积成块的柔软块状物。动脉中快速流动的血液压力，容易伤到块状物，并使其破裂而出血。

倘若动脉内壁的胆固醇增加、血液通道变窄（若将血管比喻成道路，则相当于发生事故，导致车道减少）使得血流变得不顺畅，则会导致输送至组织和脏器的氧和营养不足。假如动脉完全地阻塞（停止通行），血液流动停滞，细胞便会因缺氧和能量不足而死亡。

高脂血症、高血压、肥胖、高尿酸血症（痛风）等疾病，皆为动脉粥样硬化的危险因子。动脉硬化几乎不引发任何症状，因此病患大都是在不知不觉中过了好几年，任动脉硬化逐渐恶化，直到引发了某种疾病才意识到。

维持心脏运作的冠状动脉，若发生动脉粥样硬化，心肌便会陷入缺氧状态，造成心绞痛（参照82页）。此外，冠状动脉中流动的血液量会变得极少，因粥样动脉硬块破裂产生的血栓（血液的结块）若堵塞住冠状动脉，即会引发心肌梗死。

另一方面，发生于脑动脉的动脉粥样硬化若持续恶化，则有可能发生因缺氧产生的晕眩、突然站立时头晕等症状。不仅如此，粥样斑块、血栓阻塞住动脉引发的脑梗死、脑内血管破裂引起的出血（脑出血）等，都是常见的病例。脑梗死和脑出血，总称为脑血管疾病（参照48页）。

● 细小动脉硬化：此为在直径仅 0.1 ~ 0.2 毫米的细小动脉中发生的动脉硬化。长期患有高血压的患者容易引发此类动脉硬化，主要发生在脑部、肾脏和视网膜等处。

血浆成分会通过细动脉的血管壁内膜渗入动脉内，纤维蛋白原（参照89页）一旦囤积，动脉便会变得像玻璃般脆弱易破裂（称之为玻璃化）。此部分若受伤，血小板等会集中形成血栓，血液通道便会愈趋狭窄。最后，细动脉失去弹力而硬化，一旦无法负荷高血压带来的压力，便会向外侧凸起形成瘤状物（动脉瘤）。此肿瘤非常易破，是导致脑出血等疾病的原因之一。

● 动脉中膜钙化：动脉管壁的中膜有钙质渗入、硬化后产生的动脉硬化。虽然这是随年龄增长会自然发生的血管老化现象，但是吸烟、糖尿病、高血压、肾衰竭等都会促使病情的恶化。和动脉粥样硬化、细动脉硬化相比，中膜硬化引发其他疾病的危险性要小许多。

● 饮食结构是预防动脉硬化的关键

动脉硬化的危险因子，潜藏在生活习惯中。只要尽可能地去除这些因子，便能有效预防动脉硬化，而首要任务就是重新调整饮食结构。有肥胖问题者，必须减少卡路里的摄取量，控制油腻食物和甜食的摄入，充分摄取植物性脂肪和膳食纤维。

持续从事如快走等轻量的有氧运动，亦能带来超乎预期的效果。

若是已经发生动脉粥样硬化或出现粥样动脉硬化斑块，尽管无法将变窄的动脉恢复原状，但仍可能抑制病情的恶化。

动脉管壁的横剖面

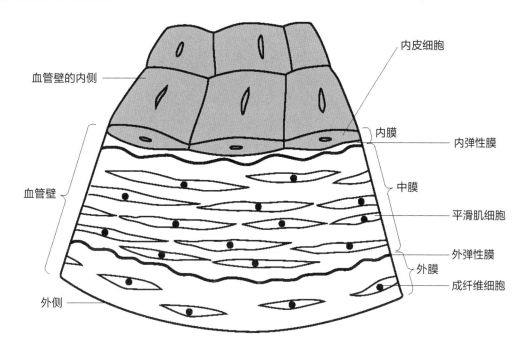

血管壁的内侧

内皮细胞

内膜

内弹性膜

血管壁

中膜

平滑肌细胞

外弹性膜

外膜

成纤维细胞

外侧

原来如此！

动脉硬化程度和"血管年龄"的标准

　　"血管年龄"，是针对血管本身或血管功能是否和实际年龄相符、比实际年龄老化或年轻所做的调查数据。由此可掌握动脉硬化的状况，有效预防动脉硬化的并发症。血管年龄比实际年龄"老化"十岁以上的人，可说是高血压、高脂血症和糖尿病的"预备军"。

　　检查血管年龄的方法有以下几种：

　　脉波检查：主动脉借由心脏的收缩和舒张进行缩放，因此产生脉搏振动般的"脉波"。此脉波可帮助推动血液的流动，而脉波的测定可推测动脉硬化发展的程度。

　　颈动脉超声波检查：将颈动脉（颈部的动脉）照射超声波取得影像，以查看血管壁的厚度、血管的宽窄等状况。

　　X线摄影：通过胸部X线摄影和CT成像，了解主动脉和冠状动脉的变化。

心绞痛

当心脏无法得到足够量的血液（氧）时，心脏会因氧不足而变得无法正常收缩，进而引发心律不齐和疼痛，这便是心绞痛。

● 心肌的氧不足会引发心绞痛

心脏（心肌）会从冠状动脉中的血液吸收氧和营养，并以此当作能量来源反复进行收缩与舒张。

假如输送至心肌的氧无法达到其需氧量，心肌会因陷入暂时性的氧不足而无法正常收缩，使搏动发生障碍。此外，心脏亦容易因心肌的氧不足而发生痉挛。

其结果是出现如扭绞般的胸痛和压迫感（胸痛发作／心绞痛发作），轻则数十秒、长则约15分钟才能恢复，此即为心绞痛。

胸痛和压迫感，大多以接近患者的胸部中央部分为中心，向左侧的脖子、肩膀、手臂内侧等部位扩散（放射痛）。

● 冠状动脉的动脉硬化和痉挛发作的肇端

心绞痛可依其出现的方式分为两种。

一种是劳力性心绞痛，其病因为冠状动脉硬化。当冠状动脉的内壁产生了粥样斑块时（参照80页），血管变窄、血流因而停滞。此时，患者若遇到如爬楼梯等身体需要大量血液的情况时（劳动时），即会引发心绞痛。

健康状态的冠状动脉内腔，其直径为2.5～3.5毫米。当其狭窄度变为51%～75%（即内腔的一半以下），将容易突然引发心绞痛。

另一种为自发性心绞痛，指的是冠状动脉变窄、血流减少，就连患者在安静状态下，亦无法充足地供应其心肌所需的氧，导致心绞痛发作的状况。此外，即使冠状动脉没有出现动脉硬化，当血管因某些原因而强烈收缩时（痉挛，Spasm），血管会暂时变窄，导致心肌陷入氧不足的状况（变异型心绞痛）。

心绞痛，亦可分为病情稳定的稳定型心绞痛和病情急速恶化的不稳定型心绞痛。不稳定型心绞痛若置之不理，很有可能会演变为心肌梗死，是一种危险且恐怖的心绞痛。

● 用药物疗法抑制发作，以手术减缓恶化

心绞痛的治疗基本为药物疗法（参照右页专栏），同时，去除肥胖和吸烟之类促使动脉硬化发作的危险因子也相当重要。关于不稳定型心绞痛的疗法，有时亦会选择以减缓心肌梗死为目的的PTCA（经皮腔内冠状动脉成形术，86页）和CABG（冠状动脉旁路移植术，85页）等方法。

变异型心绞痛的原因

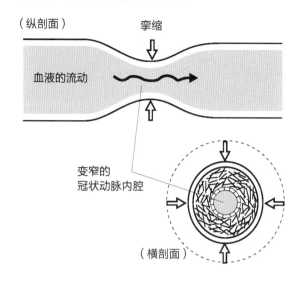

心绞痛发作的原因

- 需要增加的原因：高血压、运动、心动过速
- 供给减少的原因：冠状动脉狭窄或阻塞、冠状动脉痉挛

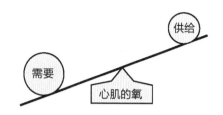

若输送至心肌的氧无法达到其必要的需氧量，将引起心绞痛发作。

劳力性心绞痛、自发性心绞痛的原因

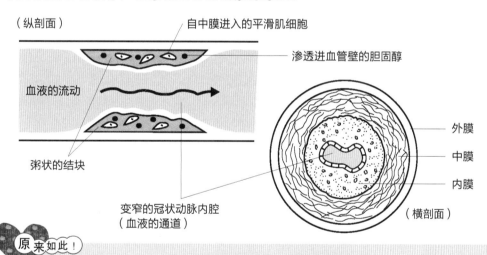

原来如此！

心绞痛与硝酸甘油

　　硝酸甘油片（Nitroglycerin）会直接对冠状动脉产生作用，扩张血液通道，能有效舒缓心绞痛发作时的疼痛感。

　　若照一般服药的方法服用硝酸甘油片，其有效成分会在肝脏被分解，故必须含在舌下，通过黏膜直接吸收药物成分（舌下片）。对于口中较干燥的高龄患者，另外也有喷雾剂可供使用。

　　此外，也有涂抹于胸口剑突处的软膏或薄膜、含硝酸甘油的贴布、夹在牙龈间的贴膜等各形式的硝酸甘油药。

　　上述方法发挥药效所需的时间，虽较舌下片长，但能持续发挥效果。

　　顺道一提，说到硝酸甘油，第一印象可能是诺贝尔发明炸药的原料，当然，硝酸甘油药物没有"爆炸"的危险。

疾病的知识

心肌梗死

当冠状动脉某处发生阻塞或血流停滞，自阻塞处后无法得到血液的部分，其心肌会因缺氧而死亡，此即为心肌梗死。

●引发生命危险的急性心肌梗死

主动脉自心脏伸出后，立即分支为左右两条冠状动脉；其中，左冠状动脉还可再分支为前室间支和旋支，因此冠状动脉看起来就像由三大条动脉组合而成。心肌梗死造成的阻塞部分越靠近冠状动脉的根源，心肌细胞死亡的范围越广。

心肌梗死发生的部位，几乎都是将血液输送至全身的左心室心肌，至于输送血液至肺部的右心室，其发生心肌梗死的概率仅占总体的约20%。

心肌一旦死亡，便不会再恢复，而死亡部分由于无法再进行收缩，便容易导致心力衰竭（参照64页）等危险的状态。梗死一发生就立即有症状出现的是急性心肌梗死（心脏病发作），是一种会危及生命的危险疾病。

●持续 30 分钟以上的强烈胸痛

急性心肌梗死，会突然在胸口中央出现"宛如被扭绞"般的剧烈疼痛。与心绞痛发作不同的是，急性心肌梗死的疼痛会持续30分钟以上，持续长达数小时的病例也不少见。硝酸甘油舌下片对此无效。

除了强烈的不适感，有时亦会伴随着呕吐和腹泻，出现冷汗、脸色铁青等症状。不过，部分老年人和糖尿病患者，胸痛的症状非常轻微。

●血栓造成冠状动脉的阻塞

冠状动脉的粥样硬化是最大的原因。当血管中出现的动脉粥样硬化斑块破裂而形成血栓（血液结块）时，其血栓会阻塞冠状动脉，造成血液的断流。

高血压、高脂血症、糖尿病和肾衰竭等疾病，以及肥胖、吸烟、年龄增长、遗传性体质等，都算是危险因子。而身心上的压力，也会造成心脏沉重的负担。此外，寒冷、气压变化、饮食过量等，也都是引发心肌梗死的原因。

●冠状动脉的阻塞处需尽早疏通

心肌梗死发作后不久，即容易伴随出现心力衰竭和心律不齐等严重并发症，故需立即将病患送至设有 CCU（冠心病监护病房）的医疗机构。CCU，指的是由心脏病专科的医生和护士等人员组成的医疗团队，备有必要的检查和治疗仪器，24 小时进行治疗，可尽量提高疾病的恢复率。

为了将心肌死亡和心脏功能低弱的程度降到最低，将溶解血栓的药物注入冠状动脉、疏通血流的 PTCR（经皮冠状动脉介入治疗）或用前端有气囊的导管（细管）来开通血液通道的 PTCA（经皮

CABG（冠状动脉旁路移植术）

手术前

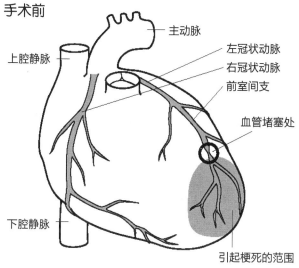

主动脉
左冠状动脉
右冠状动脉
前室间支
血管堵塞处
上腔静脉
下腔静脉
引起梗死的范围

手术后

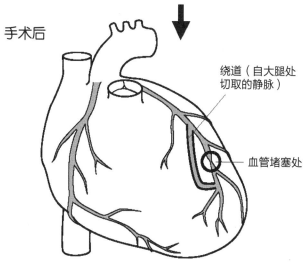

绕道（自大腿处切取的静脉）
血管堵塞处

利用自大腿切取的静脉，在冠状动脉的堵塞处，做出一条新的迂回血流路径。

心肌梗死发生的原因

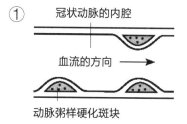

① 冠状动脉的内腔
血流的方向 →
动脉粥样硬化斑块

冠状动脉发生动脉硬化，动脉管壁上出现动脉粥样硬化斑块。

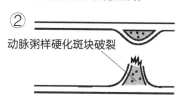

② 动脉粥样硬化斑块破裂

动脉硬化恶化，血流的力道使动脉粥样硬化斑块（脆弱的部分）破裂。

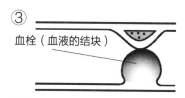

③ 血栓（血液的结块）

为抑止出血，血液中负责止血的血小板会集中形成血栓。

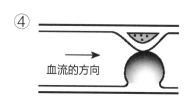

④ 血流的方向 →

因动脉硬化变窄的部分被血栓阻塞，血流因而停滞。

腔内冠状动脉成形术，参照 86 页）等，都是可考虑的治疗手段。这类血管内治疗方法，对患者身体的负担较小且疗效显著。

若是血管内治疗亦无法改善的状况，便会进行 CABG（冠状动脉旁路移植术）。这是利用患者大腿的静脉血管，在冠状动脉狭窄的阻塞部分，进行绕道（迂回路）的手术。

心肌梗死刚发作时的实时处理当然重要，但发作后的 7~10 天内也必须特别注意。由于心肌梗死容易引起并发症，故应利用心电图持续关注病情，并进行必要的检查和并发症的治疗。

PTCA（经皮腔内冠状动脉成形术）的疗法

利用血栓溶解药物将阻塞的血栓溶解后，从大腿根部将前端有气囊的导管（细管）插入至冠状动脉。在动脉狭窄的部分使气球膨胀，以压破动脉粥样硬化斑块。由于动脉粥样硬化斑块再次发生的概率颇高，故为了保持动脉扩张的状态，有时亦会同时植入名为支架的金属管以辅助治疗。

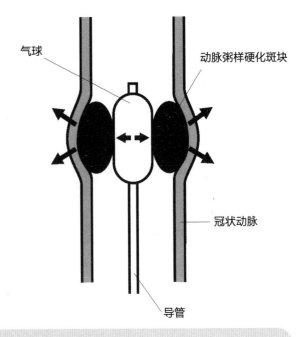

气球 ———

动脉粥样硬化斑块

冠状动脉

导管

原 来 如 此 ！

"缺血"和"梗死"

因动脉硬化和血栓（血液的结块）等原因造成血管变窄、阻塞，进而造成血液无法充足地输送至组织的状态，称为"缺血"。

组织若因缺氧和营养不足而终至死亡（坏死），则称为"梗死"。组织一旦死亡，便不会再恢复。

心脏的心肌细胞，若缺血状态持续 20 ～ 60 分钟即会死亡（心肌梗死）。脑部方面，缺血发生后经过 3 ～ 5 分钟，其神经元便会死亡（脑梗死）。

因为缺血而引发的心脏病，即心绞痛和心肌梗死，总称为缺血性心脏病。

皮肤忍受缺血状态的时间，一般认为可达数小时。持续暴露于严寒中造成的坏死状态，即为冻伤。

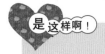
是 这样 啊 ！

心脏停止与"脑死亡"

"无意识""没有呼吸""脖子的颈动脉或上臂的肱动脉没有脉搏""瞳孔散大"等，都是心肺停止的状态。若不立即保持其空气通道畅通（呼吸道处理），对其施以人工呼吸和心脏按压并用自动体外除颤器（AED）给予电刺激（参照 67 页）等急救处置，将造成呼吸和循环系统的"死亡"。即便可以挽救性命，有时却会发生脑部功能因持续缺氧而损坏，意识无法再恢复的状态（植物状态）。

包括主导呼吸和循环系统等生理机能的脑干在内的全脑功能丧失且不可逆转的状态，即是"脑死亡"（参照 38 页）。一旦停止使用人工心肺装置，便无法延续生命。

第五章

血液与淋巴

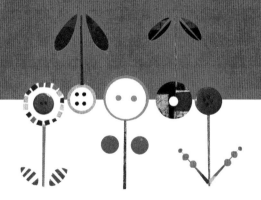

血液和淋巴遍及全身。
血液中的红细胞和白细胞在骨骼内被造出。
淋巴液是自毛细血管分泌的液体，
具有保护身体的功能。

血液与造血器官的作用

血液负责将氧和营养输送至全身各个部位。
血液中的细胞，由被称为造血器官的骨髓等处造出，完成使命的细胞，会一个接着一个地坏死。

血液由细胞和液体组成

流贯全身的血液中，含有许多不同的成分。其中被称为血细胞的有形成分，是一种呈球状的血液细胞，且可分为红细胞、白细胞和血小板三类。

血液中的液体，指的是血浆。蛋白质、糖类、脂质、维生素、激素等延续生命不可缺少的物质皆溶于其中。

细胞和血浆在血液中的比例约为 4 : 6。

流遍全身的血液总量，成年男性为 5 ~ 6 升，成年女性则为 4 ~ 5 升。

接下来，来更详细地认识血液中的各个成分吧。

● 红细胞：正如其"红色的细胞"的名称，一种含铁质的红色蛋白质——血红蛋白占其整体重量的 30%。而血液之所以呈红色，是因为其含有大量的血红蛋白（Hemoglobin）。红细胞是直径约为 7 微米的微小细胞，担任着宛如运输卡车的角色，当中所含的血红蛋白，会满载着氧或二氧化碳，行驶于动脉和静脉等输送通道上。

红细胞的寿命为 120 天左右，完成任务后会被送至脾脏（参照 93 页）销毁。当然，骨骼中担任造血器官的骨髓仍会继续制造新的红细胞，以维持其整体量在一定水平。红细胞数目减少的状态称为"贫血"，过多的状态则称为"红细胞增多症"（多血症）（参照 92 页）。

● 白细胞：白细胞并非担任输送物质的角色，而是与保护身体的"杀菌""免疫"（参照 22 页）等作用有关。白细胞可依其功能分为两大类。

一种是会"吞食"病原微生物等物质的吞噬细胞，如中性粒细胞、巨噬细胞。淋巴细胞的 NK（自然杀伤）细胞，也是与病原微生物战斗的一份子；还有一种，便是引发免疫反应的淋巴细胞（T 细胞、B 细胞），它们会制造抗体（一种称为免疫球蛋白的蛋白质）来迎战侵入者。

白细胞的寿命长短不一，T 细胞可存活长达 100 ~ 300 天，中性粒细胞的寿命却仅有数日之短。

● 血小板：这是一种比红细胞更小的血细胞，其功能在于精准快速的"止血"。比如因受伤造成血管出血时，血小板会使其凝固且制造血栓，阻止其出血。血小板若数目减少，出血便会难以停止，且容易引发流鼻血和牙龈出血等症状，此即"出血倾向"。

血小板的寿命约为 9 天。

● 血浆：血浆是一种呈浅黄色的血液液体成分，其中约 90% 为水分，其余几乎都是营养成分，清蛋白（蛋白质）、葡萄糖（糖类）、胆固醇（脂质）、钠（电解质）等溶于其中。

血浆流遍身体的各个角落，自毛细血管分泌而积聚在细胞间（组织液），细胞再通过细胞膜摄取水分和养分，自细胞排出的二氧化碳和废弃物会进入毛细血管进行回收。

血浆中所含的纤维蛋白，是一种可与血小板合力阻止出血的凝血因子。

血液成分

在血液中，加入一种使血液难以凝固的抗凝药物并置于试管内。将之放入离心机离心，底部会出现红细胞的红色层。

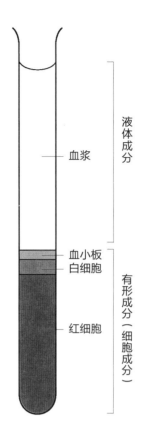

血浆

血小板
白细胞

红细胞

液体成分

有形成分（细胞成分）

通过血液检查可得到的信息

通过分析血液中的成分，可得知身体组织和器官的状况、功能等各种信息。

比如关于红细胞和血红蛋白的量，若血细胞比容（血细胞在全血中所占的容积百分比）较少，则有贫血的可能性；葡萄糖愈多则患糖尿病的可能性便愈大；胆固醇愈多，则患高脂血症的风险愈高。

只要检查血液中所含的各种抗体，可得知身体是否有感染病毒或细菌。AST（谷草转氨酶）和 ALT（谷丙转氨酶）、γ-GTP（血清 γ-谷氨酰转肽酶），其数值愈高表示肝脏机能愈低。

此外，通过分析癌细胞制造出的各种物质（肿瘤标志物），可帮助进行有无患癌可能性的筛查（Screening）。

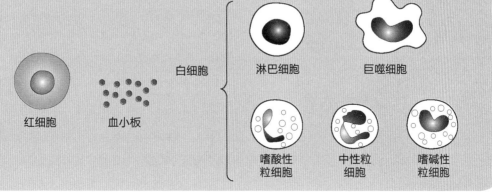

红细胞　血小板　白细胞　淋巴细胞　巨噬细胞　嗜酸性粒细胞　中性粒细胞　嗜碱性粒细胞

长骨的结构

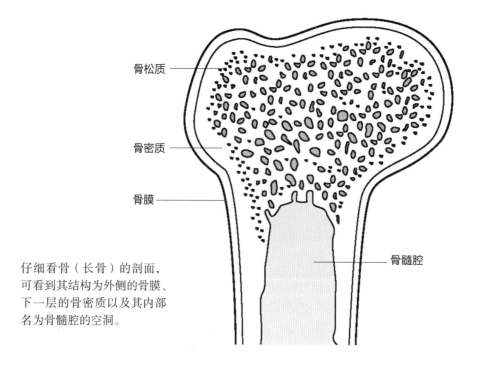

骨松质

骨密质

骨膜

骨髓腔

仔细看骨（长骨）的剖面，
可看到其结构为外侧的骨膜、
下一层的骨密质以及其内部
名为骨髓腔的空洞。

制造血液细胞的骨髓

　　腿部的大腿骨等长管状的骨头（长骨）的内部，有称为骨髓腔的空洞，填塞着称为骨髓的海绵状组织。

　　骨髓是造血器官，担任着制造血液细胞的工作，像一座生产工厂，终其一生持续不断地运作。而制造出各种血液的造血干细胞（参照5页），即在此制造。

　　造成血小板数量减少的特发性血小板减少性紫癜，是一种由疾病或者服用药物等不确定因素造成的血小板减少、易出血的疾病。一般推测，身体将血小板视为"敌人"而产生抗体（此称为自身抗体），血小板因此遭受攻击而急速减少。

　　若发生于孩子身上，大都是6个月以内恢复的急性型；若发生于成人，则多为延续6个月以上、血小板数持续减少的慢性型。

缺少一种凝血因子的血友病

　　血液（血浆）中，含有出血时发挥止血作用的13种凝血因子（蛋白质）。如果缺乏此种因子，血液则无法正常凝固，出血无法停止，称为血友病。第 I ~ XIII 的凝血因子中，若发生第 VIII 种因子缺少或失去功能的状态，称为甲型血友病；若是第 IX 种因子缺少或失去功能，则为乙型血友病。

　　血友病，是一种伴性隐性遗传病（参照10页专栏），大多发生于男性。其症状包括身体轻微撞击便会引发皮下出血、身体中的关节和肌肉等发生出血。预防或出血时的紧急处理，会使用血浆制剂（Plasma Derivatives）。

止血的机制

身体发生轻微出血时，会自行止血。负责此止血机制的重要角色是血小板，而一种名为纤维蛋白的凝血因子（蛋白质）等也会与血小板合作，发挥凝固血液和止血的作用。

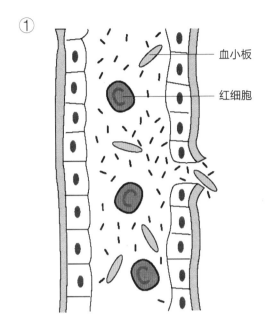

① 血小板

红细胞

身体受到碰撞，造成皮下血管破裂，开始出血。

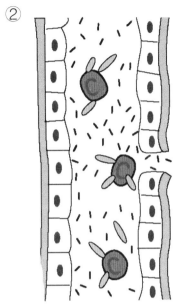

② 血管反射性地收缩，血小板开始聚集。

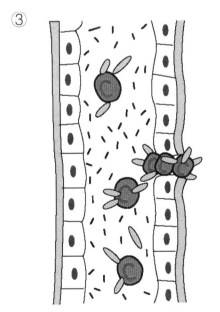

③ 血小板互相结合成团，抑制出血。

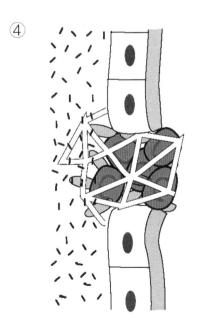

④ 血浆中的纤维蛋白（变化为丝状）聚集，其纤维会网住红细胞和白细胞进而成为坚固的血栓。此血液结块会堵住血管破裂处，阻止出血。

贫血

体内输送氧的是血液中红细胞内称为血红蛋白的血色素。
红细胞中的血红蛋白若减少，会造成输送至身体各部位的氧量不足，即为贫血状态。

● 女性常见的缺铁性贫血

发生贫血时，会出现诸如血液因血红蛋白不足呈现浅红色、脸色不佳、缺氧导致能量不足使得全身无力和喘息等症状。

在贫血状态下仍剧烈活动时，肌肉会快速地消耗氧，造成送至脑部的氧量不足，而出现晕眩和突然站立时头晕等症状。

贫血可依其成因，分为以下几种。

● **缺铁性贫血**：这是由血红蛋白主成分的铁质不足所引发的最常见的贫血。其病情发展缓慢，可通过服用制剂等药物治疗而恢复。子宫肌瘤或痔疮等造成的持续性出血，亦会导致铁不足的状况发生。此外，女性月经出血过多时，容易发生贫血（此称为失血性贫血）。

● **巨幼细胞贫血**：由制造红细胞必要的维生素 B_{12} 和叶酸不足而引发的贫血。常见于老年人和进行胃切除手术的人。

● **溶血性贫血**：红细胞的寿命约为 120 天，但若病患本身的红细胞变得脆弱、寿命缩短，便会引发溶血性贫血。

● **再生障碍性贫血**：此为骨髓的造血干细胞变少，使得制造出的细胞减少所引发的贫血。不只红细胞，白细胞和血小板也会减少。此病发生的原因不明，被列为顽疾（参照 33 页）。

● **继发性贫血**：此为癌症、心脏病、肺部疾病、肾病和肝病等其他疾病引发的贫血。

● 红细胞增加的红细胞增多症

与贫血相反，发生红细胞和血红蛋白的量增多的状态，称为红细胞增多症或多血症。

此种疾病可分为由骨髓造血干细胞增加过量引发的真性红细胞增多症和调整造血量的红细胞生成素（一种在肾脏制造的激素，Erythropoie-tin，简称 EPO）分泌增加导致的继发性红细胞增多症。

真性红细胞增多症患者的白细胞和血小板数量亦会增加，血液的黏稠度也会提高。

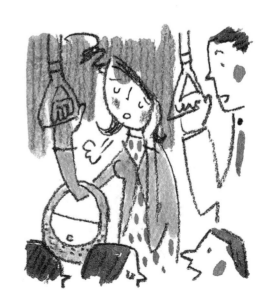

脾脏的血流与功能

脾脏位于胃的左侧、横膈膜正下方，长度约为 10 厘米，重 100 ~ 150 克，形如蚕豆。脾脏内遍布着密密麻麻的血管，宛如一张大网。脾脏会过滤并毁坏流进来的血液中老旧的红细胞，制造与免疫（参照 22 页）相关的淋巴细胞。此外，当担任造血器官的骨髓发生问题，脾脏亦会储存细胞、代替骨髓制造红细胞和血小板。

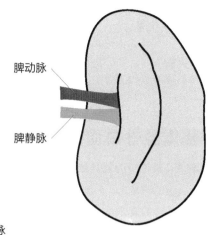

脾动脉
脾静脉

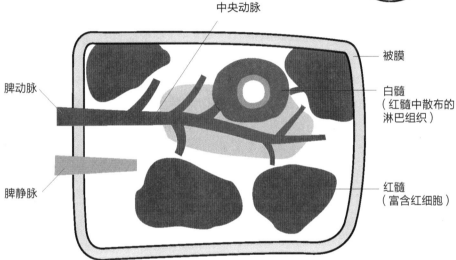

中央动脉

被膜

白髓
（红髓中散布的淋巴组织）

脾动脉

脾静脉

红髓
（富含红细胞）

自主动脉分支出来的脾动脉进入脾脏，变成中央动脉深入白髓，此部分有淋巴细胞负责处理血液中的异物。血管会变得更细并延伸至红髓。广布于此的细小静脉——脾窦，具有专门捕捉住血液中老旧红细胞的网罗作用。

脑缺氧导致的"脑贫血"

长时间持续站立或久泡温泉后出浴，有时会发生眼前突然一片漆黑而跪倒或失去意识的状况，这就是"脑贫血"。一般我们会直接称之为"贫血"，但事实上，这些症状是由于脑暂时性的缺氧，而非真正的贫血。

血液循环由自主神经控制，但当压力造成自主神经的机能暂时被打乱时，血液将反射性地集中在腹部的器官，使得输送至脑部的血液不足。此时，患者会脸色发白，站不稳，最后失去意识而昏倒。

发生脑贫血时，先将患者身上的衣物松开，并把患者的脚放至高于头部处使患者平躺，大约 10 分钟便能逐渐恢复。接着，让患者暂时安静休养，为保险起见，建议最好至少就诊一次。

疾病的知识

白血病

白血病，指的是血液细胞之一的白细胞癌变成为白血病细胞，并在血液或骨髓中无秩序地持续增加的疾病。

根据不同的白细胞癌变，可分为粒细胞性白血病和淋巴细胞白血病。

●占整体急性白血病 80% 的急性粒细胞白血病（AML）

骨髓一旦被变身为暴徒的白血病细胞占领，便无法制造出正常发挥机能的细胞。因此，白血病被称为"血液的癌症"。白血病可依其疾病的产生方式和进行方式，分为急性、慢性以及粒细胞性和淋巴细胞性等几种类型。接着，就来认识急性粒细胞白血病、慢性白血病、成人 T 淋巴细胞白血病这三种白血病吧。

●**急性粒细胞白血病**：当骨髓中血细胞的前身，即血液前驱细胞（母细胞），被癌变的白血病细胞占领，无法顺利制造血液细胞，此即为急性粒细胞白血病。

不仅在骨髓中，连血液中也将渐渐地充斥白血病细胞。至于为何会发生这种状况，至今仍未明了。但据推测，其或许是由血液细胞中的基因发生问题而引起的。此疾病发病很快，若置之不理，病情将会迅速恶化。正常功能的细胞一旦减少，各种各样的疾病便会随之出现。

白细胞的数量变少，容易引发口腔炎、肺炎、尿道感染等感染疾病，且不易痊愈。此外，还会时常出现原因不明的发热。红细胞减少时，病患的脸色会变差，出现气喘、心悸、全身无力等症状。而若是血小板减少，便容易发生出血。

通常使用化疗药物以及骨髓移植进行治疗。

●**慢性白血病**：

①慢性粒细胞白血病（CML）：此为骨髓和血液中粒细胞和血小板显著增加的疾病。一旦照射到大量的放射线，便容易发生。占整体白血病的 15% ~ 16%。

②慢性淋巴细胞白血病（CLL）：此为血液中淋巴细胞极端增加的状态，发病的概率为 10 万人中 1 ~ 3 人。疾病发生的原因目前尚未查明。

●**成人 T 淋巴细胞白血病**（ATL）：此为淋巴细胞中的 T 细胞发生癌变，并在淋巴结和血液中显著增加扩及至全身的疾病。目前已知其病因，是人 T 细胞白血病病毒 -1（HTLV-1）的感染。据估计，日本人口中约有 1%（120 万人左右）身上都携带此病毒，冲绳和九州岛等日本西南部的携带者格外多。在 1 万名的携带者中，实际发病人数一年为 6 人左右。其原因至今亦尚未明了。

HTLV–1 会经由哺乳、性行为、输血等途径传播。

若母亲带有病毒，则孩子因哺乳而被母乳中淋巴细胞感染的概率为 20% ~ 30%。不过，只要不进行哺乳即可预防感染。

在性行为方面，一般认为带有病毒的男性精液所含的淋巴细胞是感染源。但此种病例发病的概率极低。

因献血时会检查 HTLV–1 的有无，故目前不需有经输血感染的顾虑。

从登录骨髓库到移植的大致流程

（1）捐献者（有年龄、健康状况等条件限制）、受捐者的登录

（2）搜寻、配对相符合的 HLA 型（需花费数个月至数年以上）

（3）适合配型的通知

（4）2～4周后进行问诊和抽血等检查

（5）1～3个月后确认意愿

（6）2～4个月后最终同意

（7）捐献者的事前健康检查（1个月前）

（8）捐献者抽血。受捐者为了接受移植前处理，需进入无菌室内（1～3周内以前）

（9）捐献者入院

（10）采集骨髓、移植

（11）捐献者出院（2～3天后）

缓慢进行的骨髓增生异常综合征

骨髓增生异常综合征，是一种随着社会老龄化发病率逐渐增高的疾病。骨髓中的造血干细胞发生问题，各种血细胞数量减少或制造无法正常运作的血细胞等，其影响渐渐遍及全部血液。目前推测其病因存在于基因和染色体上。虽被称为"前白血病状态"或"冒烟型骨髓瘤（Smoldering Myeloma）"，却有可能演变为急性白血病。

●恢复造血能力的骨髓移植

骨髓移植，是利用抗癌剂或放射线等疗法杀死骨髓中的白血病细胞，再注入（移植）他人的造血干细胞，使得血细胞能正常被制造的疗法。

此外，脐带血移植，是在婴儿出生时将残留在脐带和胎盘中的血液保存下来，以用于白血病等疾病的治疗，因为脐带血中也含有造血干细胞。

提供者（捐献者）与患者（受捐者）的白细胞型（HLA 型）相同为第一要件，但就连兄弟姐妹间，白细胞型一致的概率也仅有四分之一。为此，便可从骨髓库找出白细胞型相合的骨髓，进行移植（参照上图）。

淋巴的组织与功能

"淋巴"，在拉丁语中意味着清澄的液体。
淋巴系统，指的是过滤结缔组织（皮下组织）中的多余水分、蛋白质、废弃物质等，使其澄净并加以浓缩后，再输送至血液的系统。

血液与淋巴液

组织液，是一种成分和血浆几乎相同的液体。组织液会变为淋巴液而被回收。

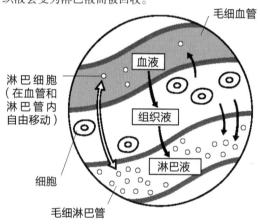

淋巴液的流动机制

肌肉收缩产生的泵作用，会施加在淋巴管上产生微小力量，淋巴液即借此力输送至全身。淋巴管中亦有防止逆流的瓣膜。

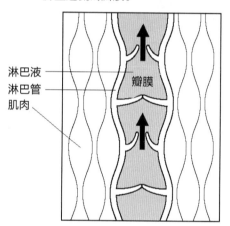

沿血管遍布全身的淋巴管

淋巴管沿着遍布身体各处的血管（动脉、静脉、毛细血管）延伸。与血管相同，其末端极细的毛细淋巴管宛如一张大网般在体内遍布。

血液的一部分会自毛细血管渗透出去（组织液），此液体会通过毛细淋巴管集中再被送回血液中。淋巴管可比喻为体液的回收通路。

毛细淋巴管会渐渐与较粗的淋巴管汇流，最后变成一条管路，然后流进位于颈部下处的锁骨下静脉。

淋巴液与自毛细血管渗出的血浆，两者成分几乎相同，但淋巴液蛋白质较少、富含淋巴细胞。

在途中过滤淋巴液的淋巴结

淋巴管汇流后形成结块状的部分，称为淋巴结，全身有 300 ~ 600 个，其大小不一。

如右页图所示，淋巴结形如蚕豆，连接着两条淋巴管：作为淋巴液流入通路的输入淋巴管以及流出通路的输出淋巴管，负责过滤淋巴液、处理流动在淋巴管内的病原微生物等。换句话说，淋巴结就像个检察所，不让"坏人"进入血流内，以避免感染扩散至全身。

顺道一提，在免疫（参照 22 页）作用上表现活跃的淋巴细胞，便是在此被制造的。

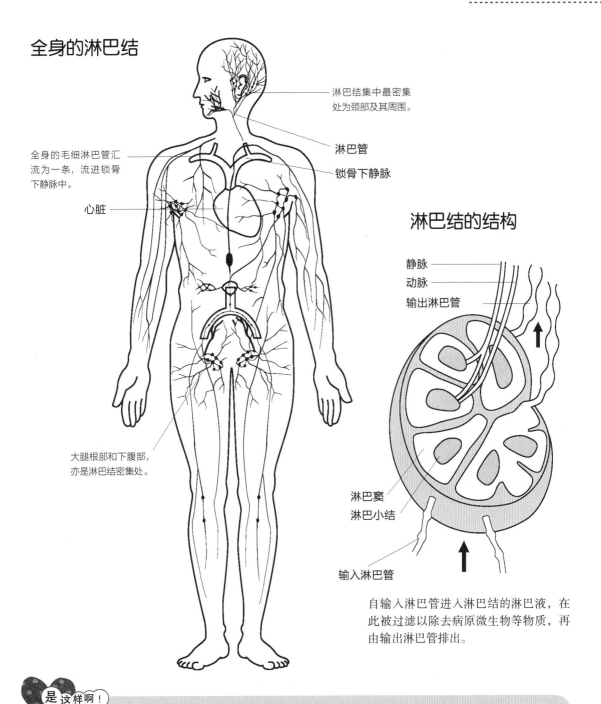

全身的淋巴结

淋巴结集中最密集
处为颈部及其周围。

淋巴管

锁骨下静脉

全身的毛细淋巴管汇
流为一条，流进锁骨
下静脉中。

心脏

大腿根部和下腹部，
亦是淋巴结密集处。

淋巴结的结构

静脉
动脉
输出淋巴管

淋巴窦
淋巴小结

输入淋巴管

自输入淋巴管进入淋巴结的淋巴液，在
此被过滤以除去病原微生物等物质，再
由输出淋巴管排出。

是这样啊！

制造抗体的 B 细胞发生癌变——多发性骨髓瘤

免疫作用（参照 22 页）的主角是淋巴细胞。其中的 B 细胞（B 淋巴细胞），会分化为制造
抗体的浆细胞。此浆细胞癌变成为浆细胞肿瘤，最常见的便是多发性骨髓瘤。

骨髓中，癌变的浆细胞（骨髓肿瘤细胞）会在破坏周边骨骼的同时持续增生，故会造成骨
骼疼痛，易引发骨折。此外，当人体免疫力低下时，亦容易感染细菌和病毒等，并引发贫血。

这是好发于老年人的疾病，65 ~ 70 岁为发病的高峰期。

容易发生炎症的淋巴结

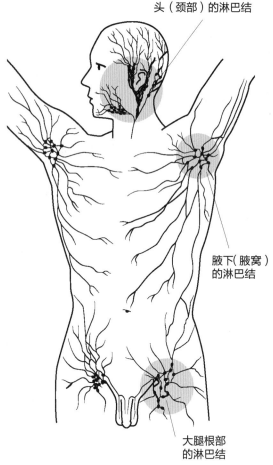

头（颈部）的淋巴结

腋下（腋窝）的淋巴结

大腿根部的淋巴结

比如当细菌从脚部伤口入侵时，伤口周围不仅会发生炎症，细菌亦会随着淋巴液在大腿根部的淋巴结聚集，产生疼痛、肿胀。

是这样啊！

淋巴细胞癌变的恶性淋巴瘤

主要发生在淋巴结的淋巴细胞癌变疾病，可分为霍奇金病（Hodgkin Disease）和非霍奇金淋巴瘤（Non-Hodgkin Lymphoma）。

接着，就来介绍较多日本人罹患的非霍奇金淋巴瘤。

一旦罹患非霍奇金淋巴瘤，淋巴组织内会长出肿瘤，如瘤状物般地突出。疾病不仅发生在淋巴结，亦会蔓延至全身。淋巴细胞中有 B 细胞、T 细胞和 NK（自然杀伤）细胞，因此非霍奇金淋巴瘤亦可分为三种。非霍奇金淋巴瘤中，B 细胞淋巴瘤占整体的 70% ~ 80%，T 细胞淋巴瘤占 20% ~ 30%，NK 细胞淋巴瘤则仅占 5% 以下。

发病原因至今尚未明确，但有说法指出，也许与人类疱疹病毒 4 型（EB 病毒，Epstein-Barr Virus，EBV）和人 T 细胞白血病病毒 -1（HTLV-1）的感染有关。

原来如此！

淋巴结炎是淋巴细胞与病原微生物间的战斗

侵入体内的病原微生物（细菌或病毒等），在淋巴管中巧妙地流窜、躲过层层防御后，会在最后的要塞——淋巴结，与淋巴细胞展开一场激烈的战斗。

此时的淋巴结会发生疼痛、肿胀（称为炎症）。换句话说，炎症是淋巴结发生战争的表现（急性淋巴炎）。

淋巴细胞若战败，病原微生物会流贯全身引发"疾病"。

在众多的淋巴结中，尤以颈部、腋下（腋窝）、大腿根部等部位容易发生炎症。淋巴结肿胀时，以手指触压会感到疼痛。

第六章

呼吸系统

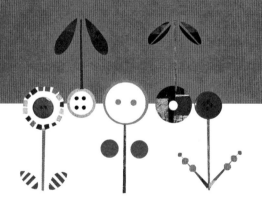

将氧气带入体内、将二氧化碳排出体外，
这便是呼吸的功能，
从嘴巴、鼻子到气管、支气管的空气通道，
称为"呼吸道"。

呼吸系统的结构与功能

氧，是制造人体活动所需能量的必需物质。将氧带入体内的器官是呼吸器官。
安静时，成人一分钟的呼吸次数为 15～20 次，一次吸进量约为 500 毫升。

呼吸的两种形式：外呼吸和内呼吸

将营养转换成对身体有益的物质（能量来源），一定需要氧的参与。我们便是通过呼吸，将氧带入体内。

各位知道呼吸有两种类型吗?

一种为外呼吸（肺呼吸），即通过吸气从体外吸入氧、呼气将二氧化碳排出体外，即一般"呼吸"。

另一种，则是血液（红细胞）给细胞供氧、细胞则将二氧化碳排出至血液的机制，称为内呼吸（组织呼吸）。

每一个细胞都会消耗氧并产生二氧化碳。氧和二氧化碳的交换称为"气体交换"（参照 106 页）。

空气进入身体的入口为鼻和口，但从鼻子吸入的比例占 90%。

口和鼻两条路径，会在鼻腔（鼻内的空间）和口腔（口内的空间）的深处汇合，再于喉头分为食物的通道和空气的通道。

食物进入食管，空气则自气管经过支气管进入肺部。

与呼吸作用相关的气管、支气管、肺部

空气的通道称为"呼吸道"，自鼻子到喉咙（咽和喉）称为上呼吸道，气管和支气管称为下呼吸道，而呼吸系统，则是由呼吸道和肺部（肺泡）组成的。

●上呼吸道：具有过滤功能的鼻毛和鼻腔黏膜（鼻黏膜）会分泌黏液，拦截空气中的灰尘。此外，鼻黏膜受到刺激，人便会打喷嚏，此反射动作亦有助于过滤灰尘。

接触到室外空气的上呼吸道会受到细菌和病毒的入侵，是容易发生炎症的部位。上呼吸道感染病原微生物所引发的疾病，总称为"上呼吸道感染"，再依其发生处，细分为鼻炎、扁桃腺炎、咽炎、喉炎等。

●下呼吸道：气管和支气管管壁的上皮细胞密集地长满微细的毛（称为纤毛），此纤毛若拦截到病原微生物，会用黏液捕捉并送至喉头，之后变成痰由口中吐出，或自食管送至胃部处理。

下呼吸道遭到病原微生物感染的疾病，总称为"下呼吸道感染"，依发生的部位，再细分为支气管炎、细支气管炎等。

●肺部：进入肺部内的支气管会反复分支，首先在其最前端的肺泡进行氧和二氧化碳的交换（气体交换，参照 106 页）。空气供氧给流至肺部的血液（静脉血）的同时获取血液中的二氧化碳，之后再沿原路返回完成呼气的动作。

呼吸系统的结构

通过咽部后，食物会进入食管，空气则进入气管。食管的入口平时是关闭的，只有在食物送达时才会开启。

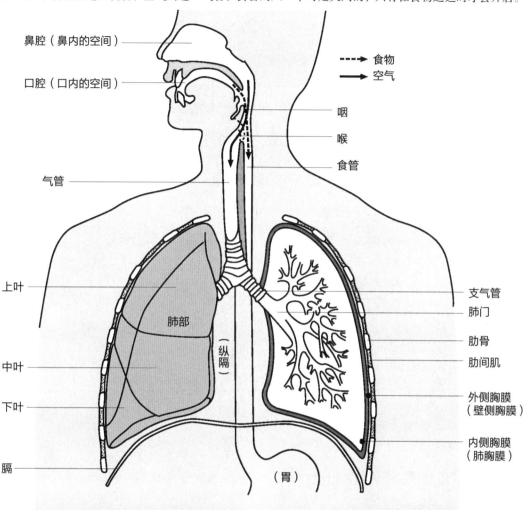

鼻腔（鼻内的空间）

口腔（口内的空间）

- - - → 食物
——→ 空气

咽
喉
食管

气管

上叶

肺部

（纵隔）

中叶

下叶

膈

（胃）

支气管
肺门
肋骨
肋间肌

外侧胸膜
（壁侧胸膜）

内侧胸膜
（肺胸膜）

血液缺氧导致的慢性呼吸衰竭

　　肺部功能（气体交换）若受到损害，吸入空气中氧的能力变弱，导致"血液中的氧含量渐渐减少"的状态，称为呼吸衰竭。

　　要客观地掌握气体交换的状态，方法便是动脉血液气体分析检查，即对动脉中流动的血液（动脉血液）内所含的氧和二氧化碳的分压（各个气体的压力）进行测定。呼吸衰竭持续一个月以上的状态是慢性呼吸衰竭，若体内一直处于缺氧状态，会渐渐引发各种问题。

　　诸如慢性阻塞性肺疾病（COPD）、肺结核后遗症、肺纤维化（间质性肺炎）、肺癌、充血性心力衰竭等疾病，皆为可能引发慢性呼吸衰竭的疾病。

　　日常生活中，若存在空气中氧气不足的情况，可使用氧浓缩装置的家庭氧疗（Home Oxygen Therapy）来补充所需氧气。

外呼吸的机制

吸入空气时（吸气时）

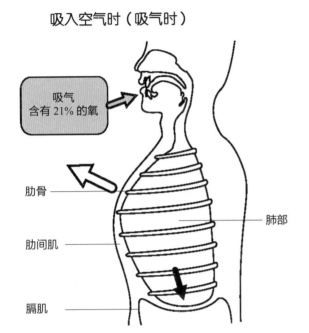

肋骨上升、膈肌下降时，胸（由胸椎、肋骨、胸骨、膈肌等围绕的筐状胸廓）中的空间会扩大，肺部也会扩张。

呼出空气时（呼气时）

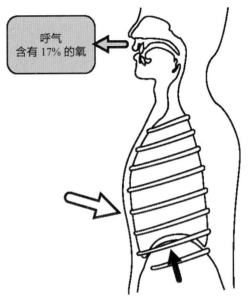

由于肋骨下降、膈肌上升，胸廓会变窄、肺部缩小。

为持续呼吸而运作的肌肉

平常，我们总在无特别的意识下持续呼吸着，而名为肋间肌的胸肌和膈肌在呼吸中发挥重要的功能。

膈肌，是一种分隔胸腔与腹腔的膜状肌肉。

当肋间肌收缩以将肋骨往上提时，膈肌会下降，扩大名为胸廓的胸中空间，肺部因而扩张，此时自鼻子吸进空气进入肺部。

相反地，肋间肌松弛肋骨下降时，膈肌便会提高，使胸中空间变窄。此时肺部会紧缩，将肺中的空气排出体外。

虽然肋间肌和膈肌可依自我意识活动，但平常都是由自主神经在无意识下控制。比如剧烈运动时，即使不特别注意，肺部也会自然地增加呼吸次数。

膈肌的痉挛即"打嗝"。打嗝，是胃部膨胀刺激到膈肌或控制膈肌动作的神经受到刺激所产生的反射运动。只要捏住鼻子吞口水、饮用冷水或深吸一口气并持续一会儿，便可消除。

分支的支气管

支气管会反复地分支，直至肺泡前的终末细支气管，管的直径会变为约 0.5 毫米。肺动脉和肺静脉沿此支气管的分支延伸，血管亦跟着分支。

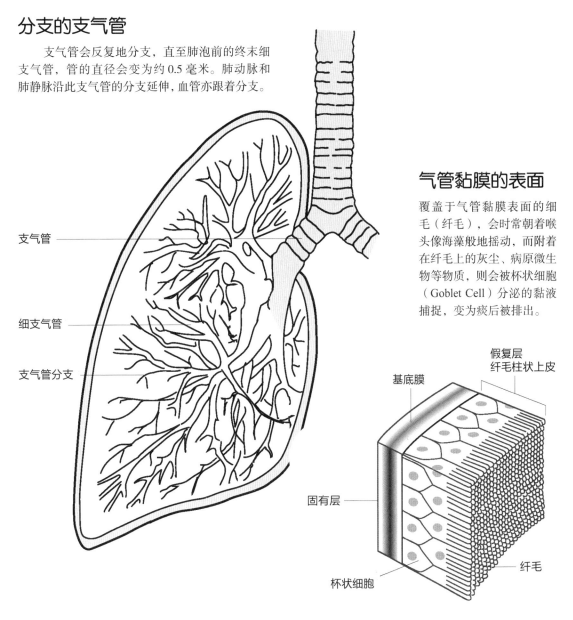

支气管

细支气管

支气管分支

气管黏膜的表面

覆盖于气管黏膜表面的细毛（纤毛），会时常朝着喉头像海藻般地摇动，而附着在纤毛上的灰尘、病原微生物等物质，则会被杯状细胞（Goblet Cell）分泌的黏液捕捉，变为痰后被排出。

假复层纤毛柱状上皮

基底膜

固有层

杯状细胞

纤毛

是这样啊！

关于慢性阻塞性肺疾病

　　慢性阻塞性肺疾病（COPD），是肺气肿（肺泡壁受损，导致肺泡相结合而无法正常进行气体交换）、慢性支气管炎（参照 114 页）或两者同时发生的"阻塞性通气功能障碍"等疾病的总称。
　　阻塞性通气功能障碍，指的是患者只要做如登上缓坡或提上拿下棉被等程度的轻度活动，便会发生喘气或呼吸困难等症状。此病的特征在于呼吸道会在吐气时变窄，老化、吸烟、呼吸道炎症、大气污染等皆可能为病因。其中，尤以与吸烟的关系最深，好发于 60 岁以上、常年持续吸烟的男性。约 15% 的吸烟者会发生 COPD，但常年吸二手烟也是一大危险因素。

肺的结构与功能

肺部由脊柱、肋骨、胸骨等包围着，保护肺部免受外部的强烈冲击。
富含氧的血液自肺部进入心脏，再由心脏的泵作用输送至全身。

位于胸廓中的肺部结构和功能

由脊柱、肋骨、胸骨、膈等围绕，位于筐状胸廓中的肺部，分为左右两部分。因心脏位于胸廓的左方，故左肺比右肺略小。

左右肺合计的重量，虽因人而异，但成人约为 1.1 公斤。右肺由上叶、中叶、下叶三叶组成，左肺则由上、下叶两叶组成，两叶间隔以叶间裂。

进入肺部的支气管，在各个肺叶中反复地进行分支。动脉和静脉会依支气管密集地广布其中，而呼吸性细支气管的前端，附着着葡萄串般的肺泡。

肺部通过空气通道的气道与外部空气接触，有时会发生细菌和病毒感染导致肺泡发炎的症状，即为肺炎（参照 118 页）。

肺部的结构

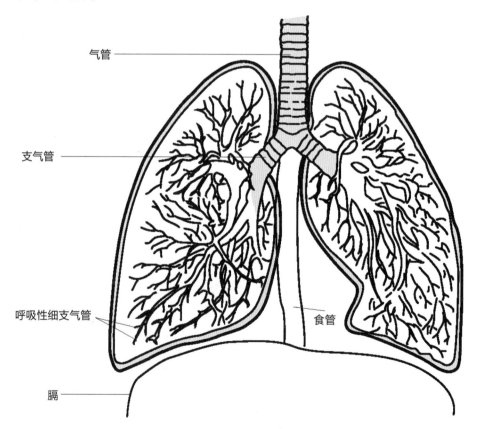

气管

支气管

呼吸性细支气管

食管

膈

血液循环的机制

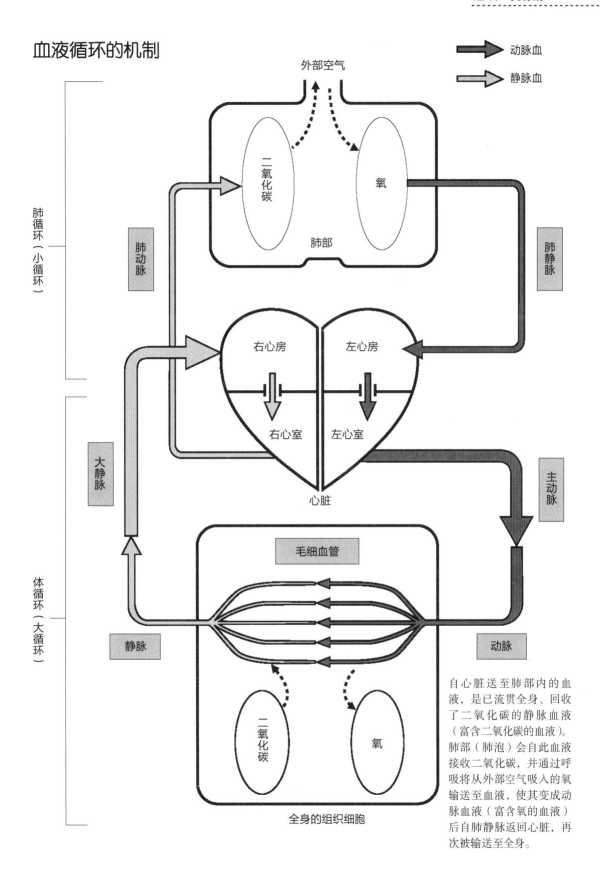

动脉血
静脉血

外部空气

肺部

二氧化碳　　　氧

肺循环（小循环）

肺动脉　　　　　　　　　　　　　　　　肺静脉

右心房　　左心房

右心室　　左心室

心脏

大静脉　　　　　　　　　　　　　　　　主动脉

体循环（大循环）

毛细血管

静脉　　　　　　　　　　　　　　　　　动脉

二氧化碳　　　氧

全身的组织细胞

自心脏送至肺部内的血液，是已流贯全身、回收了二氧化碳的静脉血液（富含二氧化碳的血液）。肺部（肺泡）会自此血液接收二氧化碳，并通过呼吸将从外部空气吸入的氧输送至血液，使其变成动脉血液（富含氧的血液）后自肺静脉返回心脏，再次被输送至全身。

肺部的呼吸性细支气管与肺泡

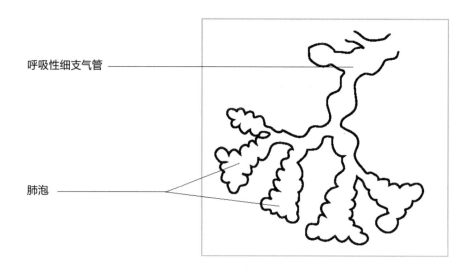

呼吸性细支气管 ———

肺泡 ———

将富含氧的血液输送至心脏

不仅是空气，血液也会流进肺部。空气会依次通过气管、支气管、细支气管进入肺泡；血液则是自心脏的右心室，经过肺动脉进入肺部。此时的血液，是流贯全身、进行二氧化碳和废物回收的"静脉血液"。

肺部负责将自外部空气吸进的氧和静脉血液中的二氧化碳进行交换（气体交换），之后再将富含氧的"动脉血液"送回心脏。气体交换完毕的血液，会经过肺静脉回到心脏的左心房，再由左心室输送至全身。

气体交换是如何进行的?

氧和二氧化碳的交换，在细支气管前端的肺泡进行。

自心脏进入肺部的肺动脉，在分支的同时成为毛细血管，如网状覆盖在肺泡表面。血液在流进毛细血管时，会从肺泡中的空气中吸收氧，同时释放出二氧化碳至肺泡。肺泡和毛细血管的管壁非常薄，因此可以让氧和二氧化碳（气体分子）自由地进出，顺畅地进行气体交换。

气体交换时的主角，是血液中红细胞内含的血色素——血红蛋白。这是因为血红蛋白具有在肺部内容易与氧结合的特性。

两边的肺中，肺泡的数目合计共有 6 亿 ~ 8 亿个，换算其表面积，竟同一个网球场一样大。空气和血液的接触面积非常广，也因为如此，气体交换才能顺利地进行。

肺循环的机制

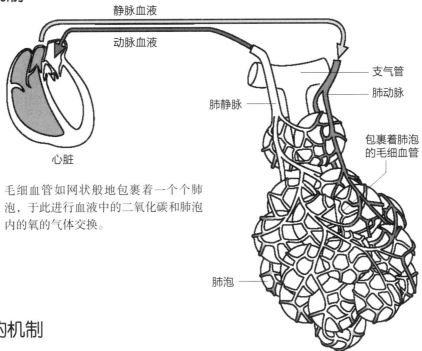

毛细血管如网状般地包裹着一个个肺泡，于此进行血液中的二氧化碳和肺泡内的氧的气体交换。

气体交换的机制

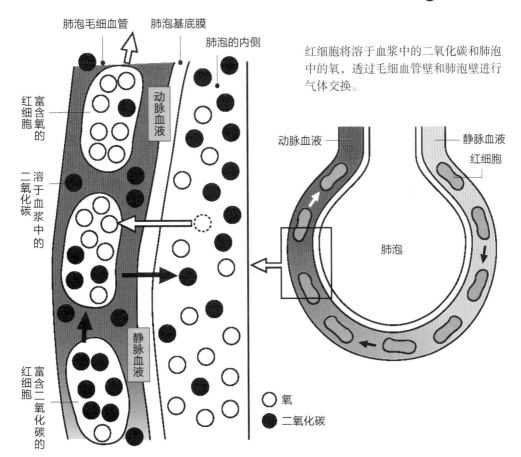

红细胞将溶于血浆中的二氧化碳和肺泡中的氧，透过毛细血管壁和肺泡壁进行气体交换。

喉咙的结构与功能

"喉咙"指的是自口部深处到气管开始延伸的部位。
这里既是空气的通道，同时也是食物的通道。
不仅如此，喉咙也有发声的功能。

由三个部分构成的咽

咽由鼻咽（上咽部）、口咽（中咽部）、喉咽（下咽部）三个部分组成。自己在镜前张大嘴巴便能看到的是到中咽部为止的范围，上咽部隐藏于软腭内，下咽部则位于会厌（舌根后方）平面之下，故无法直接看到。

连接着耳、鼻的耳管，其入口便位于上咽部的上部两侧。

上咽部与口部的深处相连，在会厌处分为两条路径。饮食或饮水时，上咽部和中咽部交界处会上升，并与软腭协作，避免饮品和食物进入鼻子。通过会厌对两条路径的切换功能，空气和食物才得已被分别送入呼吸道或食管。

由于咽部会直接与外部空气接触，故容易感染细菌和病毒。黏膜下设有相当于防御装置的淋巴组织，可保护咽部免受感染。

淋巴组织集中处的扁桃体（淋巴结），除了有张开嘴便可见到的位于两侧的腭扁桃体，亦包括上咽部处的咽扁桃体（腺样体，Adenoid）和舌根处的舌扁桃体等部位。

在幼童的扁桃体处，淋巴细胞（血液成分中的一种白细胞）会与病原微生物战斗，即作为防御器官发挥功能而发肿（肥大）。

感冒病毒在咽部引发炎症的状态，称为急性咽炎。

慢性鼻炎或慢性鼻窦炎（参照 245 页）一旦持续未愈，鼻分泌物从鼻子的深处流进咽部（称为鼻后滴流），会引发咽部的炎症而使得喉咙发痛、痰量增加。

扁桃体的位置

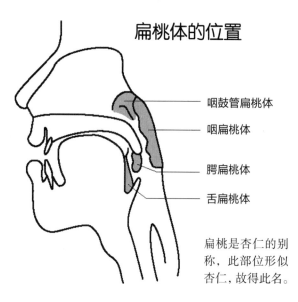

咽鼓管扁桃体

咽扁桃体

腭扁桃体

舌扁桃体

扁桃是杏仁的别称，此部位形似杏仁，故得此名。

喉部的组织和各种疾病

会厌和气管上端之间，即为喉的所在处，刚好在"喉结"的附近。

喉头内有声带，是重要的发声器官（参照 110 页）。

普通感冒（参照 112 页）等原因会造成咽炎和扁桃体炎，蔓延至喉的状况则是喉炎。

此外，喉部除了可能出现喉息肉、喉乳头状瘤等良性肿瘤，亦有罹患喉癌（参照 122 页）的风险。

喉咙的结构
（咽部和喉部）

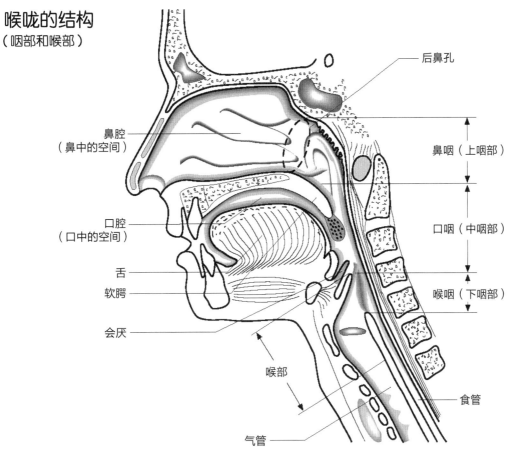

- 后鼻孔
- 鼻腔（鼻中的空间）
- 鼻咽（上咽部）
- 口腔（口中的空间）
- 口咽（中咽部）
- 舌
- 软腭
- 喉咽（下咽部）
- 会厌
- 喉部
- 食管
- 气管

咳嗽的反射机制

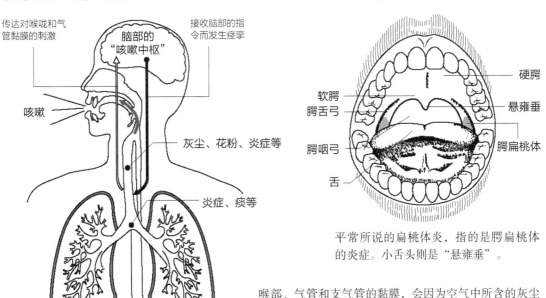

- 传达对喉咙和气管黏膜的刺激
- 脑部的"咳嗽中枢"
- 接收脑部的指令而发生痉挛
- 咳嗽
- 灰尘、花粉、炎症等
- 炎症、痰等

腭扁桃体的位置

- 硬腭
- 软腭
- 悬雍垂
- 腭舌弓
- 腭扁桃体
- 腭咽弓
- 舌

平常所说的扁桃体炎，指的是腭扁桃体的炎症。小舌头则是"悬雍垂"。

喉部、气管和支气管的黏膜，会因为空气中所含的灰尘和花粉、香烟、冷空气、病原微生物、炎症和痰、误入气管的食物等刺激，反射性地产生痉挛，此即为"咳嗽"。这是试图将异物排出的一种防御反应。

声带的结构与功能

"喉咙"是非常重要的发声器官，而其主角，便是声带。
吐出的气息撞击到关闭的声门、振动声带，此处发出的声响便是声音的来源。

发声时和呼吸时的声带

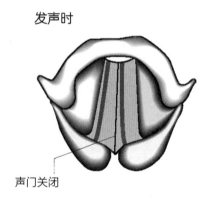

发声时

声门关闭

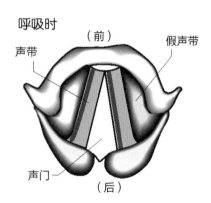

呼吸时

（前）

声带

假声带

声门

（后）

声音是如何形成的？

声带由自喉部左右壁伸出的两块肉褶构成，前后长度为 12～20 毫米，声带内部则有声韧带和声带肌。

呼吸时，两块声带之间（声门）会呈 V 字形地开启，一出声便又会紧密地关上。当吐气的气息推开关闭的声门、企图排出至咽部时，声带会震动并产生音波（原音）。接着，原音会经过咽部和口中（口腔）、鼻中（鼻腔）等处产生共鸣，因而发出声音。声带振动的次数（振动数）愈多，声音愈高。一般而言，女性的音调较男性高，是因为女性的声带比男性的短，较容易振动。此外，声带振动幅度愈大，音量愈大。

进入青春期后，男孩子的喉结会逐渐变得明显。这是因为构成喉头的甲状软骨变大、突出，甚至从皮肤表面即可清楚地观察到。此时，附着于软骨上的声带也会前后延伸，而声带一旦变长，振动数便会减少、音调变低。男孩子处于声带正在变化的"变声"阶段时，由于声带无法顺畅地振动，故尽量不要大声地发声。

当声带因咳嗽等原因受到损伤时，声音会变得嘶哑（沙哑），被称为"声嘶"。这是由于声带发生炎症、变得无法正常振动导致的（急性声带炎）。

患了声带炎，却仍继续用嗓过度，或继续吸烟、喝酒刺激声带，炎症则会长时间未愈，最后造成声带变形，此即为"声带息肉"，因好发于卡拉 OK 的爱好者，故亦称"卡拉 OK 息肉症"。

过度、大声地用嗓等，会使左右声带的接合处产生强烈的摩擦，进而引发炎症，并形成如绳结（结节）般的瘤状物，称为"声带结节"。职业上需要频繁用嗓的人特别容易发生，故另有"歌手结节"的别称。

声嘶亦可能是喉癌初期的症状之一（参照 122 页）。60%～65% 的喉炎是从声带引起的。

声带与
其周围的结构

声带的长度，男性平均为 17 ~ 21 毫米，女性则为 12 ~ 17 毫米。

声带连接于构成喉部的软骨上，并借由附着在软骨上的几束小横纹肌，进行开启和关闭。呼吸的气息为了自声带间窜出，会撞击声带而使其振动，发出音波（原音）。

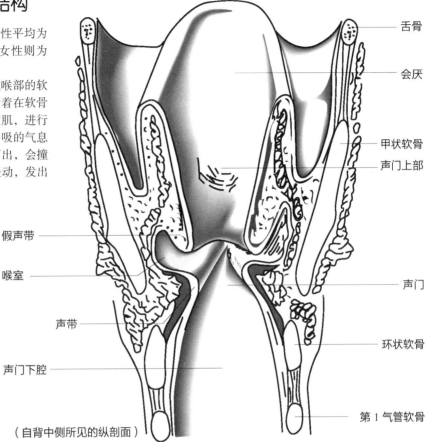

舌骨

会厌

甲状软骨

声门上部

假声带

喉室

声带

声门

环状软骨

声门下腔

第 1 气管软骨

（自背中侧所见的纵剖面）

打鼾与睡眠呼吸暂停综合征

打鼾，指的是入睡时上腭深处的柔软部分（软腭）由紧绷转为松弛，每次呼吸即会振动并发出声音。

每个人都可能打鼾，但大量饮酒、过度劳累，或因肥胖造成大量脂肪围积于颈部周围时，都特别容易使人打鼾。

打鼾本身并不是病，但严重的打鼾，却可能是引发某种疾病的原因。此外，打鼾有时会伴随着"无呼吸"状态。无呼吸，指的是空气在鼻和口的流动停止；换言之，就是呼吸停止的状态。

睡眠中，反复地在无呼吸和恢复正常呼吸间变动的状态，称为"睡眠呼吸暂停综合征（SAS）"。这会使人睡眠不足、白天有强烈的睡意，甚至会发生如疲劳驾驶导致意外等状况。

关于此病的治疗，可进行一种使用鼻罩的名为持续气道正压通气（CPAP）的疗法。将塑料罩戴在鼻子上，鼻罩会如人工呼吸器般地将空气自鼻子送进呼吸道，对打鼾的治疗很有效果。

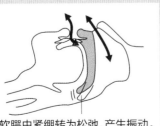

软腭由紧绷转为松弛，产生振动。

疾病的知识

寒证

寒证，可分为普通感冒（伤风）和流行性感冒（Influenza，简称流感）。
鼻感冒和喉咙感冒等疾病，会引起打喷嚏、鼻涕、喉痛等症状，有时亦会出现轻微发热。

● 普通感冒是非常普遍的疾病

任谁都得过的普通感冒，是鼻子到喉咙这段上呼吸道，发生短暂且易治愈的炎症。会出现打喷嚏、流鼻涕、喉痛、轻微发热、头痛、全身无力等症状。

普通感冒多半是由病毒引起的，主要的病原体是鼻病毒（Rhinovirus）和冠状病毒（Corona Virus），会引发"鼻感冒（急性鼻炎）"。

此外，腺病毒（Adeno Virus）引起的"喉咙感冒（急性咽炎）"亦十分常见，其症状为流鼻涕、咳嗽以及喉咙黏膜发肿。

人们常说："感冒是万病之源。"尤其感冒时若还有其他疾病或体力变弱，更不可忽视，需让身体充分地休息。抵抗力弱的老年人，由感冒演变为肺炎的可能性很高，因此必须接受医生的诊察。

● 流行性感冒可分为三大类

流行性感冒，是流感病毒（Influenza Virus）感染所引发的疾病。患者会出现38～39℃以上的高热、头痛、肌肉和关节疼痛、全身无力等比普通感冒更严重的症状。

流行性感冒病毒可分为几类。现在在人类中传播的主要有三种：甲型H1N1流感病毒、甲型H3N2流感病毒、乙型流感病毒。由于流感疫苗（参照24页）是此三种的混合疫苗，因此只要没有出现新型病毒，哪一种流感发生都有一定的治疗效果。

是这样啊！

关于禽流感（Avian Influenza）

一种世界范围内分布的鸟类流行性感冒，称为"禽流感（高致病性禽流感）"，这是由不同于人类流感病毒的病毒引起的流行性感冒。

从鸟类传染给人类的病例也可能发生（因源于仅在动物间的传染，故称为人畜共患传染病，参照27页），这是在人类近距离接触生病鸟类或其排泄物、内脏等状况下发生的感染。目前并没有经由鸡肉和鸡蛋传染的病例。

不过，此种病毒若和人类间传染的流感病毒发生变异，恐怕会成为人类间相互传染的新型病毒。

普通感冒和流行性感冒的区别

普通感冒（伤风）

出现打喷嚏、流鼻涕、喉痛、咳嗽、轻微发热、头痛、全身无力等症状。

流行性感冒

出现 38 ~ 39℃以上的高热、头痛、肌肉疼痛、关节疼痛、全身无力、腹泻等症状。

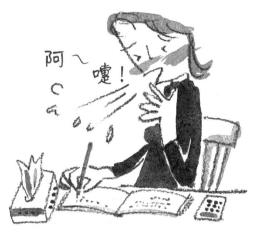

症状主要出现在鼻子和喉咙。

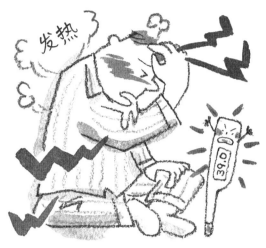

全身出现较严重的症状。

寒证的病因

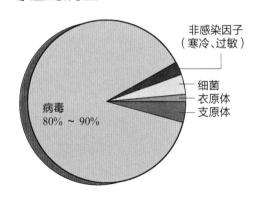

非感染因子
（寒冷、过敏）

细菌
衣原体
支原体

病毒
80% ~ 90%

● 抑制普通感冒症状的对症疗法

感冒时服用的"感冒药"，含有减轻症状的成分。退烧、镇痛、止咳、止鼻水等各种对症治疗方法，各有其相应的药物。至于综合感冒药，则是为了治疗感冒的各种症状，添加多种成分。

感冒时，应尽量休息，并注意多补充水分、保湿、防止空气干燥并摄取充足的营养。若出现高热、强烈头痛、咳嗽、全身无力等症状，很可能是得了流行性感冒。此时，需尽早至医疗机构就诊。

神经氨酸酶（Neuraminidase）抑制剂，具有预防甲型和乙型病毒增加的效果。另外，一种名为金刚烷胺（Amantadine）的抗病毒药物对甲型流感也有疗效。

● 寒证的预防

提到流行性感冒的预防对策，首先便是接种疫苗，尤其对于老年人或因患有其他疾病而体力虚弱的人特别有效。

为了远离寒证，日常生活习惯非常重要，比如在冬季时，需特别注意多洗手、漱口。此外，戴口罩亦可有效预防病毒感染、避免干燥。

支气管炎

疾病的知识

支气管中流进外部空气，容易受到空气中的病毒和细菌等病原微生物、空气污染、吸烟等影响，在黏膜部位引发炎症。支气管炎，可分为急性和慢性两种。

● 寒证的症状之———急性支气管炎

急性支气管炎，是病毒引起的寒证，是以支气管为中心引发的疾病。主要症状是干咳，寒气、干燥空气、灰尘则会侵入且刺激发炎的支气管黏膜。

在治疗上，可使用止咳药等药物进行对症治疗，或使用加湿器增加呼吸道湿度，1～4周可痊愈。

不过，发生在老年患者的支气管炎，可能会蔓延到肺部演变为肺炎(参照118页)，故必须十分注意。

● 症状持续2年以上的慢性支气管炎

一年中，若有三个月以上出现咳嗽和痰等症状并持续达两年以上，即会被诊断为慢性支气管炎。

慢性支气管炎，好发于有（或曾经有）吸烟习惯的老年人，被归类为慢性阻塞性肺疾病（COPD，参照103页）。长年吸二手烟的人亦是高危人群。若为吸烟者，首要之务便是戒烟。

此外，若痰累积在呼吸道中，容易引起细菌感染使得病情恶化，因此患者在平常就需懂得利用体位引流法（Postural Drainage）将痰排出。

急性支气管炎中可见的支气管变化

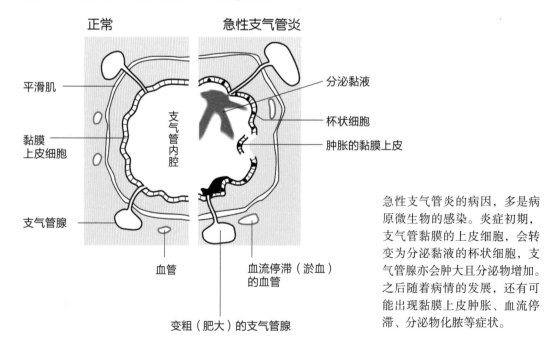

正常　　　　急性支气管炎

平滑肌
黏膜上皮细胞
支气管内腔
支气管腺
血管

分泌黏液
杯状细胞
肿胀的黏膜上皮
血流停滞（淤血）的血管
变粗（肥大）的支气管腺

急性支气管炎的病因，多是病原微生物的感染。炎症初期，支气管黏膜的上皮细胞，会转变为分泌黏液的杯状细胞，支气管腺亦会肿大且分泌物增加。之后随着病情的发展，还有可能出现黏膜上皮肿胀、血流停滞、分泌物化脓等症状。

疾病的知识

支气管哮喘

一直以来，人们认为支气管哮喘的成因，是支气管收缩使得呼吸道变窄。
但现在，大家已将此疾病视为过敏导致的慢性支气管炎。

● 出现喘鸣和呼吸困难的支气管哮喘

支气管哮喘刚开始发作时，会出现"咻——咻——"或"嘶——嘶——"的声音（喘鸣），接着突然发生呼吸困难。呼吸困难，指的是患者若不特别努力地"想呼吸"，便无法吸气吐气的状态。

突然的喘鸣和呼吸困难（气喘发作），在半夜到清晨这段时间特别容易发作。患者多会痛苦地爬起身、不断地喘气，且大部分会伴随着咳嗽和痰。发作持续的时间因人而异，但多半到了早上便会自然消失。

这样的发作状况，在持续几天后便会痊愈，约半年或一年后会复发，如此重复。支气管哮喘，会演变为慢性的支气管过敏。

患者即使仅吸进少量的室内尘埃和花粉等物质，便会对此产生反应而大量地分泌黏液，使空气的通道变窄。不少病例都明显与过敏反应相关。

小儿气喘，指的是发生于幼童的支气管哮喘。几乎所有的病例，都是由过敏体质和生活环境导致发病。蛋、牛奶、黄豆等食品成为变应原（过敏发生的诱因）的病例亦不在少数。大体而言，多数患者在发生支气管哮喘之前，都曾得过特应性皮炎（过敏进行曲，参照31页）。

为了了解引起支气管哮喘的变应原，必须进行变应原测试。此外，胸部 X 线检查、肺部功能检查、血液检查、心电图检查、痰液检查等项目也需进行，以掌握支气管哮喘的病因、病情严重程度和并发症等情况，才能确定日后的治疗方案。

其他还有不会发生喘鸣的长期咳嗽，称为"咳嗽变异性哮喘"。咳嗽长期持续时，建议前往呼吸科和内科接受医生检查。

哮喘发作时的轻松姿势

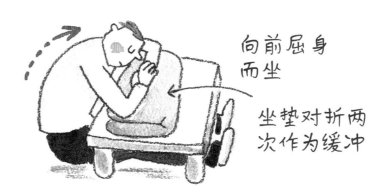

向前屈身
而坐

坐垫对折两
次作为缓冲

支气管哮喘的严重度

根据症状出现的频率、程度、最大通气量（Peak Flow Meter）等要素，可将疾病分为四个阶段。

第一阶段：轻度间歇

- 症状发生的次数一周不到 1 次
- 夜间的症状一个月 1 ~ 2 次
- 症状轻微、时间短暂
- 最大通气量：预计值为标准值的 80% 以上且变化不到 20%

第二阶段：轻度持续

- 症状发生的次数一周 1 次以上，但并非每天
- 夜间的症状一个月 2 次以上
- 有时会造成日常生活和睡眠上的障碍
- 最大通气量：预计值为标准值的 80% 以上且变化为 20% ~ 30%

第三阶段：中度持续

- 每日有症状
- 夜间的症状一个月 2 次以上
- 几乎每天都需使用吸入式 β_2 受体激动剂
- 最大通气量：预计值为标准值的 60% ~ 80% 且变化为 30% 以上

第四阶段：重度持续

- 每日有症状
- 经常出现夜间的症状
- 最大通气量：预计值小于标准值的 60% 且变化为 30% 以上
- 即便进行治疗，病情仍继续恶化
- 日常生活因病情受到影响

● 利用吸入式类固醇药控制发作

治疗支气管哮喘的药物，可分为治疗发作药物和长期管理药物（预防药物）两种。

从前，人们大多将治疗的重点放在哮喘发作时如何抑制。但因发作与哮喘的恶化是相关的，故近几年，哮喘治疗的重心已从"阻止发作"，渐渐转变为哮喘发作的长期控制，即"预防发作"的治疗上。

预防发作的治疗药物（长期管理药物），以吸入式类固醇药为代表。其他另有支气管舒张药、抗过敏药、抗胆碱药等吸入式药物。

吸入式疗法指的是利用喷雾器（Nebulizer），向喉咙喷吸入式药物的药液至支气管的疗法。由于此法可直接对发炎的支气管产生作用，所以疗效快、副作用少。

哮喘病患的生活环境也需十分注意。室内尘埃、香烟烟雾、花粉、动物的毛、头皮屑等，都是容易引发哮喘的变应原，需尽量避免。

尽量地屏除导致哮喘恶化的要因、不使哮喘发作，便是"支气管哮喘的控制"。

支气管哮喘，大多会伴随着咳嗽、痰等症状，但别让自己一直咳嗽，建议使用腹式呼吸法深呼吸，使腹肌紧绷，这是减少负担的呼吸法。患者不妨平日就多练习腹式呼吸法。手放在肚子上，鼻子深深吸气以使肚子膨胀，再将嘴嘟起，缓缓地吐气让肚子回复原状。这就是腹式呼吸法的要诀。

体位引流（Postural Drainage）的方法

体位引流法，是利用重力改变支气管黏膜的纤毛动向，采取痰容易排出的体位（身体的位置和姿势），将痰吐出。建议事先询问医生体内痰容易囤积的地方。

易排出肺上叶的痰的姿势

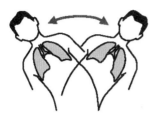 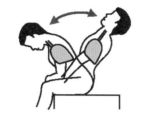

先将上半身左右 45° 地摇晃，之后向后倒 30° 、向前倾 45° ，每一方向持续约 10 秒，整套动作再重复几次。

易排出上叶和下叶的痰的姿势

上叶   下叶

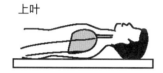 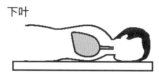

不垫枕地仰躺或俯卧，两种姿势各持续 10 秒后交换，整套动作再重复几次。

易排出上叶和下叶侧边的痰的姿势

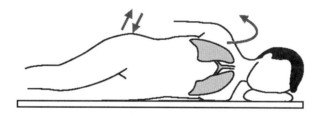

左肋朝下侧躺，以左肩为轴，尽可能地转动右肩和上半身。接着换右肋，重复相同的动作。

易排出肺下叶的痰的姿势

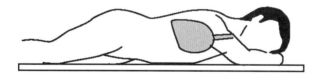

俯卧，额头枕着交叠的双手。建议可在下腹部的下方垫着枕头。

● 掌握最大通气量，预防哮喘发作

支气管哮喘的治疗，并非只在发作时才进行，平日即注意不使其发作的预防性治疗，也十分重要。

为此，掌握每天的最大通气量是首要之务，而最大通气量器，便是一种自己也能轻易测量呼吸机能的仪器，可用来测量现在能进行多快的呼气（最大通气速度）的数值。标准值，是测量者的最大值，如果测得数值渐渐变得比标准值低，即可知道呼吸道逐渐变窄，使患者在发作前即可预防。

早上、中午、睡前一天测量 3 次，并将呼吸状况的最大通气量记录在"哮喘日记"中，客观地掌握哮喘程度，这是非常重要的治疗法。

肺炎

日常生活中发生肺炎恶化的病例，现在有明显减少。

但免疫力低下的老年人，尤其是住院中的患者，一旦发生肺炎，仍有可能演变为危险状态。

● 病原微生物引发的肺泡发炎

外部空气经由气管、支气管输送到肺部，所以肺部容易被病原微生物侵入。肺部发炎的状况总称为肺炎，几乎所有的肺炎都是感染引起的。

肺炎可依病原微生物的种类，分为细菌性肺炎、病毒性肺炎、支原体肺炎等不同类型。此外，另有细菌和病毒两者皆感染的混合性肺炎。

一旦罹患肺炎，会出现诸如咳嗽、痰、喘鸣等对呼吸造成妨碍的症状，若症状愈趋严重，甚至会导致患者呼吸困难。

● **细菌性肺炎**：细菌性肺炎，必须分为社区获得性肺炎和医院获得性肺炎两种来讨论。

社区获得性肺炎，指的是过着正常生活的人所罹患的肺炎。而医院获得性肺炎，则是指在医疗机构或养老院等地方住院的人罹患的肺炎。引发这两者的病原微生物以及病情严重度，都完全不同。

社区获得性肺炎，主要是由肺炎链球菌、金黄色葡萄球菌、流感病毒等引起；医院获得性肺炎，则主要是由绿脓杆菌、耐甲氧西林金黄色葡萄球菌（MRSA）、耐万古霉素肠球菌（VRE）等引发。由于医院获得性肺炎的患者原本就患有其他疾病，免疫力十分低下，故不易治愈。

无论是社区获得性肺炎或医院获得性肺炎，老年人罹患肺炎最常见的原因是"气管异物"。情形有两种：第一种为吞咽食物的力量变弱，导致食物和口中的细菌随唾液一起进入气管；第二种为睡眠中逆流的胃液等流入气管，此两种情形皆会引发肺炎。此外，由于老年人的咳嗽反射（参照109页）也变得迟钝，故经常无法顺利地将痰排出。随着现代社会老年人的增加，社区感染的病例亦逐渐增加。

补充缺氧血液的氧气疗法，主要使用抗菌药物（抗生素）和抗炎症药物。社区获得性肺炎的病情若较轻微，去医院门诊接受治疗即可，但若患有其他疾病或罹患重病，则须住院治疗。

尤其是老年人，建议接种肺炎球菌疫苗。

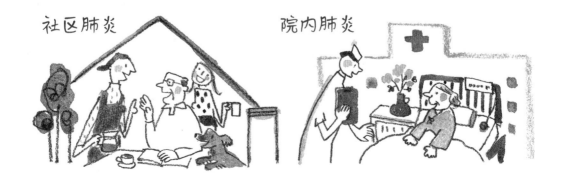

社区肺炎　　　　院内肺炎

肺炎的胸部 X 线检查

正常　　　　　　　　　　肺炎

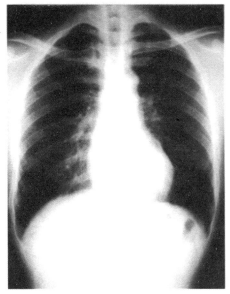

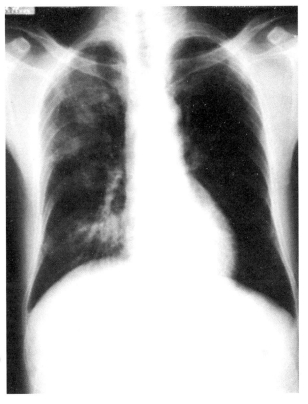

自右肺肺叶（布有支气管分支的肺部周边部分）
的上部到中间呈现阴影，由此得知肺炎扩散的
范围。

● **病毒性肺炎** ：病毒性肺炎是病毒在肺部引发感染的肺炎，甲型和乙型流感病毒即是肺炎的病因。而引发"喉咙感冒"的腺病毒、副流感病毒、呼吸道合胞病毒等病原微生物引发的肺炎，好发于幼童和老年人。

对于症状大多较轻微的寒证，只要进行治疗，约两周即可治愈。

● **支原体肺炎** ：这是一种由界于细菌和病毒间，名为支原体的微生物引发的肺炎，主要流行于学校或家庭等小范围的团体内。多为轻微症状，即便不进行治疗也能痊愈。

关于 SARS

SARS（严重急性呼吸综合征）是病毒性肺炎的一种。目前出现的疑似病例，皆是从 SARS 病毒（变种冠状病毒）流行的海外城市归国且出现发热和呼吸道症状的人员。日本国内发生的感染病例尚未确认为 SARS 病毒感染。

若 SARS 病毒再次于中国、东南亚等国暴发，SARS 的防范对策必是众所注目的重点。

SARS 病毒不仅会通过咳嗽和打喷嚏（空气感染）传播，亦会经由毛巾等物品的共享传染。为了防止疫情扩散，进行治疗的场所必须限制在设有隔离病房的医疗机构。

<table>
<tr><td rowspan="6">疾病的知识</td></tr>
</table>

肺结核

直到 1950 年为止，肺结核始终占据日本人死亡原因的第一名。
尽管历年更新的报告显示患者数已持续减少，但因曾出现逆向增加的情形，仍在探索全国性的
应对政策。

肺结核的胸部 X 线摄影照片

右肺肺叶上部出现的阴影，即为肺结核典型的空洞。

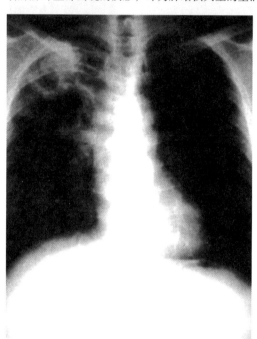

● 感染了结核菌也不一定会发病

随着卫生和营养状态的改善，以及疗效显著的结核病药物的普及，日本结核病新登记病患数（初次发病、每年重新报告的患者人数）顺利地逐年递减。但在 1997 年，患者数出现 38 年来首次增加的情况。为此，厚生省（现在的厚生劳动省）于 1999 年，发表了结核紧急事态宣言，并因政府结核对策的生效，患者数再次减少。

已感染结核菌且会排菌的患者（指痰内有结核菌者）咳嗽或打喷嚏时，结核菌会随之飞散，成为在空气中飘浮的细小粒子（飞沫核），造成吸入此飞沫的人被感染（飞沫感染/空气感染）。

结核菌一旦被吸进体内，会经由肺部的淋巴管，在靠近肺门（支气管进入肺内的入口）的肺门淋巴结开始建立病灶。但大部分的人在此时会出现免疫反应来消灭、消化结核菌，所以结核菌的感染到此阶段结束。

然而，一年或长达数十年后，结核菌可能会开始增殖，并在肺部内筑病灶，此即为肺结核的状态。

● 使用抗结核药物进行药物治疗

肺结核发病时，会出现咳嗽、痰、血痰（掺杂血液的痰）、胸痛等症状，且多数患者会感到全身无力，从下午到傍晚会轻微发热，以及出现睡眠中盗汗和体重减轻的症状。有些患者的症状自出现的数日持续到数周后会自然消失，有些患者的症状则会长期持续。

若出现觉得不适的主观症状，建议至内科、呼吸内科等门诊就诊。70% 以上的肺结核患者，都是本身出现咳嗽和发热等症状而至医疗机构就诊，结果被诊断为肺结核。根据胸部 X 线和检测痰的痰液检查，可得出诊断结果。

●胸部 X 线检查：肺结核的病灶大多存在于肺的上部，因此从 X 线摄影照片中，可见到轮廓不清的浓淡阴影。

另外，当结核的病灶渐趋固定时，大多 X 线摄影照片中会出现空洞（圆洞阴影），此亦为结核

关于肺外结核

结核菌首先感染的部位为肺部，并可能由此随着血液和淋巴液到达各个器官，感染范围扩散（肺外结核）。

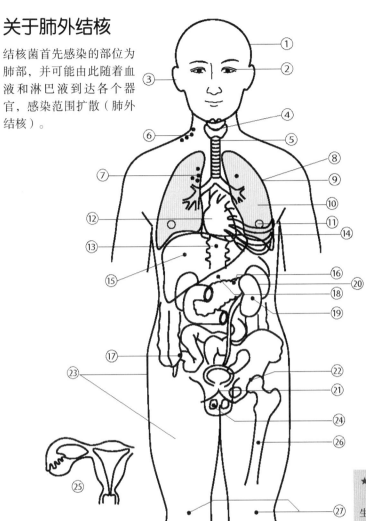

① 结核性脑膜炎
② 眼结核
③ 中耳结核
④ 甲状腺结核
⑤ 咽结核
⑥ 颈淋巴结结核
⑦ 肺门淋巴结结核
⑧ 结核性胸膜炎
⑨ 结核性脓胸
⑩ 肋周结核
⑪ 乳腺结核
⑫ 结核性心包炎
⑬ 脊柱结核
⑭ 肋骨结核
⑮ 肝结核
⑯ 胰脏结核
⑰ 肠结核
⑱ 结核性腹膜炎
⑲ 肾结核、尿路结核
⑳ 肾上腺结核
㉑ 结核性痔疮
㉒ 股关节结核
㉓ 皮肤结核
㉔ 男性生殖器结核
㉕ 女性生殖器结核
㉖ 骨髓炎
㉗ 膝关节结核

> **★抗生素也无效的"多药耐药菌"**
>
> 　　有时，细菌会对抗菌药（抗生素）产生抵抗力（称为耐药性）。原本药效良好的药物，对于同样的细菌却变得不再有效。细菌这种微生物面对抗菌药，会以各种形态产生抵抗性，有时甚至会自动改变形态（变异）、改变自身基因，以求继续生存。

病的特征。这是细胞的残骸和渗出液（发炎产生的液体）如芝士般地凝固（干酪样坏死，Caseous Necrosis），形成痰后自支气管排出体外的痕迹。

●痰液检查：搜寻结核菌最好的检查材料，便是患者的痰，故痰液检查是肺结核诊断不可缺少的程序。

●肺结核的治疗：肺结核的治疗，以使用抗结核药物为中心。由于若只使用一种药物，出现耐药菌（参照上述★）的频率较高，故基本上会同时使用3种以上的药物，进行多剂并用化学疗法，比如"6个月内并用4剂的短期疗法"。

此外，患者还需静养并摄取充足营养。

肺结核治愈后连带引发的并发症，称为肺结核后遗症。主要症状为慢性呼吸衰竭（参照101页），多数患者必须在家进行家庭氧疗（Home Oxygen Therapy）。

咽喉癌

"咽喉"发生癌症，与吸烟、饮酒息息相关。
长年吸烟和大量饮酒的人，都是咽喉癌的高危人群。

● 发生在鼻内底部的鼻咽癌

鼻咽癌与 EB 病毒（Epstein-Barr Virus, EBV）的感染相关，在日本是极罕见的癌症（中国的广东、广西、福建、湖南等地为多发区）。

此病除了鼻塞和流鼻涕，单边耳朵亦会出现阻塞感、听力减退等耳部的症状，这是鼻咽部长出的肿瘤压迫到耳管、耳管通道变窄所致。若病情继续发展，有时会发生鼻咽部的肿瘤压迫到神经，导致患者产生双重影像。此外，几乎所有病患的癌细胞皆会转移至颈部淋巴结，故可看见病患的颈根部肿大。

为了诊断，需从鼻部放入纤维内镜以做进一步观察（检查），并用装设于细管（导管）尖端的钳子，切取一部分的癌细胞进行检验（细胞学诊断）。治疗方面，大多以放射线疗法为主，抗癌剂为辅。

● 主要发生于腭扁桃体的口咽癌

长年的饮酒和吸烟，是口咽癌的诱因。患者单边的腭扁桃体会渐渐增大，吞咽食物时有异物感和刺痛，若继续恶化，则将陆续出现疼痛感加剧、不易吞咽食物（吞咽困难）、喘不过气或喘息（呼吸困难）等症状。若吞咽时的异物感持续未消，请务必至耳鼻喉科就诊。只要切取组织的部分细胞进行检验，即能得到诊断结果。

此类癌症在过去大多以放射线疗法为主，但近年来随着技术的提升，医生也开始积极地采取手术疗法。

● 发生于喉咙底处的喉咽癌

喉咽癌也与吸烟和饮酒有直接关系，但与烟酒无关、患有缺铁性贫血的女性，也是此疾病的多发者。其症状为吞咽食物时出现轻微疼痛和阻塞感，或声音变得沙哑（哑声）。有时疼痛感甚至会蔓延至耳部。通过内镜观察喉咙，并切取组织的细胞进行检验诊断。

曾有相关数据显示，约 30% 患有喉咽癌的患者，也患有原发性食管癌（非癌细胞转移引起的）。同一患者体内同时或相继发生两个彼此无关系的恶性肿瘤，称作双重癌症。

其基本治疗方法为放射线疗法。但当其疗效不理想时，亦可通过手术将肿瘤和颈部淋巴结摘除。

● 以吸烟为一大病因的喉癌

喉癌好发于男性，患者的男女比为 10∶1。几乎所有的患者，都是长期吸烟的 60 岁以上男性。饮酒也是很大的危险因子。大部分患者的声音会逐渐变得沙哑。60% ~ 70% 的喉癌是发生在声带表面的声门型喉癌。

发生于声带上方的声门上型喉癌，几乎不会出现声音上的异状，初期时顶多出现喉咙的异物感和瘙痒感。

　　声门下型喉癌是发生在声带下方的癌症，其肿瘤一旦变大，即容易引起患者呼吸困难。

　　喉癌可通过喉头内镜等方法进行观察，并检验切取下的细胞以进行诊断。

　　放射治疗和手术为两大主要疗法。若癌症尚在初期，可留下声带，仅进行放射线疗法；若是病情正在发展，有时则必须进行手术将喉部全部摘除。

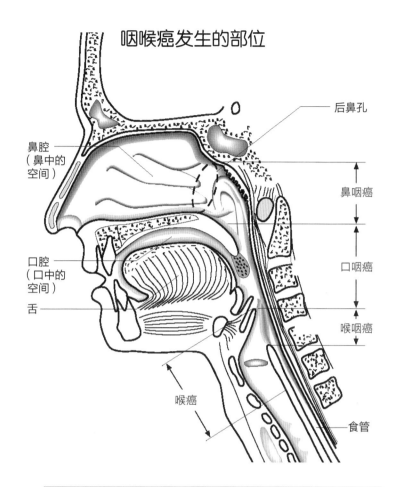

咽喉癌发生的部位

- 后鼻孔
- 鼻腔（鼻中的空间）
- 鼻咽癌
- 口腔（口中的空间）
- 口咽癌
- 舌
- 喉咽癌
- 喉癌
- 食管

食管发声与人工喉

　　因喉部摘除手术而失去声带时，可利用食管发声或人工喉，作为说话的替代方法（代用发声）。

食管发声

　　这是一种不使用器具、靠训练发声的方法。即将食管入口和咽部下部的黏膜壁视为新的声门，肚子施力以使吸进食管中的空气逆回、振动新的声门，进而发声。

　　虽然食管发声的声音与原本的声音相异，但患者可通过训练，自由地与他人对话。

人工喉

　　此为使用器具发声的方法。气动式人工喉，是将笛子连接于颈部开的孔（气管切开口），呼气使其发出声响，制造声音。此声音会经由导管进入口中，嘴巴会动作以使患者说话，进而产生声音。另一种为电子式人工喉。这是将电子发声器(振动部)接触喉咙、使其发声的方法。

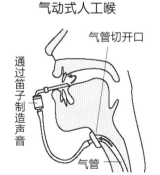

气动式人工喉
- 气管切开口
- 通过笛子制造声音
- 气管

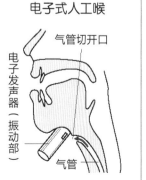

电子式人工喉
- 气管切开口
- 电子发声器（振动部）
- 气管

<table>
<tr><td rowspan="4">疾病的知识</td></tr>
</table>

肺癌

肺癌发病率从 40 岁开始增加，过了 50 岁后更是急剧攀升。
肺癌患者的男女比为 3：1，好发于男性亦为其特征之一。
随着肺癌筛查的普及，越来越多的患者能在早期阶段发现肺癌。

● 气管、支气管、肺泡的细胞癌变

肺癌与吸烟的关系匪浅，一天中抽烟越多或吸烟时间越长的人，越容易患肺癌。在检验有无肺癌可能的肺癌筛查（扫描检查）中，"一天的吸烟支数 × 吸烟年数"超过 600 的人，被列为高危人群。另有与吸烟无关、10% ~ 20% 的肺癌，则被认为与空气污染、石棉（Asbesto）等因素有关。

肺癌，可再细分为小细胞肺癌（SCLC）、鳞状细胞癌、腺癌、大细胞癌等几种。其中，占肺癌 15% ~ 20% 的小细胞肺癌，是恶性程度极高的癌症。

因此，肺癌必须分为小细胞肺癌和除此之外的非小细胞癌（鳞状细胞癌、腺癌、大细胞癌）来讨论。

肺癌的分期（阶段）

计算机断层扫描术（CT）检查、磁共振成像（MRI）检查、回声（Echo）检查、骨闪烁显像术（Bone Scintigraphy）等方法可确认癌细胞有无转移以及癌的扩散状况，进而判定病情的病期。

0 期		仅在覆盖于支气管上的部分黏膜细胞层发现恶性肿瘤，属早期阶段。
1 期		肿瘤大小在 3 厘米以下，尚未转移至淋巴结和其他器官。
2	a 期	恶性肿瘤已超过 3 厘米，但尚未转移至淋巴结和其他器官；或癌肿瘤在 3 厘米以下，但已转移至与癌肿瘤同侧的肺门淋巴结。
	b 期	癌肿瘤已超过 3 厘米，已转移至与癌肿瘤同侧的肺门淋巴结，但尚未转移至其他器官；或癌细胞扩散至覆盖肺部的胸膜和胸壁，但尚未发生转移。
3	a 期	癌细胞蔓延至胸膜和胸壁，且正在转移至与癌肿瘤同侧的肺门淋巴结或心脏和食管等某部分（纵隔）的淋巴结。
	b 期	癌细胞扩散至纵隔或转移至胸膜或出现胸中积水（胸腔积液），癌细胞转移至原发处相反侧的纵隔和颈根部的淋巴结。
4 期		肺部以外的部位亦长出癌肿瘤，或转移至脑部、肝脏、骨骼、肾上腺等较远器官（远隔转移）。

小细胞肺癌

除了 1 ~ 4 期的分类，有时也可分成局限性和进展性两种。

局限性	癌肿瘤发生于靠近单边肺部的淋巴结。
进展性	癌细胞扩散至肺部以外的部位，甚至转移至较远的器官。

中心型肺癌与周围型肺癌

虚线的内侧为中心型，
虚线的外侧为周围型。

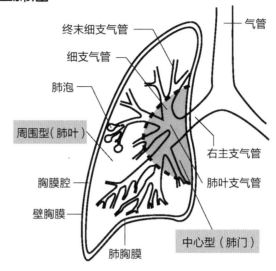

- **小细胞肺癌**：小细胞肺癌多发生于接近肺部入口的粗支气管，由于自早期即开始转移至淋巴结和其他器官，故大部分的患者发现患病时，往往都已是进展的状态。不过，就使用抗癌剂的化学疗法以及放射线疗法的治疗效果而论，此病算是疗效较好的癌症种类。

若肿瘤长在粗支气管的内部，则其阴影不易显现于胸部 X 线照片中，故较难于早期发现。不过，由于其他如咳嗽、痰、血痰等主观症状在初期即开始出现，故及早接受痰液细胞检查和支气管镜检查，是非常重要的。

- **非小细胞肺癌**：恶性肿瘤生成的部位，若是发生于主支气管、肺段支气管的范围，称为中心型肺癌；若是发生于支气管开口以远的支气管或肺泡的则称为周围型肺癌。中心型肺癌的代表为肺鳞癌，而容易通过胸部 X 线照片被发现的周围型肺癌，几乎都是肺腺癌。

肺腺癌是日本最常见的肺癌种类，占男性肺癌患者的约 40%、女性肺癌患者的约 70%。仅次于此的是肺鳞癌，男性约占 40%，女性则约占 15%。

非小细胞肺癌的进展速度虽较缓慢，但在化学疗法和放射线疗法的效果上并不理想。

- **肺癌的症状**：诸如久病难愈的咳嗽、胸痛、喘鸣、喘息、血痰、哑声、脸部或颈部浮肿等，皆为肺癌的一般症状，但通常不易与感冒等其他疾病的症状区分清楚。此外，病情在无症状下发展的病例亦时有所见。

不少患者，都是通过体检时的胸部 X 线检查发现肺癌，但若超过了肺癌发生率变高的 40 岁，则建议定期接受肺癌的检诊。

间皮瘤与石棉

肺部、心脏及腹中的器官，都被名为胸膜、心膜、腹膜的"薄布"覆盖着。此薄布的表面是间皮，发生于间皮的肿瘤便称为间皮瘤。其可分为良性或恶性，但恶性的间皮瘤非常罕见，恶性胸膜间皮瘤仅占肺癌的 1% 以下。不过，间皮瘤与石棉有直接的关系，因此也许将来会出现愈来愈多的病例。

肺癌的胸部 X 线照片

中心型肺癌的肺鳞癌

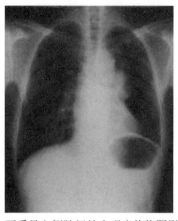

可看见左侧肺门处出现瘤状物阴影

周围型肺癌的肺腺癌

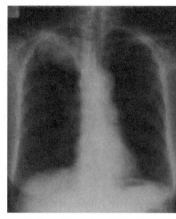

右肺上部出现瘤状物阴影

> **★间质性肺炎**
>
> 间质性肺炎并非感染导致，目前病因不明。其特征在于患者活动身体时易出现喘息、干咳等症状。可分为急性型和慢性型两种，其中急性型较难治愈。多数的男性患者会伴随肺癌而得此病。

● 发现肺癌的检查、确诊和治疗方法

检查肺癌，可进行扫描检查（肺癌检诊）和可以详细掌握癌状况的精密检查。

● 扫描检查："胸部 X 线检查"，在一般的体检中也会进行。

若通过胸部 X 线检查发现有肺癌可能或胸部 X 线无出现异常但有主观症状时，需进行进一步的精密检查。

现在，通过一种名为螺旋 CT（Helical CT）的胸部检查，可发现更细微的肺癌肿瘤。

"痰液细胞学检查"目的在于检测患者的痰里是否存在癌细胞。"肿瘤标志物检查"，主要是在血液中搜寻癌细胞制造出的物质，其数值亦有利于扫描检查。

● 精密检查：此为诊断是否为癌症及掌握病情状况的检查。通过支气管镜（摄影机）观察支气管的内侧，再进一步地利用装设于支气管镜的钳子或从体外刺进的针切取组织，用显微镜进行检验。

● 肺癌的治疗方法：肺癌的治疗有手术疗法（肺部切除）、化学疗法、放射线疗法、免疫疗法等，需根据肿瘤的部位和进行程度、有无转移等条件从中选择或搭配施行。

基本疗法为切除肺部组织，肺部周围的淋巴结也会被一同除去。原本依据癌肿瘤发生的部位，必须切除整个半边的肺，但随着支气管成形术等技术的发展，现在已可进行比肺叶更小范围的区域切除和部分切除等手术。

尽管有对象限制，但针对支气管内发生的中心型肺癌（0 期），可施以利用内镜进行的激光治疗。此外，对于中心型的早期癌症，另有注射易被癌组织吸收且对光产生反应的药物，再照射激光以破坏癌肿瘤的光动力疗法。当癌细胞扩散时，则会以化学疗法为中心，再搭配放射线疗法、免疫疗法、热疗法等其他方法同时治疗。

定期接受肺癌检查、早期发现，是最重要的预防肺癌的方法。尤其对老烟枪来说，别忘了一年至少接受一次肺癌诊查。

第七章

消化系统

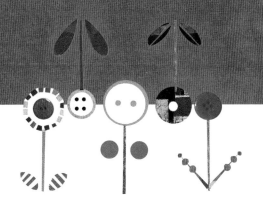

"消化"的功能，
便是将吃下的食物转换为身体可以吸收的形式，
而被碾磨微细的营养成分则在消化道被吸收。

消化与吸收的机制

"消化",指的是将吃进的食物转换成身体容易吸收的形式的过程。
而"吸收",则是身体摄入被碾磨成极小分子的养分的过程。
这两项工作,由口到肛门、全长约 9 米的消化道负责。

消化、吸收的过程

口(口腔)和牙齿

食物由牙齿咬碎(咀嚼)后与唾液混合,
会变得较容易被消化,接着由舌头集合在
一起后一口气地吞下(咽下),送进食管。
唾液:消化的开端,其所含的淀粉酶
(Amylase)可分解碳水化合物。唾液还
具有口腔消毒的功能。一天的唾液分泌量
为 1 ~ 1.5 升。

肝脏

肝脏将被碾磨得极细碎且已被小肠吸收的
养分转换为身体需要的形式。接着再分泌
消化液(即胆汁)输送至胆囊。

胰脏

胰脏负责分泌调节血液中葡萄糖量的胰岛
素等激素,并制造含有多种消化酶的胰液,
将之送至十二指肠。
胰液:胰液中的消化酶,即胰蛋白酶
(Trypsin)和胰凝乳蛋白酶(Chymotrypsin)
将蛋白质转变为氨基酸,淀粉将碳水化
合物转变为葡萄糖,脂肪酶(Lipase)则
将脂质分解为甘油和脂肪酸。成年人一天
的分泌量约为 1 升。

食管

通过食管的蠕动(参照 134 页),将食物
由口部送至胃。

胃

胃会如水泥搅拌机一般,将被送入胃中的
食物与胃液混合,使之变成浓稠的"粥状"。
胃液中所含的盐酸(强酸性水溶液),具
有消毒胃内部的功能。
胃液:胃液成分之一的盐酸,会将食物变
为"粥状"。而一种称为胃蛋白酶(Pepsin)
的消化酶可分解蛋白质。一天的分泌量约
为 1.5 升。

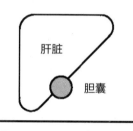

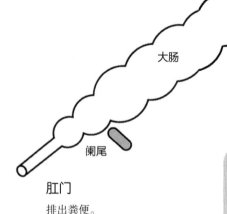

口腔

食管

肝脏

胆囊

胃

小肠　　十二指肠

胰脏

大肠

阑尾

肛门

排出粪便。

胆囊收缩素(Cholecystokinin,
Pancreozymin)
高脂质的食物一旦送进此处,十二
指肠的黏膜会分泌胆囊收缩素,以
促使胆汁和胰液的分泌。

促胃液素(Gastrin)
食物一旦进入胃部,胃部
幽门的周围黏膜会分泌促
胃液素,以刺激胃液(盐
酸或胃蛋白酶等)的分泌
和胃的蠕动。

肠抑胃肽(GIP, Gastric In-
hibitory Peptide)
葡萄糖和脂质刺激十二指肠分泌肠
抑胃肽,进而抑制胃液分泌与胃部
蠕动。

促胰液素(Secretin)
因胃液变成酸性的消化物进入此处
时,十二指肠黏膜会分泌促胰液素,
此激素具有促进碱性胰液的分泌、
抑制胃液分泌的功能。

消化器官的位置

口腔

食管

胰脏
肝脏
胆囊

胃

小肠
大肠

阑尾

肛门

消化、吸收所需的时间

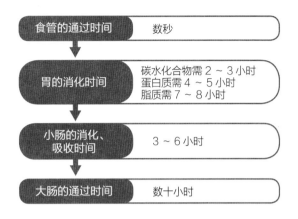

食管的通过时间	数秒
胃的消化时间	碳水化合物需 2 ~ 3 小时 蛋白质需 4 ~ 5 小时 脂质需 7 ~ 8 小时
小肠的消化、吸收时间	3 ~ 6 小时
大肠的通过时间	数十小时

从口吃进食物到变成粪便排出：24 ~ 72 小时

负责消化、吸收食物的器官，总称为消化系统。由口腔、食管、胃、小肠（十二指肠、空肠、回肠）、大肠（盲肠、阑尾、升结肠、横结肠、降结肠、乙状结肠、直肠）、肛门、肝脏、胰脏、胆囊等器官组成。

原来如此！

帮助消化与吸收的酶和激素

我们吃进体内的食物，几乎都是蛋白质和碳水化合物等大分子的化合物。"分子"，指的是具有化学性质的最小的粒子。将食物中的养分转换成身体所需形态的过程称为代谢，但为了进行代谢，首先必须将小分子进行分解。

帮助分解的物质称为"消化酶"，如"槌子"般将小分子分解为更小的分子。许多的消化酶，诸如胃蛋白酶、胰蛋白酶等蛋白质分解酶和脂肪酶等脂质分解酶，都活跃于消化道中。

为了消化和吸收，自主神经扮演着不可或缺的角色，即通过食物刺激消化道，使十二指肠等黏膜分泌消化道激素。

由于酶的种类极其繁多，故左页附图仅标出主要的种类。

小肠（十二指肠、空肠、回肠）

胰液和胆汁流入小肠，食物中的营养被彻底分解后，小肠会吸收其养分并将之输送至肝脏。

肠液：消化酶的脂肪酶会分解脂质，胃蛋白酶和胰蛋白酶分解蛋白质。此外，乳糖酶（Lactase）、麦芽糖酶（Maltase）、转化酶（Invertase）则负责分解碳水化合物。一天的分泌量为 2 ~ 2.5 升。

大肠（盲肠、阑尾、结肠、直肠）

大肠会从未被消化、吸收的食物残渣中吸取水分，使其腐败、发酵，进而变为粪便。

胆囊

储存、浓缩胆汁，并将之输送到十二指肠。

胆汁：将脂质转换为肠容易吸收的形态，促进胰液所含消化酶的功能。一天的分泌量约为 1 升。

口腔和牙齿的结构与功能

消化、吸收的起始点在口中（口腔）。
咀嚼食物时，食物会和含有消化酶的唾液混合，然后被吞下进入食管。
多次咀嚼会使唾液大量分泌，让食物变得容易被消化。

口腔的结构及其功能

口腔，指的是嘴唇（口唇）、脸颊、上腭（硬腭与软腭）、口腔底（口底）所包围的空间。

口腔中有舌头和牙齿，在消化管的入口进行咬嚼（咀嚼）、吸入（吮吸）、吞下（咽下）等帮助食物被摄取的功能。

不仅如此，口腔也与味觉、发音、打喷嚏、咳嗽、口部呼吸等功能息息相关。由分泌唾液的唾液腺、口腔肌肉、关节等部位实现口腔的功能。

"咀嚼"与唾液分泌的关系

我们常说的垂涎（口水直流之意），指的便是人一看到食物，闻到、想到食物的香味，或将食物实际放进口中咀嚼时，接收到此刺激的脑部会对唾液腺发出指令，使其分泌唾液。

唾液除了具有消化作用，也有诸如"有杀菌、抗菌功能的溶菌酶（Lysozyme）""滤掉食物残渣，预防蛀牙和牙周病""保持口中湿润以帮助咀嚼和咽下食物，使味觉灵敏"等各种功能。唾液一天的分泌量为 1 ~ 1.5 升，其中以腭下腺分泌量最多。

唾液腺的种类

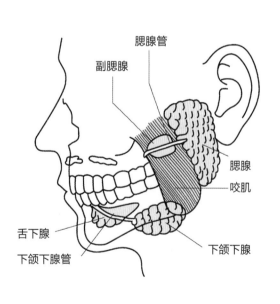

口腔结构

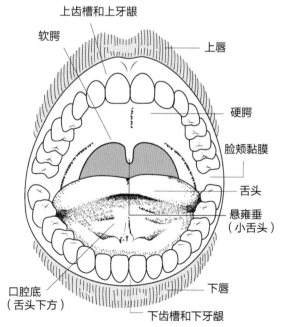

牙齿和牙龈的结构

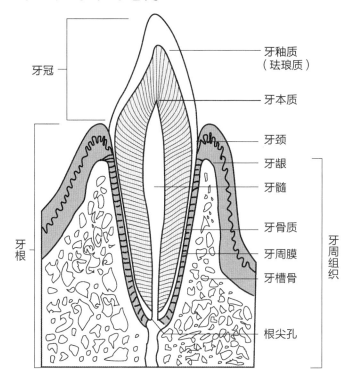

牙冠

牙釉质（珐琅质）
牙本质
牙颈
牙龈
牙髓
牙骨质
牙周膜
牙槽骨
牙周组织
牙根
根尖孔

从侧面看到的口腔

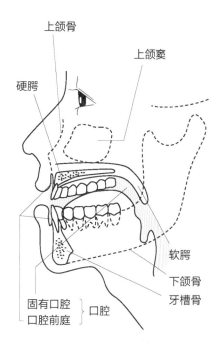

上颌骨
上颌窦
硬腭
软腭
下颌骨
牙槽骨
固有口腔
口腔前庭
口腔

牙齿可分成牙冠和牙根

牙冠是自牙根长出显露于外的部分，由牙本质和牙釉质构成。牙釉质是人体中最硬的组织，而牙根则是隐埋于牙龈和牙槽骨内的部分。牙本质的周围有牙骨质，由一种名为牙周膜的结缔组织（参照 6 页）与牙槽骨牢固地结合。

牙齿的中心部（牙本质内侧的空间）是牙髓，牙髓内有许多神经和血管流贯其中。

牙齿（恒牙）的种类和形状

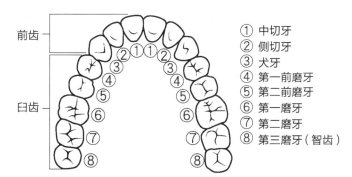

前齿

臼齿

① 中切牙
② 侧切牙
③ 犬牙
④ 第一前磨牙
⑤ 第二前磨牙
⑥ 第一磨牙
⑦ 第二磨牙
⑧ 第三磨牙（智齿）

牙齿的种类

每一颗牙齿都负责不同的功能。比如前齿中的切牙和犬牙负责撕裂、切断食物，后齿的前磨牙和磨牙则负责之后的磨碎工作。

婴儿自 8 月龄到 2 ~ 3 岁这段时间长齐的乳牙（20 颗），会从 6 岁开始逐渐被恒牙替换。

口腔的恒牙若完全长齐，共有 32 颗。

不过，有些人的 4 颗第三磨牙，即"智齿"，成年后只长出一部分，其后一生不会再生长。从前人们常说"人生五十年"（源自日本传统戏剧《敦盛》），故古时候的人长出智齿时双亲已过世，因此智齿在日语中叫做"亲不知"（親知らず）。

口腔的疾病

对口腔（口的内部）而言，发声也是很重要的功能。
因此口腔一旦发生问题，"饮食"和"说话"便无法正常进行。

● 口中黏膜引发的炎症——口腔炎

口腔炎会引发如"口腔黏膜和舌头发红、饮食物造成刺痛""黏膜出现浅层溃烂（糜烂）""出现裂痕和肿胀、易出血""长水泡""出现类似白色或黄白色的苔状膜（口疮、溃疡）"等各种症状，大多伴随着疼痛。

● 舌癌的病情发展速度极快

舌癌是发生于口内的癌症，占全部癌症的 1%，与身体其他部位相比，可说是十分少见的癌症种类。

不过，占口腔癌 60% 的舌癌，其病情发展极快，且造成生命危险的病例不在少数。

容易发生舌癌的地方，是自舌头深处边缘部分到口腔底的范围。主要病因之一是蛀牙尖锐处和假牙（义齿）所造成的持续刺激。此外，吸烟和饮酒也是引发舌癌的危险因子。

舌癌会长出肿瘤，区别于舌炎（主要发生于舌头的炎症）；但舌癌不易产生疼痛，很容易被忽略。舌头出现的溃疡若 2 周以上仍未痊愈，请务必至口腔外科或耳鼻喉科就诊（参照 250 页）。

若尚为早期的舌癌，为了保留舌头的功能，会采取放射线疗法；若为病情发展中的状况，则会将切除手术、化学疗法、免疫疗法等方法组合搭配进行。若一半以上的舌头被切除，舌头活动的肌肉和神经会因此受伤，使得患者咀嚼食物、吞咽、发出声音等动作都无法正常地进行。因此，会移植腹部的皮肤和肌肉（腹直肌）至被切除的部分，进行舌头的重建手术。

口腔出现的癌种类

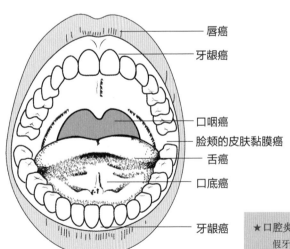

- 唇癌
- 牙龈癌
- 口咽癌
- 脸颊的皮肤黏膜癌
- 舌癌
- 口底癌
- 牙龈癌

舌的重建手术

将血管仍附着其上的腹部皮肤和肌肉切取下来，移植至残留的舌头。

将移植过来的血管，与切除舌头后留下的血管相连接。

★ 口腔炎的病因

　　假牙（义齿）、蛀牙治疗时的填塞物、牙结石等异物，蛀牙，咬合不完全的牙齿等因素，皆会刺激口腔和舌的黏膜，引发细菌感染。受到身心疲劳、肠胃疾病、维生素不足、月经和怀孕等诱因而发病的口腔炎亦不在少数。此外，传染病、皮肤或免疫疾病等导致的病例亦时有所见。

蛀牙与牙周病

接着，让我们来了解关于蛀牙和牙周病的相关知识。
牙周病被视为生活习惯病的一种，已有说法指出其与糖尿病和心脏病等疾病有关系。

● "突变链球菌"
是蛀牙的元凶？！

口中的变异链球菌（Streptococcus Mutans）和饮食物的残渣（糖），会成为黏稠的牙垢（牙斑），附着在牙齿上。

变异链球菌分解糖后产生的酸，会一点一点地腐蚀牙齿表面，此状态即"蛀牙"，但更正确的说法应为"龋齿"。因为是"牙齿被侵蚀"的状况，人们称之为蛀牙。

● 对全身皆有影响的牙周病
（牙龈炎和牙周炎）

牙垢和牙结石（唾液中的钙和磷附着于齿上并硬化的物质）中的细菌，会刺激牙根（牙龈）引发炎症，即牙龈炎。牙龈会发红发肿，每当患者咬硬物或刷牙时，牙龈便会出血。

治疗牙龈炎的首要之务，便是清除牙垢和牙结石。

牙龈炎恶化，会演变为牙周炎。其牙槽骨被腐蚀、牙齿摇晃不稳，最后便难逃被拔除的命运。在牙周炎的治疗上，除了进行牙龈切除手术、固定牙齿或调整咬合外，有时亦会采取植假牙（义齿）或移植等疗法。

义齿可大概分为三大类。第一种是拔除 1 ~ 3 颗时放入的固定义齿，第二种为拔除多颗牙齿时装入的可摘局部义齿，最后一种则是牙齿全部被拔除时装入的全口义齿。此外，种植义齿是将人工制成的牙根（人工牙根：此称为种植）埋进颌骨里，并将牙冠如"戴帽子"般地装上人工牙根。

在 C1 ~ C2 间的阶段，可去除已蛀牙的部分以清除细菌，再用树脂和金属填补空洞，进行修复。
在 C3 ~ C4 间的阶段，则会拔除牙髓、清理蛀洞，再用树脂和金属填补空洞。

牙周炎与牙龈炎

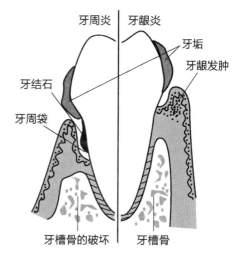

牙龈炎中，牙龈会因牙垢中细菌引发的炎症发红发肿；牙龈炎症恶化的牙周炎，则是牙槽骨被破坏、牙齿与牙龈间产生空隙（牙周袋）且感染的现象。

蛀牙（龋齿）的阶段

蛀牙

C1：尚只有牙釉质被侵蚀、出现小洞的状态。无疼痛感。

牙本质

C2：蛀蚀深入牙本质内，对甜食和冷食产生酸刺痛。

C3：蛀蚀已进入牙髓，会持续产生一阵阵强烈的刺痛。

C4：已进行至牙根的蛀牙，传递疼痛的神经（牙髓）遭破坏。

根尖病灶

食管的结构与功能

食管像"食物的通道"，自喉咙（咽部）开始延伸，是一条长达 25 厘米、直径 2 ~ 3 厘米、管壁厚度约 4 毫米的细长消化道。
食管位于空气通道的气管之后，与胃相连。

食管的结构

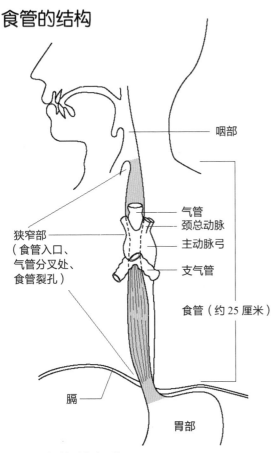

咽部
气管
颈总动脉
主动脉弓
支气管
狭窄部（食管入口、气管分叉处、食管裂孔）
食管（约 25 厘米）
膈
胃部

食管肌肉将食物推送至胃部

食管会在其入口、与气管分开处以及连接膈空隙间处（食管裂孔）等三个部位变狭窄（生理性狭窄部），以方便拦截食物。食物并不会仅靠本身重量滑入食管。食管壁由环肌和纵肌这两种肌肉重叠为两层构成，通过肌肉的收缩和恢复，进行波浪般的蠕动（蠕动，指的是宛如毛毛虫爬行的样子），并将食物运送至胃部。透过蠕动，无论我们是横躺、甚至倒立，食物皆能正常地被送至胃部。

食管和胃的连接处，有道功能宛如"水门"的贲门，借着包围消化道的肌肉（环肌）的收缩和伸展，此贲门会扩张或变窄，以控制食物的通过。

吞咽食物的机制

喉咙在除食物通过以外的时间，都扮演着空气通道的角色。难以吞咽饮食物的状况，称为吞咽困难。

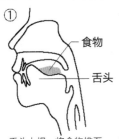

① 食物
舌头

舌头上提，将食物推至喉咙深处。

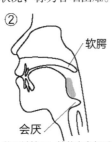

② 软腭

会厌

软腭被挤压，挡住自鼻部延伸到喉咙的空气通道，亦可将往食管的通路扩张开来。

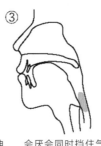

③

会厌会同时挡住气管的入口，让食物送进胃部。

食管壁的结构

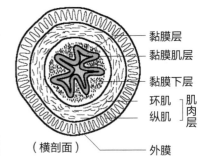

黏膜层
黏膜肌层
黏膜下层
环肌 } 肌肉层
纵肌 } 肌肉层
外膜

（横剖面）

食管的疾病

在此，先为各位介绍两种发生于食管的疾病。
50 岁以上的男性中长年饮酒或吸烟的人，是最常见的食管癌患者。

浅表性癌与进展期癌

食管壁上有许多的血管及淋巴管通过，因此容易将癌细胞扩散至附近其他的器官。

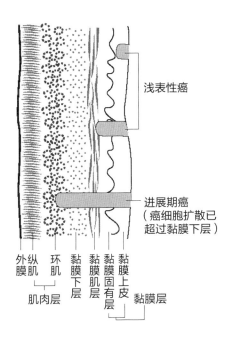

浅表性癌

进展期癌
（癌细胞扩散已超过黏膜下层）

外纵膜肌　环肌　黏膜下层　黏膜肌层　黏膜固有层　黏膜上皮

肌肉层　　　　黏膜层

易发生食管癌的部位

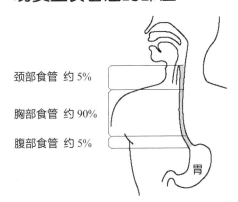

颈部食管 约 5%

胸部食管 约 90%

腹部食管 约 5%

胃

● 早期的食管癌可进行内镜治疗

95% 以上的食管癌，都是发生在黏膜上皮的鳞状细胞癌。其中，病情停留在黏膜下层者属于浅表性癌，蔓延到肌肉层者则视为进展期癌症。

进展期癌症可依其形状的不同，分为隆起型、局部溃疡型、溃疡浸润型、糜烂浸润型、无法归类型等五种。

吸烟、饮酒、烫的饮食物等皆与食管癌的发生有关。

食管癌最常见的主观症状，是吞咽食物时胸部深处有刺痛感或被扭抓的感觉。

通过手术切除有癌的地方，也就是外科疗法，是治疗食管癌的基本方法。但对于仅止于黏膜的早期癌症，则可进行内镜治疗（EMR，内镜下黏膜切除术）。

食管一旦被切除，多会将胃部向上牵引，重新构建一条食物的通道（称为重建）。

● 食管黏膜发炎引起的食管炎

急性食管炎的病因有以下几种，诸如：咽炎等传染症扩及食管、吞咽过烫饮食物或化学物品、内镜检查伤到黏膜等。

慢性食管炎，则是因胃液向食管逆流伤到黏膜所致（反流性食管炎）。

胃部入口处（贲门）的肌肉，具有不让胃液发生逆流的功能。不过，如"老化导致贲门紧缩力减弱""食管裂孔扩张、造成胃部进入胸腔（食管裂孔疝）""肥胖或暴饮暴食导致腹压（腹部内的压力）升高""受幽门螺杆菌的除菌疗法影响，胃液（盐酸）分泌增加""贲门在胃部手术中被切除"等诸多原因，都容易引发反流性食管炎。

胃的结构与功能

就如我们常说的"胃袋"一样，胃部是一种由肌肉和黏膜组成的袋状脏器。
其内侧呈皱褶状，空胃时的容量虽仅有 50 毫升，但只要食物进入胃中，其皱褶便可延展，满腹时容量可达 1.2 ～ 1.5 升。

将食物与胃液融合

　　胃可分为入口的贲门、胃底、胃体和出口的幽门。贲门是胃与食管的连接处，借由肌肉（环肌）使贲门仅在食物通过时才张开，以防止胃液的反流。

　　胃底是胃上部的隆起部分。"打嗝（嗳气）"，是饮食时将空气一起吞入，或者饮入的碳酸饮料中的气体积存于胃底，然后逆回向上所产生的。

　　胃的大部分是胃体，如水泥搅拌机般将食物与胃液搅和。食物会在此被转化为浓稠的"粥状"物，接着缓缓地被送至幽门。幽门是胃与十二指肠间的连接处，由包围着器官且调节通道的"括约肌"组成。

　　胃能储存食物并将食物缓缓送至十二指肠，扮演如"水库"的角色，而幽门可以说是水库的"闸门"。当胃部内压升高，变成强酸性的食物（消化物的形态改变）借由黏膜被中和时，幽门会开启，并将胃的内容物运出至十二指肠。

消化食物的胃液功能

　　胃腺主细胞分泌的胃蛋白酶原（Pepsinogen），会通过盐酸等物质改变其形态，变成"消化酶胃蛋白酶"以及胃壁细胞分泌的"盐酸"、颈黏液细胞分泌的"黏液"，这些物质与水融合便是"胃液"。胃液是无色透明、带有微黏性的酸性液体。胃液的成分几乎都是水，一天的分泌量约为 1.5 升。

　　接下来，来认识各成分的不同功能吧。

　　胃蛋白酶是一种蛋白质分解酶，可将蛋白质分解得更细微。盐酸是 pH 值 1.0 ～ 2.5 的强酸。pH 值，指的是带电的氢即氢离子浓度的指数，范围在 0 ～ 14 之间，7 为中性，7 以上则为碱性。盐酸会对胃蛋白酶原产生作用，促使胃蛋白酶原发挥功能。此外，盐酸对胃内容物有杀菌作用，也可帮助铁和钙、维生素 B_{12} 的吸收。黏液覆盖于胃的内侧，具有防止盐酸或消化酶对黏膜造成伤害，以及使内容物的移动更顺畅等作用。为了吸收维生素 B_{12}，只在胃壁细胞分泌的"内因子"，是不可或缺的重要物质。

胃的"伸展、收缩、紧绷"使食物变为粥状

　　胃的重要功能之一，便是将食物和胃液混合，使其成为易被小肠吸收的浓稠"粥状物"（此称为搅拌作用）。

　　胃部肌肉由纵肌、环肌、斜行肌的三层平滑肌构成，以小弯部为轴，反复进行着"伸展、收缩"的动作；整体的胃也会"直、横、斜"地运作，共同压碎食物，使之与胃液融合。

　　此种胃的蠕动，一分钟内间隔进行约 3 次，缓缓地将消化物往幽门的方向输送。我们肚子饿时会发出"咕噜"的声响，便是空胃进行蠕动时，胃中的空气移动所发出的声音。

3 层结构的胃部肌肉

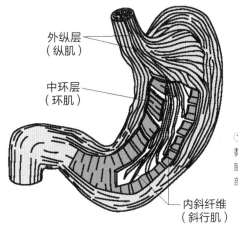

外纵层
（纵肌）

中环层
（环肌）

内斜纤维
（斜行肌）

胃的蠕动

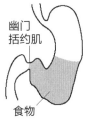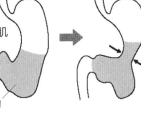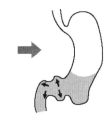

幽门
括约肌

食物

①食物一进入胃，胃会将黏膜皱褶伸展开来并随之膨胀，食物会随着进入胃部的顺序层状堆积。

②食物在盐酸和胃蛋白酶的作用以及胃的蠕动下转变为"粥状物"。

③食物缓慢地往幽门的方向移动，胃的蠕动因而变得活跃，接着括约肌会放松使幽门开启，食物一点点地输送至十二指肠。

胃的结构

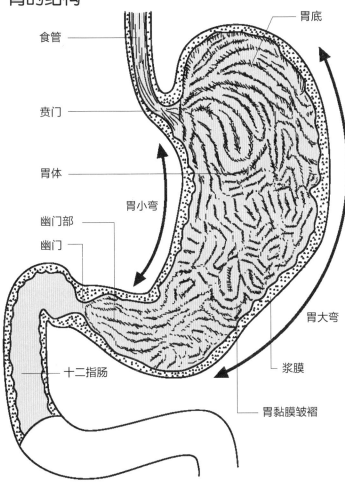

食管

贲门

胃体

胃小弯

幽门部

幽门

十二指肠

胃底

胃大弯

浆膜

胃黏膜皱褶

6 层的胃壁剖面

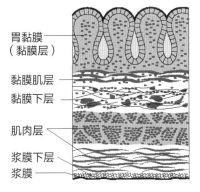

胃黏膜
（黏膜层）

黏膜肌层

黏膜下层

肌肉层

浆膜下层

浆膜

　　浆膜是结构中的最外侧，是腹膜（此为如罩布般覆盖于腹内所有器官表面的膜）的一部分。接着是浆膜下层，其内侧的肌肉层负责进行蠕动。再向内是许多神经和血管通过的黏膜下层（黏膜下组织），与黏膜肌层重叠。最内侧的胃黏膜（黏膜层）表面覆盖着黏液，可防止盐酸带来的伤害。

胃、十二指肠溃疡

胃、十二指肠溃疡，容易被视为现代社会的"焦虑病"。
但事实上，胃部的幽门螺杆菌才是最大的病因。

胃溃疡的进行阶段

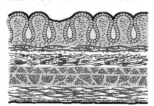

溃疡1：胃黏膜的一部分发生溃烂、坏死（细胞死亡的状态）等状况，称为"糜烂"。

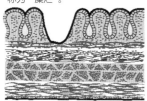

溃疡2：初期阶段的溃疡，伤口蔓延至黏膜下层（黏膜下组织）的状态。

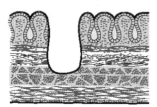

溃疡3：溃疡深入至肌肉层，是胃溃疡中最常见的状态。

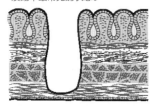

溃疡4：溃疡贯穿肌肉层，侵蚀至浆膜下层的状态。

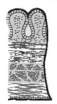

穿孔性溃疡：浆膜破洞而在胃壁上"凿了个洞"。胃的内容物会流出至腹部内各器官间的空隙，有引发急性腹膜炎的危险。

● 胃、十二指肠黏膜受伤的消化性溃疡

胃液中所含的强酸性的盐酸，虽是消化食物时不可缺少的物质，但对胃黏膜而言，有时却是危险物。

为了避免胃自身被胃酸完全消化，黏膜会发挥"分泌碱性黏液中和酸性""黏膜表面的脂质能阻隔盐酸"等功能，避免胃壁受到伤害。

盐酸的"攻击"和黏膜的"防御"，两者之间的平衡由自主神经和激素等"调节角色"控制。然而，一旦这些调节作用因某些原因被打乱，平衡被破坏，盐酸等物质的攻击力则会增强，"消化"胃和十二指肠的黏膜，伤害胃壁和肠壁，此即为消化性溃疡的病状。

胃和十二指肠相连，发生溃疡的原因、症状、治疗法等也都相同，所以直接将两者的溃疡称为胃、十二指肠溃疡或消化性溃疡。

胃的内部为强酸性，因此过去的人们认为细菌无法寄生于胃中。但现在大家已经确知，40岁以上的人群中，80%的人胃内都寄生着一种称为幽门螺杆菌（Helicobacter pylori）的细菌。幽门螺杆菌会引发慢性炎症，而在反复的发炎过程中，黏膜逐渐硬化变薄，此即为萎缩性胃炎。严重时，甚至可能演变为胃溃疡或癌症等重病。由此可知，溃疡的原因并非总是"焦虑"或"暴饮暴食"。

● 胃、十二指肠溃疡的症状及其进行程度

胃、十二指肠溃疡的主要症状有腹痛、胃部伤处出血造成患者吐血和便血（排泄掺有血液的粪便）、胃灼热（腹上区隐隐作痛，出现烧灼般的疼痛）等。

此外，如同左图所示，根据胃壁的伤口深度，溃疡病情的进行程度可分为几个阶段。

胃和十二指肠，皆有特别容易发生溃疡的部位（称为好发部位）。胃部溃疡好发生在胃下方的三分之一即幽门的上方附近；十二指肠溃疡则好发于靠近与胃的连接处，被称为十二指肠上部的部位。

压力引发胃溃疡的过程

幽门螺杆菌寄生于胃内，引发炎症，若再加上压力导致的黏膜血液流动停滞，胃溃疡将会更容易发生。

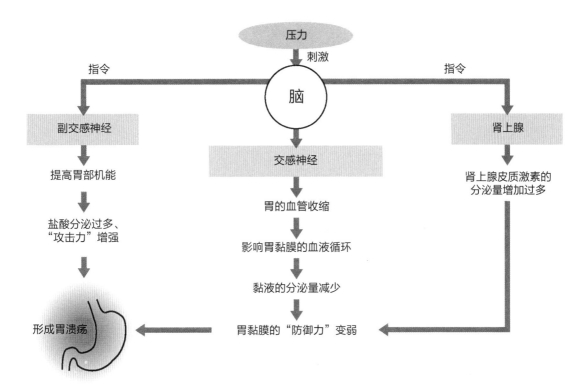

可用药物治愈的胃、十二指肠溃疡

胃、十二指肠溃疡的治疗主要依靠药物，而使用的药物可大致分为两种。

第一种是减弱盐酸"攻击力"的类型，可分为具中和盐酸功能的药物和从根本上抑制盐酸分泌的药物，尤其是后者中的 H_2 受体阻断药（H_2 Blocker）以及质子泵抑制剂（Proton Pump Inhibitor），是治疗胃溃疡的两种主要药物。

第二种是强化黏膜"防御力"的类型。此种药物较欠缺即效性，但药效温和且副作用少。

此外，若检查中发现有幽门螺杆菌寄生在胃内，则需进行除菌疗法以预防其再次发作。确认是否有幽门螺杆菌的方法有许多种，其中，服用含有尿素的检查药物并比较服用前后呼气的"尿素呼气试验"，是简便且常被利用于判定除菌效果的方法。

持续服用一周可抑制盐酸分泌的质子泵抑制剂并搭配使用两种抗菌药，可消除 80% ~ 90% 的幽门螺杆菌。幽门螺杆菌再次寄生的概率微乎其微。

胃癌

胃癌是常见于日本人的癌症。
随着癌症检诊的上消化道 X 线检查（上消化道造影检查）以及体检中的胃镜检查等项目的普及，
胃癌早期即被发现的病例正持续增加。

胃癌的病期（阶段）及 5 年存活率

IA 期	IB 期	II 期	IIIA 期	IIIB 期	IV 期
约 96%	约 80%	约 60%	约 40.5%	约 20%	约 5%

● 幽门螺杆菌与胃癌亦有关

造成胃部慢性炎症的主要因素，都可视为引发胃癌的危险因子。比如盐分过量的饮食、吸烟、饮酒以及寄生于胃部的幽门螺杆菌等。幽门螺杆菌会引发使黏膜变硬变薄的萎缩性胃炎，进而诱发胃癌。

胃癌可分为早期胃癌和进展期胃癌。胃壁有六层，但胃癌发生在最内侧的黏膜层（黏膜细胞的癌变），并向浆膜的方向逐步扩散。

癌停留在黏膜下层（黏膜下组织）的状态，属于早期胃癌，治愈率超过 90%。而若是最初期，癌仅发生在 2 厘米以内的小范围，有时仅靠内镜治疗即可治愈。至于进展期胃癌，是癌已蔓延至比肌肉层更深的阶段，可依肿瘤形状分为四类（参照右页附图）。

"皮革胃（Linitis Plastica）（硬性癌）"是 IV 期胃癌的一种，其癌肿瘤极硬且厚，扩散速度极快。此种癌症的病期（阶段）分类，不只依据癌细胞蔓延至胃壁的哪一层，还需考虑其转移至淋巴结和其他部位的程度。

治疗的基本方法是切除癌组织。早期胃癌的根治率颇高，但因几乎不会出现主观症状，因此定期的胃癌检诊非常重要。

● 利用内镜切除早期癌组织

早期胃癌中，若是"癌肿瘤仅止于黏膜层""癌肿瘤的结构和机能与正常细胞相似""癌的一部分没有溃疡或其痕迹""隆起型且大小在 2 厘米以内"的状况，可进行内镜治疗（内镜下黏膜切除术，EMR）。

原来如此！

容易发生胃癌的部位

约半数的胃癌，皆发生于包含幽门在内的胃部下方三分之一处。接着依次是胃小弯、贲门、胃大弯。

幽门和贲门等狭窄处发生的癌症，在早期阶段时，即会明显地出现食物通过困难、胃消化不良、腹胀、沉重感等症状，所以容易被发现。胃壁被许多淋巴管围绕，因此若是已发展到肌层的进展期胃癌，则常可见到癌转移至淋巴结的病例。

癌细胞亦容易转移至肝脏、肺部、骨骼等部位，并发生癌突破浆膜层、在腹中扩散增生的"腹膜扩散"，使病情更加棘手。其他器官的癌细胞转移至胃部的情况，也有可能发生。

进展期胃癌的形态

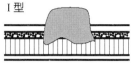

I 型

瘤状物隆起型。

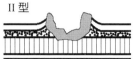

II 型

与周围界线明显的溃疡（组织已坏死的状态）。

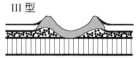

III 型

与周围界线不明显的溃疡状态。

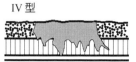

IV 型

不会隆起也不会产生溃疡，癌潜进黏膜层下并扩散的状态。

胃壁与癌的深度

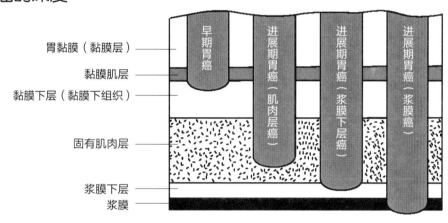

胃黏膜（黏膜层）

黏膜肌层

黏膜下层（黏膜下组织）

固有肌肉层

浆膜下层

浆膜

早期胃癌

进展期胃癌（肌肉层癌）

进展期胃癌（浆膜下层癌）

进展期胃癌（浆膜癌）

息肉状的隆起型癌，可进行圈套息肉切除术（Snare-Polypectomy）；平坦型胃癌，则适合黏膜切除术（Strip Biopsy，参照 142 页）。IT 刀是一种针状刀前端装有陶瓷切片的处理工具，可一次便将早期的黏膜癌完全切除。另外也有从内镜前端发出激光或微波以破坏肿瘤的方法。

此外，使用名为 HpD（Hematoporphyrin Derivative，血卟啉衍生物）药物进行的光动力疗法，也是一种选择。这是利用 HpD 只会集中于癌肿瘤的性质，以静脉注射将其注入体内，接着对癌肿瘤内药物集中的地方照射微弱的激光，利用化学反应使癌细胞死亡的方法。

利用内镜进行的疗法无须开腹即可切除、破坏癌肿瘤，故对患者的负担较轻。

● 胃的切除方法及其重建手术

若无法利用内镜进行治疗，便必须进行胃的切除手术。进行手术前，须将癌症发生的部位、癌细胞扩散、转移的有无、手术后患者的生活质量等条件列入考虑以讨论切除方式，并采取尽可能"缩小切除范围"的方法。

如果是进展期胃癌，有时会在手术前先进行缩小癌的化学疗法，再以手术切除，这样成功治愈的概率会较大。胃被切除后，亦会进行利用其他脏器补足胃部功能的"重建术"。

重建术的方法依据其切除范围状况有所不同，但大致上而言，胃部完全被切除时，可采取切掉十二指肠，连接空肠和食管，再将被切断的十二指肠连接空肠洞孔，或以食管连接空肠洞孔等方法，让空肠取代胃部。

胃癌的内镜下黏膜切除术

套圈息肉切除术

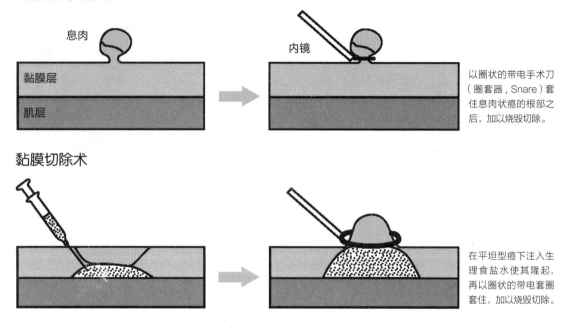

息肉

内镜

黏膜层

肌层

以圈状的带电手术刀（圈套器，Snare）套住息肉状癌的根部之后，加以烧毁切除。

黏膜切除术

在平坦型癌下注入生理食盐水使其隆起，再以圈状的带电套圈套住，加以烧毁切除。

● 胃部切除后出现的各种症状

切除胃后引发的各种症状，总称为"胃切除后综合征"。有些症状很快便会出现，有些则经过数月或数年才会发病。

●**倾倒综合征（Dumping Syndrome）**：病名中的"Dumping"，有"倾倒、抛下"之意，指的是胃部被切除后，身体失去保存内容物的功能，使得食物急速地落入小肠内所引发的症状。

早期的倾倒综合征，于用餐后20～30分钟后出现症状。当未经过妥善消化的食物突然落入小肠内，会引发腹泻、腹痛、腹鸣（肚子发出咕噜咕噜的声响）、冷汗、心悸、脸颊潮红、晕眩等症状。

至于晚期的倾倒综合征，则于用餐后2～3小时后出现症状。患者的血糖值先于用餐后急剧上升，造成胰岛素大量分泌，接着血糖值又急速下降，患者出现虚脱、晕眩、冷汗、全身无力、手部或手指颤抖等症状。

●**消化、吸收障碍**：由于脂质较难被消化、吸收，故当患者摄取高油脂或高脂肪乳制品等食物时，容易发生腹泻。

蛋白质的消化、吸收障碍，会导致患者血液中的蛋白质成分减少，全身容易出现浮肿。而碳水化合物的消化、吸收障碍，则会造成患者血液中的葡萄糖减少，出现低血糖引发的晕眩和虚脱感。此外，若长期对钙质和维生素D有吸收障碍，骨骼会变得脆弱，造成骨质疏松症而出现腰痛（腰骨的压迫骨折）。

●**贫血**：由于与铁质吸收有关的盐酸，以及与维生素 B_{12} 吸收有关的内因子（参照136页）的分泌量减少，患者容易发生贫血。

●**反流性食管炎**：贲门被切除后，混合着胃液和盐酸的食物容易反流至食管，造成食管发炎或胃灼热等症状。

胃的切除手术与重建手术
幽门侧胃切除术的情况
（切除胃的下半部）

胃部完全摘除术的情况
（切除整个胃部）

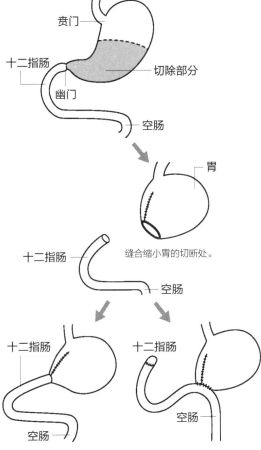

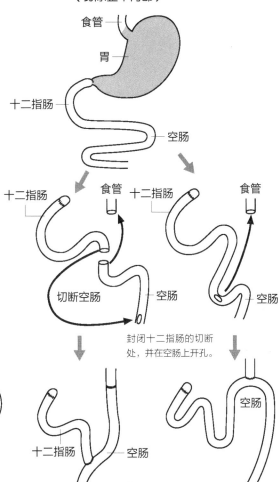

B-Ⅰ式：缝合缩小胃的切断处后，再将切开的十二指肠拉近残留的胃并使其相连接。

B-Ⅱ式：缝合缩小胃的切断处后，在空肠开孔以连接残留的胃部。十二指肠的上部会合上且呈袋状。

Roux-en-Y 吻合术：连接食管和空肠，以空肠代替胃。封闭十二指肠的上部使其呈袋状、切离空肠，使其连接空肠上的洞孔。

B-Ⅱ式：于空肠上开孔，并将食管与洞相连。封闭十二指肠的上部使其呈袋状。

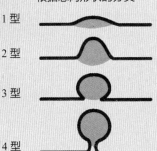

根据息肉形状的分类
1型 2型 3型 4型

息肉与胃癌

　　息肉指的是"黏膜表面向器官内侧长出的瘤状肿瘤"。胃部生成的息肉发生癌变的概率并不高。息肉大概可分为因患慢性炎症，黏膜受到刺激而产生的息肉（增生性息肉），以及与正常的胃部黏膜相异的组织发生变化而产生的良性肿瘤（腺瘤）。若息肉较大，或有引发癌症的可能性时，则须利用内镜切取其部分组织进行检验。

肠的结构与功能

肠道是一条全长 7 ~ 8 米的消化道，被碾碎为微小分子的养分和水分，几乎都由小肠吸收，其"残渣"中的水分则被大肠吸取，形成粪便。

将吸收的养分送往肝脏

小肠包含十二指肠（相当于 12 根手指横向并列的长度、约 25 厘米的消化道）、空肠、回肠，大肠则由盲肠、结肠、直肠构成。直肠末端处为肛门。

含有分解碳水化合物、脂质、蛋白质消化酶的胰液和胆汁，会流入十二指肠中。被分解的养分主要由空肠进行吸收，并从一种称为绒毛（参照右页附图）的突起毛细血管、经过肠系膜静脉、肝门静脉，被输送至称为"人体工业中心"的肝脏。

大肠几乎不会进行养分的吸收，养分被送至直肠时通常已完全变成粪便，继而被输送往肛门。

肠道菌群是肠道的防护墙

在空肠前端的部分，寄生着各种细菌，尤其大肠内有多达 100 种、100 万亿个细菌且自成集团，称为"肠道菌群"。

菌群内有具备"合成维生素类和蛋白质""帮助消化和吸收""使粪便成形""防止体外入侵病菌的感染""支持免疫（参照 22 页）功能"等有益于身体机能的益菌，以及带来"肠内容物腐败""制造毒素和致癌物质""引发腹泻或便秘"等坏处的坏菌。只要益菌的势力胜过坏菌，坏菌便会隐而不见。

被当作"食物残渣"的粪便中，有 1 ~ 3 成是肠内细菌的尸骸。

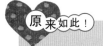

原来如此！

排便的机制

大肠一天会进行数次的蠕动，尤其早上刚起床（爬起身子）时会发生"起立反射"，即空胃状态下食用早餐造成的"胃反射"，容易促进大肠蠕动。

当粪便由大肠蠕动自结肠被送至直肠时，粪便会压迫直肠使管壁延伸。

这项信息会传达至脑部而引起排便反射，产生便意，肛门内括约肌因此松弛。接着只要使力，粪便即会自肛门排出。

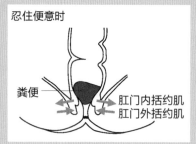

忍住便意时

粪便
肛门内括约肌
肛门外括约肌

当粪便送至直肠时，肛门内括约肌会松弛，需由肛门外括约肌的力量抑制住便意。

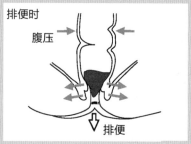

排便时

腹压
排便

欲排出粪便而使力时，腹压（腹中的压力）会升高而将粪便挤压出来。

小肠肠壁的结构

假设成人一天的饮水量为 1.5 升，若再加上唾液和胃液等消化液，合计有多达 10 升的水分流至消化道内，而其中的 80% 都由小肠吸收。长度达 5 ~ 6 米的小肠内壁上有许多褶皱，其表面被无数个称为"绒毛"的微小突起物覆盖，增加与肠道内容物接触的表面积。因此，小肠能有效率地吸收养分和水分。

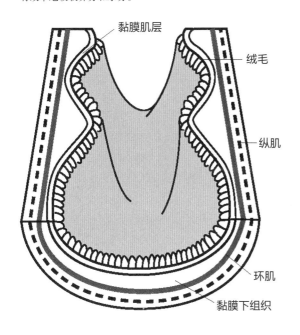

大肠的结构

大肠长约 1.5 米。长度最长的结肠会一边吸收水分，一边缓缓地使残渣形成粪便状。消化道黏膜上有许多称为"隐窝"的孔洞，尤以大肠最多，自此分泌黏液（大肠液）使粪便容易滑动。

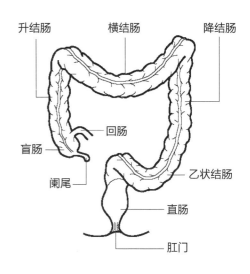

肠的位置和种类

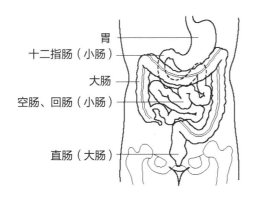

肛门的结构

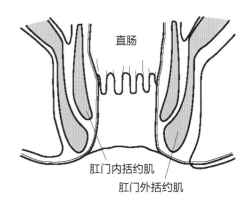

益菌，即"整顿肠内环境，发挥有益于宿主（寄生对象，人类）的功能的微生物"，与抗生素（Antibiotics）相对，亦称为益生菌（Probiotics，共生物质），比如双歧杆菌（Bifidobacteria）和嗜酸乳杆菌等乳酸菌，可说是其代表。

益菌和坏菌［如产气荚膜梭菌（Clostridium Perfringens）、病原性大肠杆菌等］的平衡，若因饮食内容、老化、压力、抗生素的使用等原因而发生变化，肠本身将有患病的危险。

疾病的知识 腹泻与便秘

约 70% 的粪便是水分，其余则是食物残渣和肠内细菌的残骸等。
粪便水分过多的状态，即是腹泻，有时粪便会变得如水一般。

● 水分未被完全吸收而引起的腹泻

粪便所含水分一旦过多，即为腹泻。大肠中水分的吸收功能变差，或肠液的分泌超过正常所需的量，都是腹泻的原因。

暂时性的腹泻，大多是由于过量饮用酒类或冷饮、腹部着凉或病原性大肠杆菌和沙门氏菌（Salmonella）的感染。精神上的压力或对牛奶等特定食物产生的过敏反应，也有可能引发腹泻。

慢性腹泻（持续性的腹泻）几乎都由胃病、胃部手术后的消化吸收障碍（参照 142 页），克罗恩病、溃疡性结肠炎、大肠癌等大肠的疾病，以及精神压力（如肠易激综合征）、肝脏、胰脏、胆道问题等疾病引发。

● 女性中最常见的习惯性便秘

便秘不仅指粪便的硬度增加，也代表排便次数极端减少的状态。排便次数若减少，则会摄取超过所需量的水分，结果造成粪便硬化。

便秘可分为以下几种：比如因常忍住便意，渐渐造成大肠不易进行蠕动所引发的习惯性便秘（直肠性便秘）；老化导致腹肌衰弱无力、大肠收缩力减弱而引发的迟缓性便秘；压力等因素使大肠发生痉挛、妨碍粪便通过的痉挛性便秘等。此外，有时亦会出现大肠长出息肉，使得通道变窄、粪便不易通过而引发的便秘状态。

● 自主神经失调导致的肠易激综合征

肠易激综合征，指的是肠道找不出明确的疾病，却因强烈的紧张感、不安、焦虑等精神上的压力，使得肠管功能出现障碍（腹泻，或反复的腹泻和便秘）的状态。大部分的患者，特别容易在无法适应职场或学校等场合时，以身体反应的形式发病。

最大的原因，是肠的"运动、分泌、吸收"等三项功能因压力导致自主神经的失调而被打乱。

肠易激综合征是心理生理性障碍（参照 297 页）的一种，远离压力是最有效的治疗法，但根据症状的需要，有时仍会使用精神药物（抗焦虑或抗抑郁药物等）。

★放屁
　食物在小肠被消化、吸收后，残渣会被输送至大肠，由肠内细菌进行分解。此时会产生气体，一部分由肠壁吸收，一部分则自肛门排出体外，此即为"放屁"。

腹泻、便秘是如何发生的

腹泻

判断标准：粪便呈泥状或水状，一天的量为 200 毫升以上。

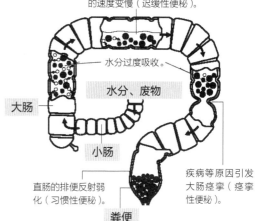

大肠运动变得活跃，内容物输送速度增快。

使粪便滑动顺畅的大肠液（黏液）分泌过剩。

水分吸收不完全。

水分、废物

大肠

小肠

大肠吸收水分的能力衰弱。

粪便

便秘

判断标准：排便次数男性一周 4 次以下，女性一周 2 次以下，或一天的粪便量小于一颗乒乓球的大小。

大肠的运动迟缓，输送内容物的速度变慢（迟缓性便秘）。

水分过度吸收。

水分、废物

大肠

小肠

直肠的排便反射弱化（习惯性便秘）。

疾病等原因引发大肠痉挛（痉挛性便秘）。

粪便

粪便是健康的指标

排便状况因人而异，比如 2 天 1 次或 1 天 3 次，只要没有造成身体不适便无须担心。请完整地观察粪便的分量和形状、颜色、气味等状况，以利于健康管理。

● **排便量**：一天理想的排便量为大约 150 ~ 200 克（网球般大小）。

● **形状**：虽依粪便中所含的水分量而定，但以 70% ~ 80% 含水量的"黏稠状"为佳。

● **水分量**：兔粪状或香蕉状（＜70%）、黏稠状（70% ~ 80%）、泥状（80% ~ 90%）、如水般（水样）的状态（＞90%）

 兔粪状　　 香蕉状　　 黏稠状　　 泥状　　 水样状

● **颜色**：依粪便通过大肠所需的时间以及食物种类而定。

黄色（通过时间短）—咖啡色—焦黑色—黑色（通过时间长）

绿色——摄取过量的黄绿色蔬菜、服用抗生素。

红色或暗红色（掺有血液）——大肠出血。

灰色或白色——摄取过量脂肪、胆道和胰脏疾病。

黑褐色——摄取过量肉类、食管及胃出血。

● **气味**：因食物种类而不同。如发出腐败般的臭味，可能是体内某处的疾病所致。

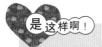 是这样啊！

年轻患者增加的克罗恩病和溃疡性结肠炎

克罗恩病和溃疡性结肠炎的病患有增加倾向。

克罗恩病是一种发生在小肠和大肠的慢性炎症，会出现溃疡、出血以及肠道变窄等症状。病因不明，主要发生于 10 ~ 30 岁的年轻人群。具有容易得此疾病体质的人，一旦感染到不知名的病原体，免疫系统就会出现问题而发病。

溃疡性结肠炎指的是大肠黏膜发生慢性炎症，而出现溃烂、溃疡的疾病，并会排出掺有血液和黏液的腹泻粪便。此病症也常见于年轻人群。感染、遗传、免疫等各种因素都可能是溃疡性结肠炎的病因，但具体病因至今尚未明确。

大肠癌

大肠癌是日本人患病率持续增加的癌症，患病男女比约为1∶1。
2018年数据显示，大肠癌的患者数已超过胃癌。
定期接受检查是早期发现大肠癌的重要方法。

早期大肠癌与进展期大肠癌的形态

0型（浅表型）

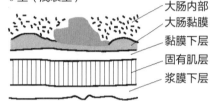

大肠内部
大肠黏膜
黏膜下层
固有肌层
浆膜下层

1型（隆起型）

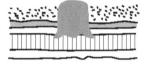

2型（局部溃疡型）

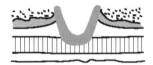

3型（浸润溃疡型）

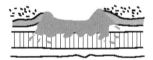

4型（弥漫浸润型）

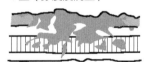

　　早期为仅止于黏膜上的浅表型，一旦开始发展，便渐渐演变为隆起型和中心部出现溃烂的局部溃疡型。在此阶段，粪便一经过即会出血，进而恶化为浸润溃疡型和癌细胞蔓延至整个肠道壁的弥漫浸润型。此时，患者可能会出现便秘、腹痛、粪便通道阻塞（即肠闭塞）等症状。

● "欧美型饮食生活"是大肠癌增加的主因之一

　　大肠癌患者以五六十岁的人为主且急速增加。日本人的饮食生活，已渐渐转变为多量摄取肉类和乳脂、在外吃饭增加的"欧美型饮食生活"。这种改变被视为大肠癌增加的主因之一。在饮食方面，比如"减少脂质的摄取量""从豆腐等豆类中摄取植物性蛋白质或从鱼中摄取蛋白质""大量摄取维生素"等，都是有效的预防对策。

　　大肠癌没有特征性的主观症状，因此，为了能在无症状阶段时即发现大肠癌，接受癌症检诊是非常重要的预防手段。

　　潜血反应检查十分便利，事前无须限制饮食，对于检验有无大肠癌疑虑的扫描（筛查）颇有帮助。此外，通过血液检查测得的肿瘤标志物（CEA、CA19-9），若出现异常值，亦可发现大肠癌。

　　存在癌症可能性时所做的精密检查，包括大肠内放入显影剂、照射X线的钡餐灌肠检查以及大肠内镜检查等方法。

　　大肠癌中，有称为家族腺瘤性息肉病（Familial Adenomatous Polyposis，FAP）以及遗传性非息肉性结直肠癌（Hereditary Nonpolyposis Colorectal Cancer，HNPCC）两种遗传疾病，仅占大肠癌整体的少部分。

　　肠癌鲜少在小肠发生（十二指肠、空肠、回肠），几乎都发生在大肠（盲肠、结肠、直肠）。

　　大肠中，又以长度仅为15～20厘米的直肠癌病例最常见，接着依次是乙状结肠、升结肠、横结肠。

　　大肠癌的发展速度并不快，因此只要能在早期发现，便有机会百分之百地治愈。

● 结肠息肉是否会演变为大肠癌

　　进行肠镜检查时，看到息肉的概率颇大。"从器官黏膜表面向内侧凸起长出的瘤状物"称为息肉，在大肠中指的是于黏膜上生成的良性肿瘤。不过，由于难以区别大肠息肉和早期大肠癌，因此只要在内镜检查中发现息肉，原则上会将之完全切除、检查其组织。另有一种名为腺瘤的息肉，有癌变的危险。

大肠癌的
发生部位与发生频率

发生大肠癌的部位中，尤以直肠和乙状结肠最多，占整体的约70%。

横结肠 7%

升结肠 10.5%

降结肠 4.5%

盲肠 6%

阑尾

乙状结肠 34%

直肠 38%

肛门

大肠癌的治疗法
圈套息肉切除术

息肉状的早期癌症

内镜

圈套器

利用内镜前端的圈状电子手术刀（圈套器），套住息肉状的早期癌，通电以将其烧除。

直肠前方切除术

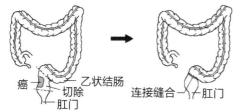

癌 乙状结肠 切除 肛门 连接缝合 肛门

切除包括癌在内的全部直肠，再将乙状结肠和肛门连接缝合。

人工肛门

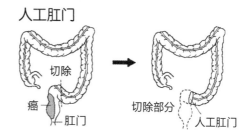

切除 癌 肛门 切除部分 人工肛门

人工肛门的位置，会依癌症的部位和进展程度有所不同，但若是直肠和乙状结肠的癌症，会于左下腹部开洞，以制造粪便出口（乙状结肠人工肛门）。

● 早期大肠癌也可能由内镜治疗治愈

结肠癌的治疗，以切除手术为主。但若是早期癌症，也可进行内镜治疗（EMR，内镜下黏膜切除术）。比如圈套息肉切除术以及黏膜切除术，这些疗法几乎不会在术后损害到结肠的功能。

若为直肠癌，为了尽量避免影响到周围的泌尿和生殖器官，可选择以最小限度设定切除范围，进行自主神经保留手术（Nerve-Sparing Surgery）或肛门括约肌保留手术，以保留神经和肌肉。

若进行接近肛门的直肠癌的直肠切断手术，将会为患者制造人工肛门。其他另有腹腔镜下手术以及依据癌症进展程度施行的放射线疗法、化学疗法等治疗手段。

疾病的知识

阑尾炎

我们常说的"盲肠炎"，正确说法应该是阑尾炎。在会突然出现腹痛的急性腹病中，阑尾炎是最常见的疾病，一旦置之不理，则有引发腹膜炎的危险。

阑尾的位置

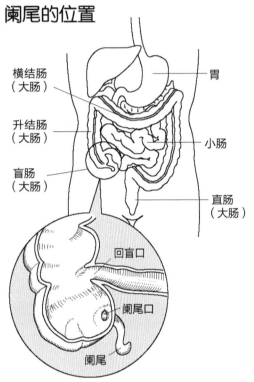

横结肠（大肠）
升结肠（大肠）
盲肠（大肠）
胃
小肠
直肠（大肠）
回盲口
阑尾口
阑尾

盲肠是长 5～6 厘米的囊袋状肠管，阑尾是垂悬于盲肠下、远端闭锁的突起状肠管。

阑尾炎中容易发生的压痛点

阑尾炎从初期开始，有几处特别容易出现的压痛（以手指压迫时疼痛处）。

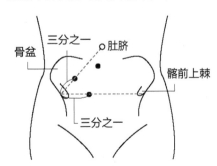

骨盆
三分之一
肚脐
髂前上棘
三分之一

① 肚脐右下方 1～2 厘米处。
② 髂前上棘与肚脐连线的右侧三分之一处。
③ 左右髂前上棘连线的右侧三分之一处。

● 悬于大肠下的阑尾也有用处?

大肠与小肠连接处的下方是盲肠。盲肠下端悬吊着的、比小拇指略细的前端闭锁的肠管，即阑尾。

草食性动物的阑尾特别发达，相比而言，肉食性动物和人的阑尾虽已渐渐退化，但仍有许多淋巴组织。因此，此处容易成为身体与病原微生物的战场，即容易引发炎症的部位。

● 阑尾炎的病因及其症状

阑尾发炎的状态称为阑尾炎，大多是由于大肠黏液硬化而阻塞的阑尾发生了肠内细菌的感染，但也有病毒感染引发的病例。暴饮暴食、过劳、感冒、便秘、压力（自主神经失调）、过敏等，都是引发炎症的因素。

其特征性症状，是右下腹部出现疼痛。先由腹痛和反胃、呕吐开始，接着右下腹部渐渐出现疼痛。大多会伴随发热，且腹痛随着时间延长愈加剧烈并持续不减。除了腹部的疼痛，阑尾炎于初期即会出现右下腹部的压痛（以手指压迫时感觉疼痛）。

若在初期，利用抗生素进行内科性治疗即可治愈。但病情若已发展至某一阶段，便需以手术切除阑尾。只要没有发生粘连现象，手术在短时间内即可完成。

疾病的知识

痔疮

有句话说"80%的日本人都为屁股（肛门）问题在烦恼"，由此可知痔疮是多么普遍的疾病。
但不愿就诊而使病情恶化的患者，却时常可见。

痔疮的种类

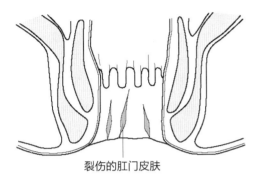

裂伤的肛门皮肤

肛裂
排出硬便时，造成肛门裂伤的状态称为肛裂。曾经裂伤的地方，在每一次排便时都会出血和疼痛，且容易引发细菌感染。

细菌感染

肛隐窝（分泌黏液的孔洞）

肛瘘（囤积在溃疡处的脓从破洞流出）

肛瘘
细菌自肛隐窝入侵体内，引起炎症并且发脓（溃疡）。若进一步恶化，肛门周边皮肤包括连接肛门括约肌的地方，会出现破洞，此即肛瘘。

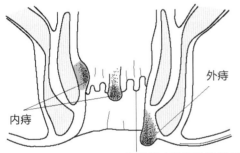

内痔　**外痔**

齿状线（黏液分泌线如轮般排列，是直肠与肛门的边线）

痔
肛门周围密布着网状般的静脉。若遇到像便秘之类需要使力的状况，血液会大量地流入静脉并滞留（淤血），如此反复几次后静脉将渐渐粗大，并如瘤般地发肿，此即为痔。痔可再分为内痔（齿状线之上的部位）与外痔（齿状线之下的部位）。内痔虽不太会造成疼痛，患者排便时却可能溅出鲜红血液；外痔则如血水疱般，令人疼痛难耐。

● 避免便秘、改善肛门血行与清洁，可预防痔疮

　　痔疮，是痔（Hemorrhoids）、肛裂（Anal Fissure）、肛瘘、脱肛、肛周脓肿等，发生于肛门及其周围疾病的总称。其中痔、肛裂、肛瘘占整体的90%，因此若说到痔疮，通常指的就是这三种症状。

　　想预防痔疮，就得先避免便秘和腹泻。尤其是便秘，排便时伤到肛门或因使力造成血流停滞（称为淤血），都很容易导致痔疮的发生，故需特别注意。女性患者中，亦有不少因生产得痔疮的病例。

　　痔疮一旦恶化，有时亦必须进行手术。因此若觉得"屁股怎么怪怪的……"时，别觉得害羞，尽快看医生吧！

　　为了预防痔疮或避免恶化，如"摄取含丰富食物纤维和乳酸菌的食物，以预防便秘""通过走路、每天入浴、按摩改善肛门的血行""尽量使用附有洗净器的马桶，以保持肛门清洁"等方法，都可尝试。

肝脏的结构与功能

将养分转换成益于身体的形式（代谢），以及去除有害的毒素（解毒）等重要功能，皆由肝脏负责。肝脏是一种具有极大预备能力的脏器。

肝脏的四项重要功能

肝脏是人体最大的工业中心，既是进行代谢的化学工厂，又有处理酒精、生成胆汁、储藏养分等多种功能。将食物转换为有益于身体的形式，便是"代谢"（物质的合成与分解）。

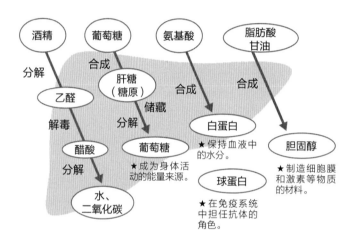

① 进行养分的代谢

碳水化合物转换为葡萄糖（血糖）由小肠吸收，再自肝门静脉被输送至肝脏，并在肝脏内以一种称为肝糖的大分子形式储存。此外，肝脏亦会利用氨基酸和脂肪制造出葡萄糖（称为糖异生）。

蛋白质通过消化道分解成小分子的氨基酸，并被输送至肝脏，肝脏再将其转变成白蛋白、球蛋白等蛋白质。其中的白蛋白，占血液中蛋白质的一半以上。

脂质在消化道分解成小分子的脂肪酸和甘油，其中的一部分由肝门静脉送至肝脏，接着在肝脏被转换为胆固醇的原料。

② 储存养分

肝脏会结合葡萄糖，将之转换为大分子的肝糖后储存备用。每逢血糖下降时，肝糖便再次变回葡萄糖输送至血液中。此外，肝脏亦可储存维生素。

③ 有害物质的解毒

肝细胞所制造的酶，会发挥如槌子般把物质碾磨成更小分子的功能，来分解酒精和药物等，使其毒性消失。此功能称为"解毒"。

④ 制造胆汁

胆汁由肝脏制造，先于胆囊中储存并浓缩，再自胆管输送至十二指肠。胆汁在十二指肠中与胰液混合，有助于脂肪的消化和吸收。

肝脏功能的最小单位为"肝小叶"

肝脏位于上腹部的膈下方，重量约占体重的五十分之一（即体重 60 公斤的人其肝脏约重 1.2 公斤）。因含有极大量的血液，故呈暗红色。约 50 万个肝细胞排列聚集，成为肝小叶的一个结合体（结构和功能上的单位）。肝脏便是由 450 万 ~ 500 万个肝小叶集结而成的。

肝脏虽可分为右叶和左叶（右边较大左边则略小），但仍是以一个脏器为单位整体运作。输送至肝脏的血液通过肺小叶，其所含的成分会转变成各种形式（代谢和解毒等，参照左图）。

为了维持自身生命，除了输送氧和营养的肝动脉，肝脏自有一称为"肝门静脉"的独立输送路径（静脉）。自小肠吸收的养分，会经由肝门静脉被输送至肝脏。一旦开始进行养分的代谢，此血液便会自肝静脉流入下腔静脉，最后回到心脏。

流入肝脏的血液中，有 80% 经由肝门静脉，剩下的 20% 通过肝动脉。

肝脏的结构及其周围器官

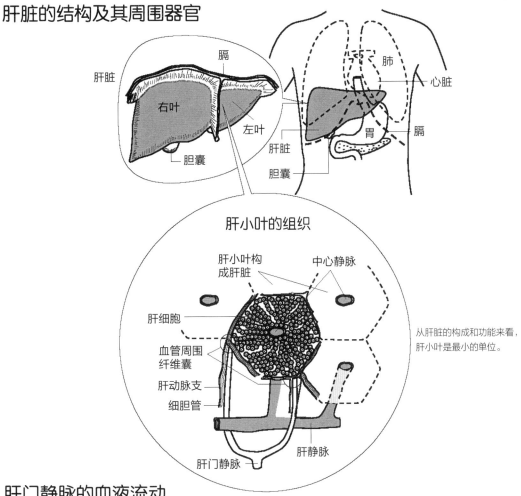

右叶
膈
肺
心脏
肝脏
左叶
胃
膈
胆囊
肝脏
胆囊

肝小叶的组织

肝小叶构
成肝脏
中心静脉
肝细胞
血管周围
纤维囊
肝动脉支
细胆管
肝门静脉
肝静脉

从肝脏的构成和功能来看，
肝小叶是最小的单位。

肝门静脉的血液流动

胆汁的流动

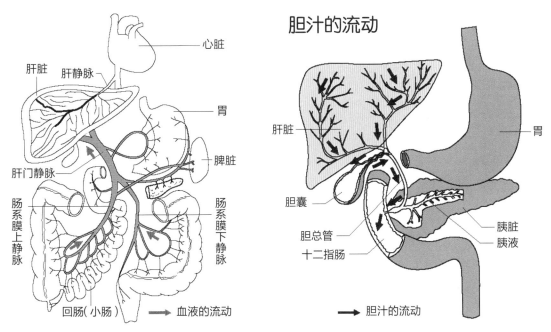

心脏
肝脏
肝静脉
胃
肝门静脉
脾脏
肠系膜上静脉
肠系膜下静脉
回肠(小肠)
➡ 血液的流动

肝脏
胃
胆囊
胰脏
胆总管
胰液
十二指肠
➡ 胆汁的流动

脂肪肝和酒精性肝损伤

疾病的知识

暴饮暴食会给肝脏带来极大的负担。
肝脏总是默默地工作着，再累也不会作声，也许在没有出现症状的情况下，肝脏问题已渐渐恶化。

● 大量脂肪囤积于肝细胞的脂肪肝

健康肝脏储存的脂肪极少，但若碰到暴饮暴食、肥胖、糖尿病等情况，肝细胞便会囤积大量的脂肪，造成肝脏功能减弱，此状况称为脂肪肝。因不合理的节食等，造成肝脏正常运作所需的蛋白质不足，也有可能导致脂肪肝。

其自觉症状不甚明显，患者最多只会有身体无力、右上腹部轻微疼痛等不适。几乎所有的患者，都是在体检中发现肝功能指数过高、接受腹部超声波检查后，才惊觉自己已患了脂肪肝。

病因在于饮酒的患者，其治疗以禁酒为原则。若是肥胖所致，则大部分的患者仅需减重，即可恢复健康。

● 饮酒过量造成的酒精性肝损伤

长年持续地大量饮酒造成的肝脏功能问题，特称为酒精性肝脏损伤。虽饮酒程度因人而异，但一般来说，"持续 5 年以上，每天饮用三合（540 毫升）日本酒以上"，容易引发脂肪肝。尤其若是连续数天大量饮酒，更可能促使病情急速恶化。由酒精性脂肪肝渐渐向酒精性肝炎、酒精性肝纤维化等恶化，最终恐怕就会演变为肝硬化。由此可知，禁酒绝对是首要的治疗方法。

● 关于非酒精性脂肪性肝病

没有饮酒过量，肝脏却发生严重的炎症，此种情况称为非酒精性脂肪性肝炎（NASH），这是脂肪肝加上某些病因引起的症状。一般认为，可能是肠内增加的大肠杆菌制造毒素并进入肝脏，在肝脏中产生大量的活性氧，成为肝脏功能损伤的主因。

饮酒与肝脏

酒精在胃与小肠内被吸收并送进肝脏，肝脏内的酶会将酒精分解为二氧化碳和水，排出体外。分解时产生的乙醛具有强烈毒性，若因分解的酶量少或大量饮酒、饮酒次数频繁等原因，让身体来不及分解酶，将导致全身充满乙醛，对脑部带来负面影响。这便是饮酒后身体不适和宿醉的原因。此外，一旦饮酒量过多，乙醛亦随之大量增加，则肝脏将会为了解毒而努力工作。肝脏的过度工作会让脂肪代谢功能减退，导致脂肪囤积，可能演变为酒精性脂肪肝。为了预防饮酒造成的肝脏问题，必须将饮酒量限制在一天约 1 合（以日本酒计量）以内，且一周需空出两天以上完全不沾酒的"休肝日"。若不小心喝过头，就增加休肝日的天数吧。相当于日本酒 1 合的各式酒类分量，大概等于右图所示。

★ 酒精的度数（%）各有不同，日本酒 15% ~ 16%、葡萄酒 11% ~ 13%、啤酒 4.5% ~ 6%、威士忌和白兰地 37% ~ 40%、烧酒则为 20% ~ 25%。

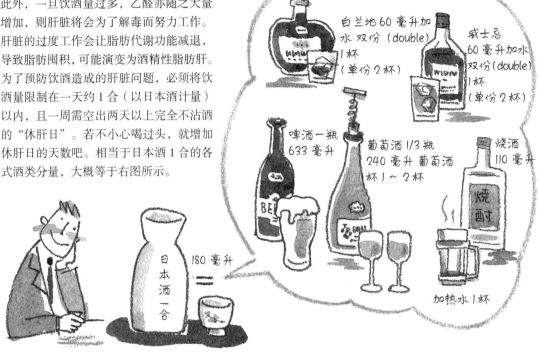

白兰地 60 毫升加水 双份（double）1 杯（单份 2 杯）

威士忌 60 毫升加水 双份（double）1 杯（单份 2 杯）

啤酒一瓶 633 毫升

葡萄酒 1/3 瓶 240 毫升 葡萄酒杯 1 ~ 2 杯

烧酒 110 毫升

日本酒一合

180 毫升

加热水 1 杯

是这样啊！

药物引起的肝脏问题

由服用药物等原因引发的障碍，称为药物性肝损伤。大多是由抗生素、退烧药、镇痛药、消化性溃疡治疗药、抗癌剂等药物引起，但中药和健康食品亦有可能成为病因。药物的成分，或其药物进行解毒作用后产生的物质（代谢产物），都有可能伤害肝脏。

药物性肝损伤，可分为中毒性和过敏性两种。

中毒性肝损伤，又可再细分为药物本身带有毒性和其代谢产物有毒性两种状况。毒性物质会破坏肝细胞，有急速引发脂肪肝、肝脏内胆汁流动停滞、急性重型肝炎（参照 156 页）等危险。

过敏性肝损伤，则是患者对代谢产物产生过敏反应所致。大多数的药物性肝损伤，都是起因于此类的过敏性反应。

药物性肝损伤中的中毒性症状，只要服用药物任谁都有可能发生。患者除了会出现食欲不振、恶心想吐、身体无力，甚至可能发生黄疸。若为过敏性肝损伤，还有发热、发疹、发痒等症状。停止服用引发肝损伤的药物，是治疗的首要之务。

病毒性肝炎

当病毒侵入肝脏，为了击退病毒而发起的战争不断在肝脏内扩大，肝细胞会被快速破坏，此即为病毒性肝炎。

● 肝炎病毒引发的肝脏炎症

酒精、药物、自我免疫系统（参照 32 页）、胆道炎症的影响等，都会引起肝炎，但 90% 以上的肝炎都是由肝炎病毒所导致。

病毒（参照 25 页）是极微小的病原微生物。细菌可以靠自力增殖生存，病毒却必须侵入其他生物体内（细胞内）才可增生并延续生命，此称为寄生。

肝炎病毒，指的是一种寄生于肝细胞内的病毒。

肝炎病毒增加，最终会导致免疫（参照 22 页）功能为了保护身体，发生反应（炎症）。病毒和免疫细胞（白细胞之一的淋巴细胞）一旦开战，肝细胞会因此受到伤害，使肝功能减弱。这便是"病毒性肝炎"的状态。

肝炎病毒可分为甲、乙、丙、丁、戊五种，但在日本，甲型、乙型、丙型肝炎占所有肝炎的将近 90%。慢性肝炎中，最常见到的便是乙型和丙型肝炎。

● 慢性乙型、丙型肝炎症状的出现方式和演变方式

有些患者感染了乙型、丙型肝炎病毒后，会立即引发急性肝炎，但也有些患者在无任何问题发生的情况下，继续过正常人的生活。即使感染了病毒也不会发生症状的状态，称为"携带者（无症状携带者）"。

接下来，就来看看症状发生的过程吧。

病毒进入肝细胞后持续增加，直到与免疫细胞（淋巴细胞）开战之前的这段时间，称为"潜伏期"。

经过潜伏期后，将陆续出现发热、身体无力等如感冒般的症状。有时甚至会伴随着食欲不振、反胃、呕吐、腹痛、黄疸（皮肤或眼白泛黄，参照 159 页）等，这便是急性肝炎的症状，但许多人不会注意到这些症状而将此病忽视。

病毒增加且炎症持续 6 个月以上，而使得肝细胞一个个地被破坏的状态，即慢性肝炎。由慢性肝炎变成肝硬化、最终演变为肝癌的病例时有所见。

此外，急性肝炎若急剧恶化，造成大量肝细胞被快速破坏，患者将陷入极其危险的状态（称为急性重型肝炎）。

病毒性肝炎的种类和特征

病毒性肝炎的种类	特征
甲型肝炎	因食用被病毒污染的饮食（生的海鲜类、生水等）而感染。其潜伏期为 2 ~ 6 周，会引发急性肝炎，但不会有慢性化的情况。只要感染过一次，便会如水痘般地得到终生免疫，不会再得第二次。 静养与药物疗法是基本的治疗方法。出国时，接种疫苗（参照 24 页）也可达到预防效果。
乙型肝炎	大多源自母婴传播（参照 29 页），但通过性行为等途径感染的病例，近年来亦正在增加中。 若为母婴传播，患者会先经过一段没有症状出现的"无症状携带者"时期，接着，其中的 10% 自青春期过后将演变为慢性肝炎（持续性感染）。 乙型肝炎病毒通过血液传播，成人以后被传染时，潜伏期的长短会依已感染的病毒量有所不同。乙型肝炎会引起急性肝炎，但起初不会转变为慢性化的状态（暂时性肝炎）。 注射抗体和疫苗可预防感染。
丙型肝炎	过去曾有许多病例都是因"接受输血""使用血液制剂"等原因而感染。其潜伏期约为 2 周 ~ 4 个月，但即便引发了急性肝炎，其症状大多都非常轻微，故容易被忽视。 约 70% 的丙型肝炎会转变为慢性肝炎，甚至有演变为肝硬化、肝癌的危险。使用干扰素、利巴韦林（Ribavirin）等药物治疗，可抑制病毒活动。
丁型肝炎	丁型肝炎病毒，会传染给乙型肝炎病毒的感染者。
戊型肝炎	因食用了含有被病毒污染的血液的食物（比如猪、鹿、山猪的生肉等）而感染。戊型肝炎会引发急性肝炎，极少数甚至会导致急性重型肝炎。不会转变为慢性肝炎。

丙型肝炎和干扰素

　　干扰素（Interferon，IFN），是身体为了抵抗病毒而制造的蛋白质（参照 24 页）。然而，体内可以制造的量并不足够。于是有种人工方法制造的干扰素（干扰素制剂），可自体外加以补充。这就是干扰素治疗法，主要是为了抑制丙型肝炎病毒的复制。

　　丙型肝炎病毒分为几种，所以也有可能碰到干扰素无法发挥明显效用的情况。

　　为此，可和一种名为利巴韦林的抗病毒药物搭配组合，调整服用量和服用期间，进行适合该患者的"定制"治疗。

肝硬化

肝脏就像一座巨大的工厂，具有极强的预备能力。
到处发生故障、预备能力几乎耗尽的状态，便可称为肝硬化。

肝细胞的变化

① 正常的肝小叶

② 慢性肝炎

③ 肝硬化

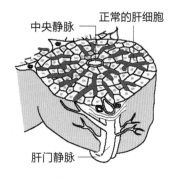

中央静脉

正常的肝细胞

肝门静脉

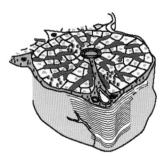

填补门静脉周围的胶原纤维也会向肝小叶的中间延伸，使得肝细胞被替换。

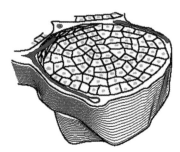

肝细胞的排列方式改变，肝小叶被胶原纤维包围而产生坚硬的肿块。

● 肝需花多长时间才会硬化?

若在慢性肝炎（参照 156 页）的阶段没有妥善地接受治疗，则往后的 10 年、20 年，肝细胞会一点一点地被破坏，最后很可能会恶化为肝硬化。

肝硬化，如其字面病名所示，指的是肝脏"变硬"且机能逐渐丧失的疾病。

肝脏持续发炎，或酒精引发肝损伤，使得肝细胞持续减少而产生空隙时，连接肝小叶的胶原纤维（参照 6 页）为了填补这些空隙会向肝小叶内部延伸。正常的肝细胞也会被纤维包围，使得肝细胞无法吸收充足的氧和养分。胶原纤维增加，会生成一种名为肝再生结节的肿块，使肝脏变硬，血液循环恶化，并使肝细胞被破坏的速度加剧。此情形若长期反复进行，会使整个肝脏被肝再生结节取代。

● 伴随肝硬化出现的各种问题

即使许多肝细胞已被破坏，若是在肝脏仍有余力进行某些补偿的期间（此称为"代偿期"），也不会出现特征性的主观症状。

但随着肝硬化持续发展，肝脏的余力亦渐渐耗尽，而进入"失代偿期"。此时，会渐渐出现全身无力和食欲不振等状况，同时引发各种并发症。代谢和解毒的功能一旦减弱，由食物中所含蛋白质生成的氨，会在没有被分解的状态下直接进入血液中，被输送至脑内而引发肝性脑病。

此外，肝脏无法吸收充足的血液，血液囤积于肝门静脉中，造成食管和胃出现静脉瘤和腹水等症状。食管静脉瘤一旦破裂，会造成大量出血而有致死的危险。

肝硬化的各种并发症

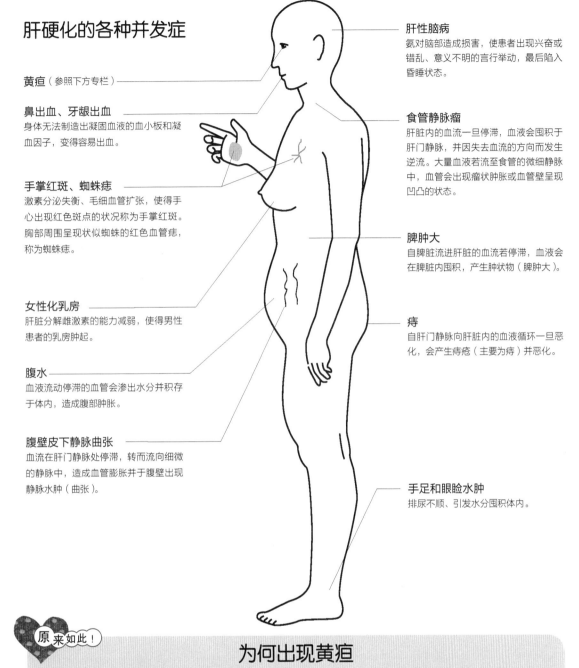

黄疸（参照下方专栏）

鼻出血、牙龈出血
身体无法制造出凝固血液的血小板和凝血因子，变得容易出血。

手掌红斑、蜘蛛痣
激素分泌失衡、毛细血管扩张，使得手心出现红色斑点的状况称为手掌红斑。胸部周围呈现状似蜘蛛的红色血管痣，称为蜘蛛痣。

女性化乳房
肝脏分解雌激素的能力减弱，使得男性患者的乳房肿起。

腹水
血液流动停滞的血管会渗出水分并积存于体内，造成腹部肿胀。

腹壁皮下静脉曲张
血流在肝门静脉处停滞，转而流向细微的静脉中，造成血管膨胀并于腹壁出现静脉水肿（曲张）。

肝性脑病
氨对脑部造成损害，使患者出现兴奋或错乱、意义不明的言行举动，最后陷入昏睡状态。

食管静脉瘤
肝脏内的血流一旦停滞，血液会围积于肝门静脉，并因失去血流的方向而发生逆流。大量血液若流至食管的微细静脉中，血管会出现瘤状肿胀或血管壁呈现凹凸的状态。

脾肿大
自脾脏流进肝脏的血流若停滞，血液会在脾脏内围积，产生肿状物（脾肿大）。

痔
自肝门静脉向肝脏内的血液循环一旦恶化，会产生痔疮（主要为痔）并恶化。

手足和眼睑水肿
排尿不顺、引发水分围积体内。

为何出现黄疸

原 来 如 此！

黄疸指的是皮肤和眼白出现泛黄的症状，起因是胆汁中称为胆红素的黄色色素在血液中增加过量并积存于组织中。

胆红素，是血液中红细胞结束 120 天的寿命，在肝脏和脾脏内凋亡时，从红细胞的血红蛋白（参照 88 页）中回收的物质；胆红素会成为胆汁的一部分，自肝脏内经过胆管排出至十二指肠。这段过程中若有某处出现障碍，即会出现黄疸。

"若肝细胞因肝炎、肝硬化、肝癌等原因被破坏，且损害了制造胆汁的功能，将使得胆红素无法被利用" "胆结石、胆管和胰癌等原因导致胆管阻塞，失去流动方向的胆汁会经过肝脏在血液中逆流" "红细胞亦被破坏（溶血性贫血，参照 90 页）"等原因，皆会引发黄疸。

疾病的知识 肝癌

肝癌，可分为从其他器官转移来的转移性肝癌和发生于肝脏的原发性肝癌两种。其中，原发性肝癌患者在男性中有增加的趋势。

● 与肝癌息息相关的丙型肝炎病毒

原发性肝癌，可再细分为由肝细胞癌变引发的肝细胞癌和由胆管细胞癌变引发的胆管细胞癌。不过，几乎所有的肝癌都属于肝细胞癌。

一般说到肝癌，都是指肝细胞癌。80%的肝癌患者都有感染丙型肝炎病毒。换句话说，先由丙型慢性肝炎引发肝硬化，最后演变为肝癌的概率是非常高的。有研究数据显示，从丙型肝炎演变为肝癌的患者中，有7%发生于一年内。

● 提高早期肝癌疗效的各种内科疗法

"肝脏的余力（预备能力）还剩多少"是肝癌治疗的关键所在。

基本上，患者会接受切除癌肿瘤的手术疗法。若只有2～3个小型的癌肿瘤，可以进行在癌肿瘤内注射酒精使其固定的"经皮无水乙醇注射治疗"，通过腹部穿刺的针照射微波杀死癌肿瘤的"经皮微波凝固疗法"，以及"经皮射频消融治疗"等几种内科疗法。

若癌肿瘤较大且数量较多，则会进行肝动脉栓塞术。肝脏有肝门静脉和肝动脉两道血流的途径，但癌变的肝细胞只能从肝动脉中获得血液。此疗法便是利用这个特点，通过放入大腿动脉的导管，将棉花状的填塞物输进肝动脉内，使癌细胞无法得到氧和养分，即断绝"敌兵军粮"的方法。

经皮无水乙醇注射治疗和肝动脉栓塞术，对身体的负担较小，且能够重复多次实施。另外，亦有将抗癌剂直接注入癌肿瘤内的动脉注射化学疗法。

是这样啊！

肝细胞的惊人再生力

据说肝脏"即使已切除三分之二，亦可能会恢复到原本形状"，这句话表明肝细胞的分裂速度极快。

肝脏是人体的工业中心，其结构非常坚固，拥有强大的预备能力和旺盛的再生力。因此，肝脏可进行活体肝移植的手术。

用于活体肝移植手术的健康者肝脏，必须在血型和大小这两大绝对条件上与患者肝脏相符。此外，提供者多为家族内的成员。

转移性肝癌的主要原发病灶

由于大量的血液会流进肝脏内，因此癌细胞容易随着血流转移至此。尤其以来自胰脏、小肠和胃等其他消化器官的癌症最为常见。

女性患者中，也时常可见到自乳腺癌和卵巢癌转移的肝癌。

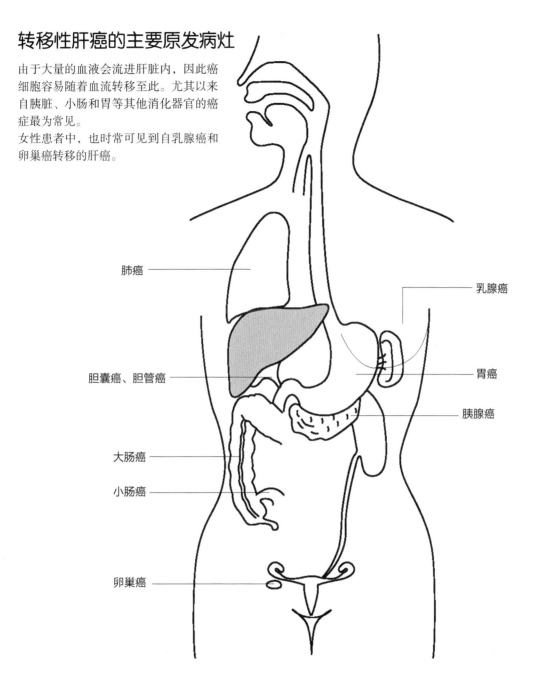

肺癌

乳腺癌

胆囊癌、胆管癌

胃癌

胰腺癌

大肠癌

小肠癌

卵巢癌

肝癌的主要诊断方式

影像学检查	血液检查（肿瘤标志物）	病理组织检查（组织切片）
主要有自体外照射超声波于肝脏上、捕捉其反射回来的反射波并以相片呈现的"腹部超声波检查"；照射X线使肝脏的横剖面图像化的"腹部CT"（计算机断层扫描）等方法，皆可对肝脏状态进行详尽的调查。	利用甲胎蛋白（α-Fetoprotein，AFP）和PIVKA-II（维生素K缺乏诱导蛋白）等物质，追踪肝癌肿瘤有无制造出蛋白质。不过，AFP的数值有时也会在肝硬化患者中升高，因此会和其他检查搭配进行。	自腹部上方将细针刺进肝脏，切取少量肝脏组织，在显微镜下检查。通过此检查法，可帮助诊断是否为癌症，并确认癌症病情的发展程度。另有肝活检(针活检)、穿刺活检(Biopsy Needle)等名称。

胆囊的结构与功能

胆管是一条连接肝脏和十二指肠、长约 8 厘米、直径数毫米的细长管道。
是形如茄子、长约 10 厘米的袋状器官。
由胆管和胆囊形成的胆汁流动路径，称为胆道。

帮助消化和吸收养分的胆汁

当食物在胃中被转换成"粥状物"进入十二指肠时，十二指肠和空肠会分泌帮助消化的激素。此激素会对胆囊产生作用，使胆囊的肌肉收缩，如扭绞般地挤压出积存的胆汁。与此同时，胆管和十二指肠交接处的肌肉（括约肌）会松弛，同时胰腺内的胰液分泌加快。胆汁和胰液会流进十二指肠，更细微地分解养分。

胆汁于进食后约 1 小时开始分泌，2 小时内会达到顶峰，之后缓缓地减少。胆汁的分泌量，一天 1 升左右。刚从肝脏输送出的胆汁呈黄色，但在胆囊内经过浓缩后，即变为黑色。

胆汁中，有一种名为胆红素的泛黄色素，含有胆固醇以及胆固醇分解后产生的胆汁酸（帮助脂质的消化和吸收），但胆汁的约 90% 仍为水分。覆盖在胆囊内侧、有许多细纹的黏膜，会吸收水分和盐分，胆汁浓度会变成原来的 5 ~ 10 倍。

胆汁不含消化酶，但能提高胰液内消化酶的作用力，并将脂质转换为容易被吸收的形式。

胆囊的位置和胆汁的流动

位置

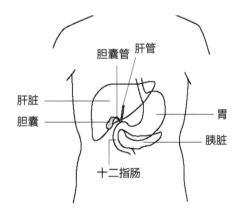

肝脏中制造的胆汁会流经肝内胆管，再自肝管（肝右管和肝左管汇合成为肝总管）输出，最后经过胆囊管流向胆囊。胆汁在胆囊中被浓缩，并暂时储存于此。之后再从胆囊管经由胆总管被输送至十二指肠。

流动

→ 胆汁的流动
⇒ 胰液的流动

肝右管　肝总管
肝左管
自肝脏　自肝脏
胆囊管
胆囊
胆总管
括约肌
十二指肠大乳头（胆汁与胰液的汇合点）
胰脏
十二指肠

疾病的知识

胆结石

现代人的饮食生活，渐渐转变为肉类和乳脂等摄取量大的"欧美型饮食生活"，造成以中老年为主的胆结石患者逐渐增加。

● "欧美型饮食生活"导致的胆固醇结石

身体中由有机成分或无机盐类沉积而成、如石头般结块的物质，称为结石。在胆道某处，若发生胆汁成分变硬而成为结石的状况，即为胆结石。

胆结石可依其成分，分为胆固醇结石、胆色素结石（包括胆红素钙结石、黑色结石）以及胆固醇与胆红素两者成分掺杂的混合结石等。

最常见的是胆固醇结石，其成因是饮食中摄取过量的脂质，使得无法完全溶于胆汁内的胆固醇形成硬块，并一点点地增大成形。

胆红素钙结石，则是由于胆囊和胆管发生细菌感染等状况，使得胆汁所含的胆红素发生变化所致。

胆结石的症状为：当患者食用油腻食物后，右上腹部忽然发生剧烈疼痛（绞痛）。不过，完全没有出现症状的病例（Silent Stone，隐性结石）亦时常可见，多达整体的 50% ~ 70%。

胆结石可能发生在胆道的任何一处，但胆固醇结石特别容易发生于胆囊中，胆红素钙结石则容易发生在肝内胆管中。

胆结石若阻塞胆管，造成胆汁流动停滞，此处即会因细菌感染而容易在胆囊和胆管内引发炎症（胆囊炎、胆管炎）。两者同时发生的概率也颇高，患者会出现腹痛、皮肤和眼白泛黄的黄疸、发热等症状。

胆结石的各种治疗方法
（以胆囊内胆结石为例）

腹腔镜下胆囊摘除术

在腹部开 4 个小孔，自此处放入腹腔镜（内镜的一种）或手术器具将胆囊取出。先于腹部内注入氮气，使腹部膨胀以方便观察，接着一边将内镜影像放映于监视器上，一边进行手术。比起过去的开腹手术，这是减轻患者身体负担的疗法。

体外冲击胆结石破碎法

此方法适用于胆结石较小且数量少时。利用自体外施加的冲击波，在胆囊附近加压以将结石击碎。治疗后，服用结石溶解药物以溶解碎片。

胆结石溶解疗法

此方法适用于胆结石体积较小时，服用 6 个月的结石溶解药物，将结石溶解。

开腹手术

这是将腹部切开，将胆结石连着胆囊一起取出的传统手术，适用于胆囊与胆总管皆有胆结石的状况。

疾病的知识 胆囊癌、胆管癌

此两种疾病的患者皆持续增加中。
胆囊癌，指的是胆囊和胆囊管出现癌肿瘤，好发于六十多岁的女性。
胆管癌，则是男性患者较多。

胆道发生的各种疾病

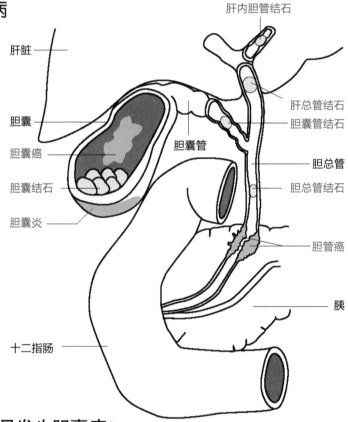

肝内胆管结石

肝脏

胆囊

胆囊癌

胆囊结石

胆囊炎

胆囊管

肝总管结石

胆囊管结石

胆总管

胆总管结石

胆管癌

胰

十二指肠

● 有胆结石，较容易发生胆囊癌?

60% 胆囊癌患者的胆囊内皆有结石（尤以胆固醇结石为多）。胆结石会使胆汁的成分产生变化，而反复发作的胆囊炎，被认为是引发癌症的主因之一。

胆结石和胆囊炎同时出现时会出现腹痛的症状；癌症一旦开始发展，容易引发右上腹部的隐痛和黄疸。

至于胆管癌，则因胆管非常细小，即使只是小小的癌肿瘤也会将其阻塞，使胆汁的流动停滞，自病情初期即会出现黄疸（阻塞性黄疸）。粪便呈现的咖啡色来自胆汁中的胆红素，而没有胆汁的粪便即会呈白色。血液中的胆红素会随尿液排出体外，使患者的尿液呈现茶褐色。此外，胆汁中所含的胆汁酸等成分会刺激皮肤，造成强烈的瘙痒感。

由于胆囊和胆管管壁较薄，因此癌容易转移至十二指肠、胰、肝脏等邻近的器官。

胆囊癌和胆管癌的治疗，以手术切除癌发生部位为基本。至于放射线疗法和化学疗法，虽然能在手术无法切除干净癌肿瘤等情况下施行，但不太具有疗效。

胰的结构与功能

胰位于胃部的后侧，是长约 20 厘米的细长状器官。
其右侧膨胀部分是头部，左端细长部分为尾部，中间则称为体部。
胰会分泌消化液和激素，与消化和代谢息息相关。

胰的功能

内分泌

自胰岛的 B 细胞分泌胰岛素，
自 A 细胞分泌胰高血糖素。

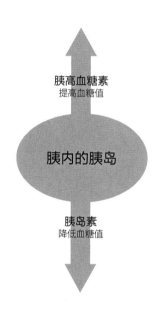

胰高血糖素
提高血糖值

胰内的胰岛

胰岛素
降低血糖值

排出胰液等消化液的外分泌功能

胰腺里有称为腺泡的组织，负责分泌胰液，并将其排入十二指肠（外分泌）。胰液含有大量的消化酶，除了可帮助分解各种养分，还可中和因胃液变成酸性的消化物。胰液是弱碱性的无色透明液体，一天的分泌量为 500 ～ 800 毫升。

当食物在胃中变成粥状物而被送至十二指肠时，十二指肠会分泌胃肠激素，刺激胰液分泌。

胰岛分泌的胰岛素和胰高血糖素

胰脏中，有称为胰岛（Pancreas Islet，又称朗格汉斯岛，Islet of Langerhans）的内分泌细胞团，分泌胰岛素和胰高血糖素等激素（内分泌，参照 184 页）。

胰岛素是负责葡萄糖代谢的激素，具有以下作用："让细胞吸收血液中的葡萄糖""将多余的葡萄糖存积于脂肪组织""将葡萄糖转换为肝糖后储存于肝脏或肌肉"。胰岛素的功能是不可欠缺的，胰岛素不足或其功能不完全，都会引发糖尿病（参照 174 页）。

胰高血糖素（Glucagon）则是在血液中的葡萄糖减少时，负责"将脂肪组织中的脂肪转换为葡萄糖""将储存于肝脏的肝糖转换回葡萄糖"。

简单地说，胰岛素是让血糖值下降的激素，胰高血糖素是提高血糖值的激素（参照左图）。

外分泌

消化物被送至十二指肠	→	十二指肠的黏膜分泌胃肠激素至血液中	刺激→	自胰腺的腺泡分泌胰液	分泌→	胰液流入十二指肠，帮助其消化和吸收

胰腺炎

胰腺炎正如其名，指的便是胰腺发炎的疾病。
急性胰腺炎和慢性胰腺炎的形成过程不同，但两者皆与患者的饮酒息息相关。

● 胰腺发生急性炎症的急性胰腺炎

急性胰腺炎，是一种上腹部会突然出现剧烈疼痛的疾病，严重时可能致死。根据重症度基准被列入重病的急性胰腺炎，由于治疗法尚未被确立，故被视为顽疾（参照 33 页）来处理。

关于病因，40% 的胰腺炎与饮酒相关，其次是无特定原因的特发性炎症，再次则是胆结石引发的病例。

由于这些病因，原本帮助消化道消化和吸收养分的消化酶，会直接在胰内作用，导致胰自体进行消化（自我消化）。

此外，亦有自身免疫引发的病例（自身免疫性胰腺炎）。

急性胰腺炎发生的机制
（胆结石为病因的状况）

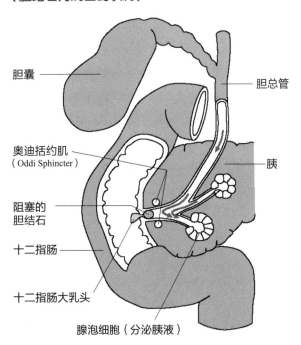

胆囊

胆总管

奥迪括约肌
（Oddi Sphincter）

胰

阻塞的
胆结石

十二指肠

十二指肠大乳头

腺泡细胞（分泌胰液）

食用含大量脂肪的食物等原因，会使胆囊中的胆结石移动，阻塞住胆汁和胰液排入十二指肠的入口（十二指肠大乳头），进而导致逆流的胰液中的消化酶对胰进行消化作用。

● 胰腺产生慢性变化的慢性胰腺炎

慢性胰腺炎，指的是炎症长期反复发生，造成胰细胞逐渐坏死，并被胶原纤维（参照 6 页）取代，结果导致胰腺外分泌和内分泌的功能渐渐丧失。几乎所有的患者都无法再恢复正常状态。

半数以上的慢性胰腺炎被认为与饮酒有关，其他原因，则有特发性炎症、胆结石等。

酒精为何会引发慢性胰腺炎，目前有许多解释。

由于也有大量饮酒却没有得此病的人，故推测此病与容易造成胰腺问题的体质（指易引发某疾病的体质）有关。

腹部和背部持续出现隐痛，且胰腺外分泌、内分泌的功能渐渐减弱时，会陆续出现全身无力、食欲不振、体重减少、高血糖（糖尿病的状态）等症状。

疾病的知识

胰腺癌

胰腺癌被认为与高脂肪饮食、饮酒、吸烟、糖尿病、胰腺炎等有关系，
好发于 50 ~ 70 岁的男性，属于较难早期发现的癌症。

● 早期阶段的胰腺癌无较明显的主观症状

癌肿瘤多发生于胰液（胰腺制造的消化液）的输送路径，即胰管的上皮细胞，通常若说到胰腺癌，
指的便是"胰管癌"。

若是胰头癌，其状况则是胰管阻塞使胰液流动容易停滞，进而引发患者左上腹部和左背部出现
疼痛。如果又压迫到从旁通过的胆管，会使胆汁滞流而引发黄疸。

若为胰体部和胰尾部的癌症，在早期并不会出现特定的症状，就连发现癌症的线索之一——检
查值（淀粉酶）的上升也不会显现。

不仅如此，由于胰被胃、肠、肝脏、胆囊、脾脏等器官包围着，故即便进行超声波检查也颇难发现。

● 探测胰腺癌的 ERCP 法

假若有罹患胰腺癌的疑虑时，会施行内镜逆行胰胆管造影术（ECRP）、内镜超声检查术等检查法。

ERCP，是由口部放进内镜直到十二指肠，自前端伸出细微的导管并插进十二指肠大乳头，注射
造影剂再进行 X 线摄影的方法。由此法可得知胆管和胰管的详细状态。

近几年，已逐渐可以进行使用 MRI 的磁共振胰胆管造影（MRCP）来观察胆管和胰管，提高癌
症的检出率。

在治疗方面，以手术切除癌肿瘤为基本方法，亦可搭配放射线疗法、化学疗法同时进行。即使
切除了胰，只要还能保留一部分，患者便不太容易罹患糖尿病等与胰腺功能相关的疾病。

胰头部癌与胰尾部癌

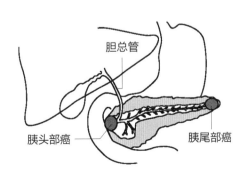

胰可分为胰头、颈、体、尾四部分。胰腺癌多发生于胰头部，
因为压迫到胆管，故会出现黄疸的症状。

胰腺癌的主要转移目标

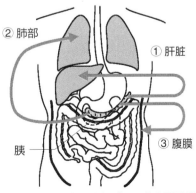

胰腺癌容易扩散到邻近的十二指肠，转移至肝脏等部位的
病例也时常可见。

腹痛与疾病

在身体出现的所有"疼痛"中，腹痛是最常见的一种。

可以引发腹痛的疾病非常多，但根据疼痛的部位和形式，我们仍可在某种程度上推测是何种疾病。

●**上腹部的疼痛**：因暴饮暴食或强烈压力引发的上腹部疼痛，可以推测是急性胃炎等疾病。

进食后的满腹状况下出现的疼痛，可能是胃溃疡；空腹时发生的疼痛则可能是十二指肠溃疡。

上腹部出现的疼痛，亦有可能是心绞痛和心肌梗死引起的。

急性胰腺炎，会造成从上腹部到左上腹部的剧烈疼痛。有时，亦有可能发生疼痛渐渐扩散至整个上腹部，甚至到左肩、左上臂内侧、背部。

●**右上腹部的疼痛**：出现让人痛到在地上打滚的剧痛，可能是胆结石在作怪。右上腹部痛加上发热，则可能是急性胆囊炎。

●**左上腹部的疼痛**：若出现到使人弯下腰的剧烈疼痛，可推测为急性胰腺炎。此种疼痛容易扩散至背部。

●**下腹部的疼痛**：右下腹部疼痛时，可能是阑尾炎（盲肠）发作。

左右的其中一边或整个下腹部，出现让人痛到打滚的疼痛时，也许是尿路结石导致。

孕妇的脸色变得铁青、急促喘息时，有时是因为发生宫外孕（异位妊娠）。

●**整个腹部的疼痛**：可能为肠梗阻、腹膜炎或食物中毒等病症所致。

★ ★ ★

尽管上文提到"可在某种程度上推测是何种疾病"，但自我判断仍是不妥的做法。出现剧烈疼痛时，务必尽快呼叫救护车送诊。

此外，为了有助于正确且快速的诊断，很重要的一点便是本人或周围的人应准备好回答何时、如何发生疼痛等问题。

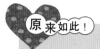

胰腺内分泌肿瘤

与胰的内分泌相关的部位（内分泌腺），虽然仅占了胰整体的5%，但此处偶尔仍会长出肿瘤。

为了区别于胰腺癌，我们称之为胰腺内分泌肿瘤。内分泌腺若长出肿瘤，会发生激素分泌过量或完全不分泌的症状。

在最常见的胰岛素瘤（Insulinoma）中，会出现胰岛素分泌过量，导致心悸、冷汗、盗汗、身体无力、意识不清等低血糖症状。

胃泌素瘤（Gastrinoma），则是一种促使胃液（盐酸）分泌的胃肠激素——促胃液素（Gastrin）被大量制造的癌症。消化性溃疡久治不愈时，有时就是因为患了胃泌素瘤。

第八章

代谢与内分泌

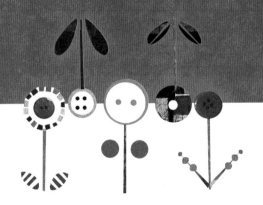

从消化道吸收的营养成分经过代谢作用，
被转换成有益于身体健康的物质。
身体功能的正常运作，
与内分泌（激素）有密切的关系。

代谢的机制与功能

人类为了维持生命，体内必须不停地进行化学反应——代谢。
如制造能量、新的细胞取代生命终了的老细胞……类似这样的功能都属于代谢的一环。

体内所燃烧的能量来源

能量就是"让事物产生变化的力量"。人类的身体需要源源不断地燃烧能量，才能维持生命。

虽说是"燃烧"，可不是一团火在身体里面熊熊燃烧，而是营养成分中的碳（C）和氢（H）原子（构成物质的最小单位），与呼吸吸入的氧（O）相结合而产生的"热能"。这样的过程称为能量代谢作用。而人类的身体要通过化学反应（改变物质化学性质）以获取"力量"。

能量的代谢作用是不停歇的。即便是在睡眠中或静止不动的状态，身体还是要不断消耗能量以维持呼吸、循环和正常体温（称为生理功能）。在这种状态下进行的代谢作用称为"基础代谢"，其能量代谢率就叫作基础代谢率，这也是维持人体生命所需的最低限度的能量。

人类所摄取的营养成分就是可以转化为这些能量的物质。营养成分在俗称"工业中心"的肝脏被分解，再转换为身体容易吸收的物质，这个过程称为"物质代谢作用"。

三大营养素在体内产生何种变化？

糖类、脂肪与蛋白质是人体所需的三大营养素。而这三大营养素会在人体产生哪些变化？

●糖类（碳水化合物）：糖类在胃部和小肠由"消化"作用分解为葡萄糖（Glucose）等物质，再由小肠吸收送往肝脏。

葡萄糖从肝脏随着血液被运送到各个细胞，转化为能量的来源。剩下的葡萄糖则以肝糖（多糖类）的形态被储存于肝脏或肌肉，必要时再转为葡萄糖当作能量的来源。

但可以被储存下来肝糖量有限，多出部分的葡萄糖就转化为脂肪（中性脂肪），囤积于脂肪组织（填满于组织或器官之间隙的结缔组织，参照6页）或肝脏中。所以，糖分摄取过多容易造成肥胖或脂肪肝。

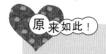
原来如此！

维生素与代谢的关系

维生素是调整与维持代谢不可或缺的物质。如同激素（参照182页）一样，维生素可说是各种生理机能的"润滑剂"。不同的是，人体可制造激素，却无法制造维生素。

所以，我们一定要进食，从体外补充足够的维生素。

根据日本厚生劳动省建议，人一天应该摄取的维生素有 A、B_1、B_2、烟酸（尼克酸，维生素 B_3）、B_6、叶酸、B_{12}、生物素（Biotin，维生素 H）、泛酸（Pantothenic Acid，维生素 B_5）、C、D、E、K 共 13 种。

例如，维生素 B 族（共有 8 种）可促进糖分、脂肪与蛋白质的代谢，维生素 D 则与钙质的代谢作用有关。

肌肤的新陈代谢

约 4 周

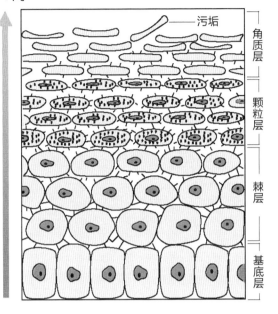

年龄与基础代谢率

年龄	基础代谢率（kcal）	
	男性	女性
1 ~ 2 岁	61.0	59.7
3 ~ 5 岁	54.8	52.2
6 ~ 8 岁	44.3	41.9
9 ~ 11 岁	37.4	34.8
12 ~ 14 岁	31.0	29.6
15 ~ 17 岁	27.0	25.3
18 ~ 29 岁	24.0	23.6
30 ~ 49 岁	22.3	21.7
50 ~ 69 岁	21.5	20.7
70 岁以上	21.5	20.7

日本厚生省将基础代谢率定义为"在身体与精神处于安静状态下，所计算出的最小能量代谢量，即维持生命所需的最小能量代谢量"（单位为 kcal）。

这种安静状态最好是"晚上，在不冷不热约 20 ~ 25℃的环境下睡着的状态"。

基础代谢率依性别、年龄、身高和体重等因素而有差异，每个人一天每一公斤所需要的基础代谢率如上所示。

★**新陈代谢与肌肤的光泽度**

"新陈代谢"简单地说就是"用新的取代旧的"，亦指老细胞凋亡后，新的细胞取而代之。以"肌肤的新陈代谢"为例，分为 4 层的皮肤细胞从基底层透过细胞分裂逐渐被推往上层（体表），至最上面的角质层结束"4 周"（28 天）的生命周期，变成污垢剥落（参照 253 页）。这个过程称为"更新"（Turnover）；而能保有水嫩光泽感的肌肤就是因为这种"更新"机制发挥作用的缘故。

葡萄糖被视为能量的来源，"燃烧"后剩下二氧化碳和水分；其中二氧化碳通过呼吸道排出，而水分则变成尿液或汗水排出体外。

血液中的葡萄糖含量（浓度）称为"血糖值"。

●**脂肪**：在胃部或小肠被消化的脂肪，再由小肠吸收送往肝脏，转化为中性脂肪或胆固醇。

接下来，这些物质随着血液被送到皮肤下（皮下组织）、腹部内部（腹腔）或肌肉间等部位的脂肪组织，再加以储存。

脂肪也可成为能量的来源，燃烧后与糖分一样剩下二氧化碳和水分。

胆固醇大部分都变成胆汁，但也可成为细胞膜或神经、类固醇激素（肾上腺皮质激素或性激素）的原料。

●**蛋白质**：食物中所含的蛋白质通过消化被分解为氨基酸在小肠吸收，再被送往肝脏，其中一部分再被合成为蛋白质。

其他的氨基酸则随着血液被送往细胞中，再根据人体的"设计图"（遗传信息，DNA）合成为蛋白质。

除了激素、血液的有形成分（红细胞或白细胞）以外，与免疫有关的抗体（参照 25 页）等也都需要这种蛋白质。

至于那些不需要的氨基酸被分解时，会产生有毒性的含氮化合物（即代谢产物）；幸好这些化合物可在肝脏分解变成尿素，形成尿液排出体外。

由代谢问题引起的各种疾病

当体内的化学反应无法顺利进行或功能受到阻碍时，就可能引起各种疾病。

而许多生活习惯病都起因于代谢问题。例如，可成为能量来源的物质无法被消耗殆尽的话，可在血液内部呈现"多余"的状态，继而对身体造成不良的影响。

像第 174 页开始详细介绍的糖尿病，就是体内的葡萄糖无法好好被利用而引发的疾病。

而肥胖也成为引起各种代谢问题的一大危险因子。

"内脏脂肪"是生活习惯病的危险信号

身体"储存脂肪"的机制，可说是人类有史以来跟饥饿持续奋战的证明。很久以前，人类为免于饥饿，就必须在体内（皮肤下或内脏）储存脂肪当作能量的来源。

但到了终日饱食的现代，脂肪的囤积（尤其是内脏脂肪）却成为生活习惯病的一大危险因子。

过量摄取肉类或乳脂的"欧美型饮食生活"、经常在外吃饭或运动量不足等因素，都会让多余的热量（能量来源）变成脂肪囤积在体内，久而久之就形成肥胖。

肥胖可分为内脏脂肪型肥胖与皮下脂肪型肥胖两种类型。若从外观来判断，也可称为"苹果型肥胖"与"梨型肥胖"。

其中内脏脂肪型肥胖是脂肪组织填满整个内脏，即外观出现鲔鱼肚的中年型肥胖。而内脏脂肪型肥胖的标准为：腰臀比（腰围除以臀围的数值）男性超过 0.9，女性超过 0.85。

至于皮下脂肪型肥胖主要是臀部、大腿或下腹等下半身肥胖的类型；脂肪大多囤积于皮肤下。

何谓代谢综合征?

"内脏脂肪囤积会引起胰岛素抵抗（Insulin Resistance，参照 176 页）、高血糖、高脂血症或高血压等问题，容易导致动脉硬化的状态"即为"代谢综合征"（Metabolic Syndrome）。如此定义似乎有些晦涩难懂。简单地说，代谢综合征就是内脏脂肪型肥胖加上高血糖、高脂血症或高血压，造成动脉硬化，最终可能引发心肌梗死或脑卒中等可怕疾病的病症。它也有"死亡四重奏""内脏脂肪综合征"等说法，但现在已经统一称为"代谢综合征"。

一般来说，可参考右页上图作为代谢综合征的诊断基准。即使每一项的数值并没有那么高，但同时出现好几项的话，危险度就会增加。

正因为内脏脂肪的囤积会成为代谢综合征的危险因子，故应确实掌握自己的腰围大小。通过 CT 检查等专业检测，可充分了解内脏脂肪的囤积状况。

代谢综合征的诊断标准

腰围：腹腔内部脂肪围积

肚脐正下方的腰围：
男性超过 85 厘米、女性超过 90 厘米。
★在 CT 检查的影像中，男女性的内脏脂肪面积都超过 100 平方厘米。

除了腰围以外，以下的项目又符合 2 个以上的话，即可诊断为代谢综合征。

血脂：高甘油三酯血症且或低高密度脂蛋白（HDL）胆固醇血症

血液中的中性脂肪为 150 mg/dL 以上且 / 或血液中的 HDL 不到 40 mg/dL。

血压：血压偏高

收缩压为 130 mmHg 以上且 / 或舒张压为 85 mmHg 以上。

血糖值：空腹时的高血糖

空腹时血糖值为 110 mg/dL 以上。

是这样啊！

"未病"的意思是……

《黄帝内经·素问》里曾提到"未病"这个语词，意指临近疾病的状态（还不算是疾病），而能看出未病者才是名医。

到了现代，在标榜预防疾病于未然的"预防医学"的口号下，未病这个语词（或想法）再度为人们所重视。

简单地说，未病就是"还没有主观症状，但检查出现异常的状态"，或者是"虽然有主观症状，但检查却没有异常的状态"。相对之下，"疾病"是"出现主观症状，检查也出现异常的状态"。

例如，高血压或高脂血症都属于未病的典型范例。若因为没有主观症状，持续置之不理的话，很可能会引起心肌梗死或脑卒中等可怕的疾病。若在未病这个阶段能及早掌控处理，即可远离可怕的疾病。

疾病的知识

糖尿病

身体的能量来源——葡萄糖，因胰岛素的分泌缺陷或功能运作障碍而无法被妥善利用，导致血液中的糖分过剩（高血糖），之后可能引发各种各样的并发症。

● 2 型糖尿病是日本的"国民病"？

糖尿病从疾病的形成模式可分为 1 型与 2 型；但生活习惯是主要因素的 2 型糖尿病占了 90% 以上。

1 型糖尿病是由胰岛细胞功能不佳，导致胰岛素的分泌量明显下降，甚至完全无法分泌引起的（参照右页的专栏）。

根据日本厚生省于 2002 年所进行的糖尿病实态调查，包括血糖值偏高，即出现糖耐量减低（葡萄糖代谢功能下降的状态）而被视为"糖尿病预备军"的人群在内，受糖尿病威胁的人口总数可达 1 620 万人。其中的发病者大多是中老年人，但也有年轻人发病的情况。

2 型糖尿病是由胰岛素抵抗（胰岛素的功效无法发挥，参照 176 页），以及胰岛素的分泌量不足引起。

就其诱因来看，除了遗传因素（与胰岛素抵抗有关的遗传因子）以外，肥胖、运动量不足、过食、压力过大等长期的不良生活习惯也是很大的诱因。举个例子来说，当肥胖者的脂肪细胞膨胀之后，可以使胰岛素充分发挥功能的脂连蛋白将无法分泌。

如果继续过量饮食的话，作为能量来源的葡萄糖就会过剩。即使不断分泌胰岛素，还是无法应付，最终胰腺功能下降，胰岛素的分泌量不足。这样的情形持续下去，肌肉细胞（骨骼肌细胞）里的葡萄糖代谢作用变差，血液中的葡萄糖过剩，最后就导致高血糖。

依糖尿病的形成分类

● 1 型糖尿病
因自身免疫出了问题引起的糖尿病，年轻时就会发病。

● 2 型糖尿病
因胰岛素抵抗或长期的不良生活习惯引起的糖尿病，大多于中老年时发病。

● 口渴、多喝水、多尿是糖尿病的危险信号

当高血糖的状态持续下去，身体会逐渐出现一些异常的现象。

如血液中的葡萄糖过剩，胰岛素逐渐分泌出来时，身体会出现"肚子感到十分饥饿""再怎么吃还是觉得好饿"的症状；或者葡萄糖过剩，导致过浓的血液需要稀释时，身体就会想要喝水而有"非常口渴要喝很多水""一直跑厕所"等症状。过一段时间，胰岛素的分泌量不足后，细胞就无法好好利用葡萄糖，导致细胞能量不足，身体就会出现"容易倦怠疲惫""虽然在吃却一直消瘦"等症状。

人体长期处于高血糖的状态，会对小动脉造成不良影响，甚至引发各种疾病（称为并发症，参照 177 页），而糖尿病的可怕之处就在于这些并发症。所以，当被医生诊断为糖尿病时，即便身体没有出现主观症状，也必须控制血糖值，尽量避免引起并发症。

糖尿病的诊断标准

糖值

"空腹时血糖值（饭后超过 10 小时"空腹时"的数值）超过 126 mg/dL""摄入葡萄糖后 2 小时的血糖值（空腹时喝溶入 75 克葡萄糖的糖水后测得的数值）超过 200 mg/dL""任何时候的血糖值（非用餐时间所测得的数值）都超过 200 mg/dL"符合以上这 3 种情形任一种，即为糖尿病型。

"空腹时血糖值不到 110 mg/dL，摄入葡萄糖后 2 小时的血糖值不到 140 mg/dL"即属正常型；如果都不属于上述任何一种则称为临界型（糖耐量减低或糖尿病预备军）。

糖化血红蛋白（HbA1c）值

标准值：4.3% ～ 5.8%
糖尿病：空腹时血糖值超过 6.5% 为糖尿病型
这种检测是根据葡萄糖附着于红细胞里的血红蛋白（血色素）所形成的糖化血红蛋白占整个血红蛋白的比例（%）。

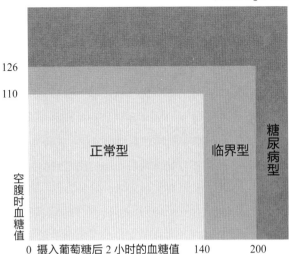

（单位：mg / dL）

取自"糖尿病治疗指导 2004 · 2005"

控制血糖的两大要诀

饮食　　运动

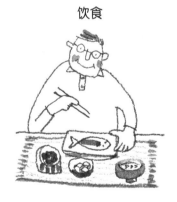
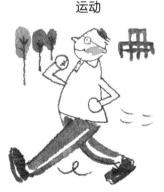

针对 2 型糖尿病，饮食与运动是控制血糖的两大要诀。若是这样仍无法妥善控制血糖时，可服用降血糖药物或采取注射胰岛素这样的"胰岛素补充疗法"。

关于 1 型糖尿病

占整个糖尿病患者人数只有个位数百分比的 1 型糖尿病，起因于胰岛发炎或胰岛素分泌不足、无法分泌。究其原因就是"自身免疫"出了问题，即患者的胰岛细胞被视为"外来者"（异物），受到免疫细胞的攻击。这类型糖尿病常于幼年发病，且症状急速出现。

当胰岛无法发挥作用时，必须从体外补充胰岛素，也就变成胰岛素依赖型糖尿病。

"胰岛素抵抗"是生活习惯病的关键字

"胰岛素抵抗"是2型糖尿病的引发要因，也与高血压、高脂血症、动脉硬化密不可分。

顾名思义，"胰岛素抵抗"就是在胰岛素可以发挥作用的各个器官（参照右页图）里"胰岛素功效不佳（胰岛素的作用无法充分发挥）"。

身体一出现胰岛素抵抗，胰岛素会被大量分泌，血液中的胰岛素量增加，成为高胰岛素血症。结果，交感神经变得过度活跃，肾脏再度吸收钠离子而使钠离子很难被排出体外，导致血压升高。而糖尿病的危险因子与胰岛素抵抗也有一定的关系。

● **肥胖**：皮下脂肪或内脏脂肪的脂肪细胞分泌的脂连蛋白，可削减胰岛素抵抗的作用。但是，若因为肥胖导致脂肪细胞鼓胀后，这种分泌蛋白就无法分泌出来。而鼓胀的脂肪细胞也会释出肿瘤坏死因子 - α（TNF-α）这种物质，抑制肌肉或脂肪细胞本身葡萄糖的作用。

再者，在这样的状况下，俗称"葡萄糖搬运工"的葡萄糖转运蛋白-4（Glucose Transporter-4，GLUT-4）也很难出现。

● **压力（例如发热等身体上的压力或精神上的压力）**：因为有压力，一时间血液内部会大量分泌肾上腺素或皮质醇等会让血糖值上升的激素，导致胰岛素抵抗。

● **运动**：散步等有氧运动具有改善胰岛素抵抗的效果。通过运动反复收缩肌肉，比较容易制造GLUT-4，让肌肉的葡萄糖作用变好。但要注意，运动要持之以恒，否则得不到应有的效果。

保持一定血糖值的目的

血糖值持续过高会有问题，但血糖值过低也会有大麻烦；因为低血糖会让人体无法充分制造足够的能量。

人体拥有重要的内分泌系统，可以调整血糖值，确保血糖不会太低。从胰高血糖素开始，肾上腺素、皮质醇和生长激素都有"让血糖上升的功能"。反之，可以"让血糖值下降"的激素，只有从胰岛分泌的胰岛素。

★**有关胰岛移植**

即针对胰岛素依赖型糖尿病患者，将器官捐赠者捐出的胰岛，从肝脏的门静脉经由点滴注入，使其附生于肝脏并分泌胰岛素，这种治疗法称为"胰岛移植"。

★**胰岛素与"葡萄糖搬运工"的关系**

负责把葡萄糖送往细胞里的分子，就是"葡萄糖载体"，也就是拥有5大类型的"Glucose Transporter"，简称GLUT。它先于细胞内部被制造出来，出现在细胞表面（细胞膜）。如果是肌肉的肌肉细胞或脂肪组织的脂肪细胞，GLUT-4通过胰岛素的刺激出现在细胞膜上，聚集葡萄糖的能力可提升10～20倍。

脑部神经元的主要能量来自葡萄糖，但并非借助胰岛素的作用，而是透过GLUT-1的功能获取所需的葡萄糖。

胰岛素可发挥作用的器官

胰岛素可发挥作用的人体器官（目标器官），分别是肝脏、肌肉（骨骼肌）和脂肪组织。

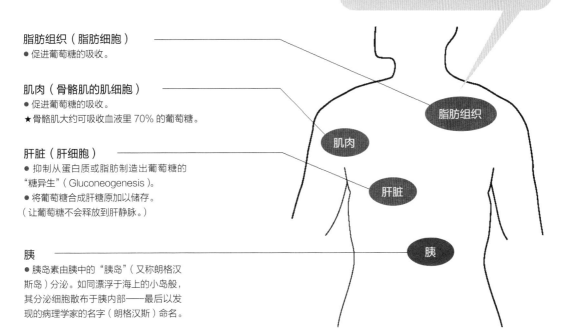

刚吃饱后，胰岛素会对器官发挥作用，让体内的血糖值下降。若出现"胰岛素抵抗"，肝脏里的葡萄糖会一直被释出，而肌肉里的葡萄糖却始终不足，导致高血糖。

脂肪组织（脂肪细胞）
● 促进葡萄糖的吸收。

肌肉（骨骼肌的肌细胞）
● 促进葡萄糖的吸收。
★ 骨骼肌大约可吸收血液里 70% 的葡萄糖。

肝脏（肝细胞）
● 抑制从蛋白质或脂肪制造出葡萄糖的"糖异生"（Gluconeogenesis）。
● 将葡萄糖合成肝糖原加以储存。
（让葡萄糖不会释放到肝静脉。）

胰
● 胰岛素由胰中的"胰岛"（又称朗格汉斯岛）分泌。如同漂浮于海上的小岛般，其分泌细胞散布于胰内部——最后以发现的病理学家的名字（朗格汉斯）命名。

糖尿病引起的各种并发症

三大并发症

不管哪一种并发症，都是因小动脉长期受损引起的。虽说发生时间因人而异，但一般来说，神经障碍约为糖尿病发病后 5 年出现，视网膜症状约为糖尿病发病后 10 年出现，而肾脏方面的问题约于发病后 15 年出现。

● **糖尿病性神经病变**
（详细内容参照 56 页）
一种名为山梨糖醇的葡萄糖代谢产物，囤积于神经元周围，妨碍了周围神经的作用，进而引起四肢麻痹，手脚的痛感、热感和触感都变得迟钝。此外，还会引起便秘、腹泻、颜面潮红、手脚冰冷、阳痿等症状。

● **糖尿病视网膜病变**
（详细内容参照 233 页）
位于眼球深处的视网膜小血管脆化出血，血管的水分渗出视网膜引发水肿，造成视力衰退，持续下去的话有失明的危险。

● **糖尿病肾病**
肾脏的肾小球（制造尿液的地方）充满了小血管，当它受损后，会出现蛋白质进入尿液的蛋白尿等症状，引发慢性肾衰竭，甚至需要做血液透析。

其他的并发症

糖尿病容易引发大血管障碍（动脉硬化）；若加上高血压或高脂血症，风险大增。

● 心绞痛和心肌梗死（详细内容参照 82、84 页）
● 脑梗死（详细内容参照 48 页）
● 闭塞性动脉硬化症（详细内容参照 79、84 页）
● 感染症状
当血糖值控制不佳，身体的抵抗力会变差，容易导致各种感染症状。

● **糖尿病坏疽**
因动脉硬化造成血液循环不良，即使是一点小伤也不易痊愈（抵抗力变差），加上神经病变造成感觉麻痹，无痛感的状态下导致伤口化脓或溃疡，部分组织坏死（称之为坏疽）；严重时甚至需要截肢。

● **急性代谢失调**
血糖控制非常紊乱，甚至出现超过 500 mg/dL 的血糖值。

● **糖尿病性昏迷**
身体无法好好利用葡萄糖，导致脂肪也无法成为能量来源，这使得可以分解脂肪的酮体囤积于体内，使血液倾向酸性，人就会失去意识。

高脂血症

即血液里的胆固醇或中性脂肪数量过多的状态。
此状态若持续下去，血管会逐渐受损，不久就可能导致动脉硬化。

● 血液里面的四种脂质

人体的血液里面共有四种脂质——胆固醇、中性脂肪（甘油三酯）、磷脂和游离脂肪酸；其中含量过多就会造成问题的是胆固醇与中性脂肪。血液里的胆固醇与中性脂肪其中一种，或者是两者均过量时就是高脂血症，与动脉硬化有密切关系。

其实不管是胆固醇还是中性脂肪都是身体不可或缺的成分。胆固醇可当作细胞膜、激素和胆汁等的原料；而中性脂肪可储存于皮下脂肪或内脏脂肪中，以保持体温，形成防护墙保护内脏免于外力的冲击，甚至可以当作身体的能量来源。

问题就在于胆固醇与中性脂肪过量。

胆固醇与中性脂肪会与"脱辅基蛋白"这种蛋白质结合成为"脂蛋白"，溶于血液里（参照右页上图）。而这种脂蛋白分为好几种，主要是可运送胆固醇的 LDL（低密度脂蛋白）和 HDL（高密度脂蛋白）。

其中 LDL 可将胆固醇送往全身的细胞中，若数量过多，会渗入动脉血管壁，导致血管壁变厚且变硬，逐渐形成动脉硬化，故被称为"坏的胆固醇"。反之，HDL 可以回收血液中多余的胆固醇并送到肝脏，防止动脉硬化，故被称为"好的胆固醇"。

中性脂肪虽不是造成动脉硬化的直接原因，但如果中性脂肪过量，容易造成 HDL 减少，LDL 增加。

根据调查，男性从 30 岁开始，女性从 50 岁开始，超过半数的人会出现高脂血症。但可怕的是，通过检查数值知道自己患病的人，却仅有 30%。

● 动脉硬化是心肌梗死或脑卒中的原因

高脂血症是造成动脉硬化（参照 78 页）的一大危险因子。

当动脉硬化现象越来越严重，脑部或心脏的血管会变窄，血液不易流通，或者出现血管阻塞的情形，最后很可能会导致心肌梗死或脑卒中等可怕的疾病。再者，血液里的胆固醇过多，容易造成胆结石；血液里的中性脂肪过多，则容易引起糖尿病、痛风和脂肪肝。

如果经过检查确定血液里的胆固醇或中性脂肪含量过多，一定要尽早开始控制。只要能去除这些危险因子，就能在某一程度上预防动脉硬化的形成。

患有与遗传有密切关系的"家族性高胆固醇血症"的病人，LDL 容易囤积于血液中，有极高的概率引发动脉硬化，有必要尽早治疗。

脂蛋白的种类与结构

脂蛋白依照脂肪含量（密度）的多寡依序可分为5种："乳糜微粒（CM）""极低密度脂蛋白（VLDL）""低密度脂蛋白（LDL／坏的胆固醇）""中密度脂蛋白（IDL）"和"高密度脂蛋白（HDL／好的胆固醇）"。

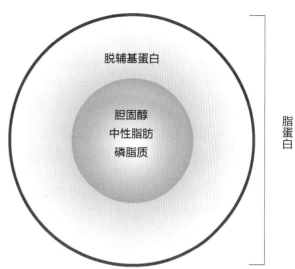

高脂血症的诊断标准与类型

检查每 1 分升（百毫升）血液中所含的胆固醇或中性脂肪量，只要符合诊断标准数值的其中一种，即可视为高脂血症。高脂血症可分为 4 种类型。

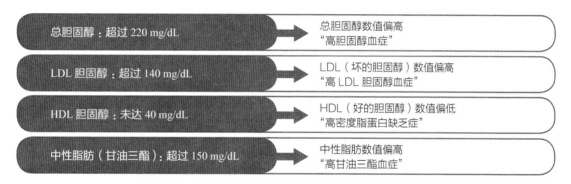

总胆固醇：超过 220 mg/dL	总胆固醇数值偏高"高胆固醇血症"
LDL 胆固醇：超过 140 mg/dL	LDL（坏的胆固醇）数值偏高"高 LDL 胆固醇血症"
HDL 胆固醇：未达 40 mg/dL	HDL（好的胆固醇）数值偏低"高密度脂蛋白缺乏症"
中性脂肪（甘油三酯）：超过 150 mg/dL	中性脂肪数值偏高"高甘油三酯血症"

高脂血症的控制

引发高脂血症的重要因素是长期过着"欧美型饮食生活"，加上运动不足的生活习惯。为避免高脂血症引发更多的问题，首先一定要改善自己的生活习惯。

烟酒过量 压力过大

不管是烟酒过量或压力过大，都会增加活性氧让 LDL 氧化，而氧化的 LDL 更容易渗入血管壁。

运动量不足

每天走路的机会越多，身体里好的胆固醇就会越多。运动量不足的话，身体无法充分消耗的热量就会留在血液中，被囤积为皮下脂肪或内脏脂肪，引发高脂血症、肥胖或糖尿病等问题。为改善高脂血症，最好做一些不会增加身体负担，又能有效消耗热量的有氧运动（散步、水中漫步或骑自行车等）。以不会过喘的速度所做的运动，可以消耗血液里的中性脂肪和葡萄糖。

不健康饮食

摄取过量的动物性脂肪或乳脂，或经常在外就餐、长期过着"欧美型饮食生活"的话，血液里的胆固醇量就会过剩。所以，要有意识地减少食量与热量的摄取，少吃高脂肪或高胆固醇食品，以维持正常的体重。

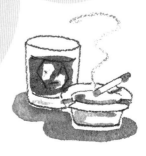

痛风

疾病的知识

"风吹过身体就会痛",痛风正是拥有如此夸张譬喻,而且会出现剧痛(痛风发作时)的疾病。血液里过剩的尿酸形成结晶,堆积在拇趾根部等部位造成炎症。

● 痛风果真是"富贵病"?

造成痛风的因素——尿酸,是嘌呤(Purine)这种物质分解出的代谢产物。这种嘌呤出现在所有动植物的细胞核(制造核酸的"核蛋白",与遗传因子有关)里,也可当作生产出巨大能量的ATP(腺苷三磷酸)这种物质的原料。

人体细胞反复进行新陈代谢。但当细胞(核)遭到破坏,嘌呤不断由肝脏分解,就会制造出尿酸。

当尿酸过剩或迟迟无法排出体外时(尤其是肥胖者更难排出),血液里的尿酸含量就会增多,呈现高尿酸血症。

原本人体就存有一定量(大约1 200毫克)的尿酸(称为尿酸盐囤积),一天中约可排出700毫克,再以体内制造的量或由饮食摄取的量加以补充。

尿酸的"作用"目前尚未明确,但或许它可以去除体内产生的活性氧。

● 导致高尿酸血症的几个因素

如同"嘌呤出现在所有动植物的细胞核"这句话一样,我们所吃的各种食品也有嘌呤。

所以,东西吃太多,可能会导致尿酸值的上升。

以前,痛风被称作"帝王病"(参照右页的专栏);即使是现在,痛风也常被视为跟美食脱离不了关系的"富贵病"。

在目前丰衣足食的年代,痛风果真是吃太多喝太多引发的生活习惯病吗?事实上,通过饮食摄取的嘌呤,可在肝脏分解出的尿酸量并没有那么多,反倒是身体内部制造出的尿酸量比较多!

而剧烈运动(无氧运动)也是引起高尿酸血症的一大因素。剧烈运动时肌肉消耗了大量的能量来源——ATP,也使得尿酸越来越多。

此外,也不要忽视过量饮酒和压力等因素。例如,啤酒含有许多嘌呤,而肝脏分解酒精时所制造的乳酸,也会妨碍尿酸的排除。再者,压力也会迫使嘌呤分解量增加。

● 白细胞攻击是造成剧痛的原因

通过血液检查可以了解自己的尿酸值,而高尿酸血症堪称是痛风的预备军。痛风好发于男性,三十多岁是痛风发作的高峰群,二十多岁的年轻人发病的病例也增加。

充斥于血液中的尿酸不久成为针状结晶,在关节缝隙等部位(称为痛风结节)堆积。这时身体的免疫(参照22页)细胞开始发起攻击,试图清除这些结晶,这就是剧痛(痛风发作)的由来,且超过半数的患者,拇趾根部会有红肿与剧痛的现象。

若对痛风(高尿酸血症)置之不理,恐将引发高脂血症、尿路结石和肾脏方面的问题。

高尿酸血症的诊断标准

据说雌激素有促进尿酸排出的作用，故女性的尿酸值原本就比较低；但停经后的雌激素分泌量减少，尿酸值会略有上升。这也是男性痛风人数（男女性占比约为 20：1）远多于女性的原因。

> ### 尿酸值的平均数值●男性 5.5 mg/dL、女性 4.5 mg/dL

> ### 尿酸值的标准数值● 7.0 mg/dL
>
> ★标准值要符合尿酸溶于血液里（未结晶）的最大限度。

> ### 高尿酸血症●尿酸值超过 7.0 mg/dL 时

取自"高尿酸血症、痛风的治疗指导方针"

富含嘌呤的食物

平日不会经常食用，但富含嘌呤的食物
鸡肝、猪肝、牛肝、鱼（琵琶鱼）的内脏等
平日经常食用，且富含嘌呤的食物
猪里脊肉、牛腱、鸡胸肉、鲣鱼、对虾、沙丁鱼、竹荚鱼、秋刀鱼（尤其是晒干品）、章鱼、鲔鱼等
可帮助尿酸排入尿液中的食物（碱性食品）
裙带菜、海带等

体内制造的尿酸虽占较多数，但过量摄取富含嘌呤的食物，才是导致痛风发生的主因。
大量地食用动物肝脏或豪饮啤酒，都是患高尿酸血症的一大危险因子。

原来如此！

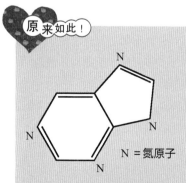

N = 氮原子

含有 4 个氮原子，以五角形和六角形的形状与碳原子结合，称为"嘌呤骨架"。

嘌呤是何种物质?

嘌呤是拥有氮原子这种"嘌呤骨架"的化学结构的分子。嘌呤的语源来自拉丁文，原本是指核酸代谢产物的总称。

自古痛风即被称作"帝王病"，据说历史上著名的亚历山大大帝、神圣罗马帝国皇帝查理五世以及法国的路易十四世等"终日沉浸于美食中的高贵王族"都有痛风的困扰。

但到了丰衣足食的现代，痛风已成为任何人都可能出现的生活习惯病。

内分泌的机制与功能

激素是代谢作用中不可或缺的物质。
为了让身体保持在稳定的状态，必须调整身体里的各种功能，由内分泌腺分泌的激素是非常重要的角色。

激素是使身体功能顺利进行的润滑剂

　　激素源于希腊语，有"让人兴奋""令人开心"之意，是"生物活性物质"（化学物质）的总称。的确，激素就像它的语源一样，通过提升或抑制身体的各种功能，让身体维持在平衡稳定的状态。

　　人体对于体内的变化或来自体外的刺激都会有所反应，故具备了优异的调节机制以维持身心的平衡。这种调节机制就是自主神经（参照44页）和内分泌系统。

必要时一定量的激素作用于既定的器官

　　"分泌"就是细胞制造并释出特定的化学物质（分泌液）。实现这种功能的细胞聚集体就是"分泌腺"。

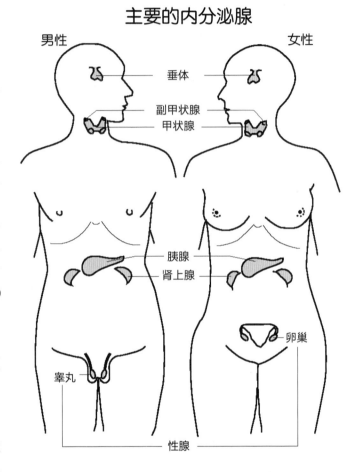

主要的内分泌腺

男性　　　　　　　女性

垂体

副甲状腺
甲状腺

胰腺
肾上腺

卵巢

睾丸

性腺

　　分泌可分为外分泌与内分泌。外分泌拥有运送分泌液专用的路径（称为导管），分泌液主要流向皮肤或脏器内部（黏膜表面）即一般俗称的"外界"。外分泌腺包含了唾液腺、消化腺、乳腺、气管腺、汗腺等腺体；例如，身体会排汗以调节体温，正是外分泌的功能。

　　相对地，内分泌并没有专用的路径，分泌液可通过血液或淋巴液的流通被送到远处，针对特定的器官发挥作用。所以，激素可以发挥作用的细胞（组织）就称为"目标细胞"，而目标细胞拥有可以接受激素的接收器（受体）。

　　因为激素的功能很强，只有在必要时才会分泌。掌控内分泌的垂体（称为上位内分泌腺），在某种激素量不足时会促进其分泌，过多时会抑制其分泌——以这样的方式对身体各式各样的内分泌腺（称为下位内分泌腺）下达分泌或抑制"××刺激激素"的指令。这种控制机制称为"反馈机能"。

自垂体分泌的激素

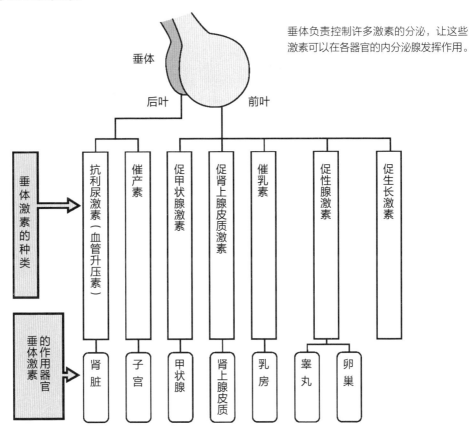

垂体负责控制许多激素的分泌，让这些激素可以在各器官的内分泌腺发挥作用。

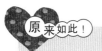

关于内分泌扰乱物质（环境激素）

内分泌扰乱物质（环境激素）就是"让激素的分泌或功能出现变化，对人类的身体、后代子孙或环境都会产生不良影响的化学物质"。

虽然有各式各样的化学物质都已被视为内分泌扰乱物质，但人类尚未解开的疑点还有很多，有待进一步的努力。如果体内的内分泌真的"被扰乱"的话，可能会引起各种健康问题。

身体内部主要的内分泌腺

人体拥有很多内分泌腺，如垂体、甲状腺、副甲状腺、肾上腺、胰腺中的胰岛细胞群、性腺（男性的睾丸、女性的卵巢）（上述的内分泌腺可参照 184 页）、胎盘、胸腺等。

此外，脑部的下丘脑神经元、胃或十二指肠的黏膜细胞等也会分泌激素。

目前已确知的激素约有 100 种，仍有新的激素会被持续发现。

主要的内分泌腺及其功能与问题

每种内分泌腺可以各自分泌出拥有特殊功能的激素，让身体保持稳定的状态。
如果激素的分泌量过多或者过少，都会产生各种各样的问题与困扰。

垂体

位于脑部的下丘脑下方，约小指大小的内分泌腺。它除了可以分泌直接对其他器官发挥作用的激素外，还是内分泌腺的总指挥，能对其他的内分泌腺下达分泌"××刺激激素"的指令。

垂体可大致分为前叶与后叶这两大区块。前叶的部分可以分泌促甲状腺素、促肾上腺皮质激素、促进乳汁分泌的催乳素、促性腺激素、促生长激素等。而后叶则分泌可调节尿量的抗利尿激素（血管升压素）、分娩时促进子宫收缩的催产素等（参照 183 页的图）。因垂体出现肿瘤，

导致垂体激素的分泌受到影响后，会出现各式各样的症状（参照下表）。

例如，促生长激素分泌过量会造成巨人症或肢端肥大症等问题；反之，促生长激素分泌不足，则会出现生长激素缺乏性侏儒症等。

若促肾上腺皮质激素分泌过量，就会制造过多皮质醇这种肾上腺皮质激素，导致库欣综合征（Cushing Syndrome）（参照右页图）；若抗利尿激素分泌不足则会引起尿崩症。

垂体激素分泌量不足或过剩引发的疾病

分泌量不足	激素的种类	分泌量过剩
甲状腺功能减退症 畏寒、肌肤容易干燥、也有贫血或身体水肿。	促甲状腺素	**甲状腺功能亢进症** 除了心悸、心动过速，有食欲却日益消瘦，还有容易流汗等症状。
肾上腺皮质功能减退症 出现食欲不振、腹泻、恶心、低血糖、身体无力感等症状。	促肾上腺皮质激素	**库欣综合征** 导致向心性肥胖、高血压、高血糖等症状（参照右页图）
乳汁分泌障碍 生产后乳汁分泌不顺。	催乳素	**催乳素过剩症** 无关生产的乳汁渗漏症、无月经甚至造成不孕。
生长激素缺乏性侏儒症 身高矮、牙齿发育不全等生长迟缓现象。	促生长激素	**巨人症、肢端肥大症** 幼童长得特别高；成人四肢末端或鼻子变大，下颌或眉毛一带突出。
尿崩症 大量漏尿，因为脱水常感口渴，需大量饮水。	抗利尿激素（血管升压素）	**抗利尿激素分泌异常症** 出现低钠血症，常感头痛、恶心或晕眩。

副甲状腺

副甲状腺（上皮小体）是甲状腺内侧上下左右 4 个约米粒大小的内分泌腺。副甲状腺可以分泌副甲状腺激素，让血液里的钙质含量增加。

如果副甲状腺出现肿瘤，激素分泌过量的话，储存于骨骼里的钙质会大量释出至血液中，导致高钙血症或骨质疏松症等问题。

性腺

男性是指睾丸，女性则是指卵巢。由性腺分泌的性激素，会让青春期的男女体型出现变化，培育生殖能力。详细情形请参照 13 章生殖器官。

肾上腺

位于左右侧肾脏上方的肾上腺，拥有外层皮质与内层髓质两层结构；其中皮质可分泌约 50 种肾上腺皮质激素。

调节血液中盐分含量的醛固酮分泌过量的原发性醛固酮增多症，会引发高血压或低钾血症。如果可调节血液中葡萄糖（血糖）含量的皮质醇分泌过量，则会造成库欣综合征。

若因自身免疫（参照 32 页）等因素导致皮质受损引起艾迪生病（Addison's Disease），会有肾上腺皮质激素分泌量不足，皮肤泛黑、低血糖或低血压等症状。

髓质则可分泌肾上腺素和去甲肾上腺素（Noradrenaline，也写作 Norepinephrine）这两种激素。就像常人所说的"遇上紧急事故就会使出傻力气"，当精神或身体遭受极大的压力时，肾上腺素就会被释放出来，导致心脏跳动次数增加、肾脏或皮肤血管收缩、血压或血糖值上升，制造比平常更大的能量以应对这些压力（称为肾上腺素效果）。一种名为嗜铬细胞瘤的疾病，会让这两种肾上腺皮质激素分泌过剩，导致高血压、高血糖或心悸等问题。

★类固醇激素

"类固醇"（Steroid Hormone）是拥有某种共同结构的化合物总称。而具备此结构的类固醇激素具有以胆固醇为原料的共通性，如肾上腺皮质激素以及性激素（雄激素、雌激素、孕酮）等。

若以分泌量来看，肾上腺皮质激素的量特别多，故一般提到类固醇激素，指的就是肾上腺皮质激素；若提到类固醇药物，就是肾上腺皮质激素经由人工精制而成的肾上腺皮质激素药物。

库欣综合征的症状

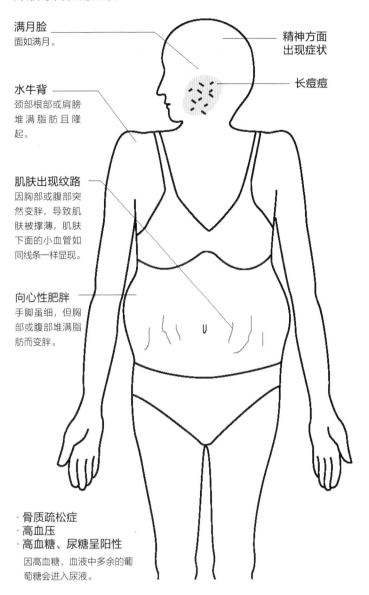

满月脸
面如满月。

水牛背
颈部根部或肩膀堆满脂肪且隆起。

肌肤出现纹路
因胸部或腹部突然变胖，导致肌肤被撑薄，肌肤下面的小血管如同线条一样显现。

向心性肥胖
手脚虽细，但胸部或腹部堆满脂肪而变胖。

精神方面出现症状

长痘痘

· 骨质疏松症
· 高血压
· 高血糖、尿糖呈阳性
因高血糖，血液中多余的葡萄糖会进入尿液。

胰腺

胰腺内有俗称胰岛的细胞群（参照 165、177 页），其中约 25% 的 A（α）细胞分泌出胰高血糖素，约 70% 的 B（β）细胞则分泌胰岛素。

胰高血糖素可以提升血糖值，胰岛素则能降低血糖值；胰岛素功能不佳所导致的疾病就是糖尿病（参照 174 页）。接下来还有 5% 的 D（δ）细胞则分泌生长抑素。这种激素可以抑制促生长激素、促甲状腺激素、胰岛素、高血糖素、促胃液素等激素的分泌。

甲状腺

位于喉结正下方的甲状腺，在来自垂体的促甲状腺激素的作用，分泌出甲状腺素（T_4）和三碘甲状腺原氨酸（T_3）。这种激素可以促进基础代谢（参照 170 页），活跃整个生理功能。

若甲状腺功能过强，甲状腺激素分泌过多，容易引起以毒性弥漫性甲状腺肿为首的甲状腺功能亢进症。

反之，若甲状腺激素分泌量不足，基础代谢功能变差，容易引发倦怠、失眠、畏寒等症状，让人失去活力（参照 186 页）。

疾病的知识

甲状腺功能亢进症（甲亢）

甲状腺功能过强，导致血液中的甲状腺激素浓度过高的状态。
由毒性弥漫性甲状腺肿引发的甲亢很常见，其为甲状腺功能亢进症的代表性疾病。

● 甲状腺激素过剩造成生理功能反应过大

当甲状腺激素大量分泌后，基础代谢量会增加过多，进而会消耗很多能量，导致患者即使食欲旺盛，不管怎么吃都日益消瘦。

甲状腺肿大而脖子变粗的甲状腺肿、脉搏跳动次数增加的心动过速以及眼球往前突出，可视为甲状腺功能亢进症的三大特征。

当受伤、遭到感染或面对拔牙（手术）等一时间身体承受巨大压力的时候，可能引发高烧或意识障碍（甲状腺危机）。

就增加甲状腺激素分泌量的原因（疾病）来说，有"因自身免疫（参照32页）导致甲状腺功能过强（毒性弥漫性甲状腺肿）""甲状腺出现腺瘤（普卢默甲亢）""脑垂体出现肿瘤（促甲状腺素腺瘤）导致促甲状腺激素（TSH）分泌过剩"等。

1840年，毒性弥漫性甲状腺肿（也称作格雷夫斯病，Graves Disease）由德国的巴塞多医生和爱尔兰的格雷夫斯医生相继提出病例报告，故得此名。

就甲状腺功能亢进症的好发性别来看，女性远多于男性，尤其是20～50岁的女性最常见。

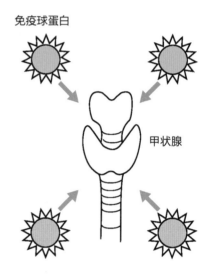

免疫球蛋白

甲状腺

因将接受甲状腺激素的部分（TSH受体）误以为是"外来者"，被制造出来的自身抗体（称为免疫球蛋白的蛋白质）一直刺激甲状腺，导致甲状腺激素分泌过量。

 原来如此！

甲状腺激素不足的甲状腺功能减退症（甲减）

指甲状腺功能不佳，血液中的甲状腺激素分泌量不足的状态。

甲状腺激素分泌量不足，身体无法制造足够的能量，就会感到倦怠、有气无力或动作迟缓，甚至有畏寒感。如果从引起这种疾病的理由来看，可分为3种因素："甲状腺本身引起（慢性甲状腺炎★）""脑垂体出现问题，导致促甲状腺激素分泌量减少引起"，以及"下丘脑无法充分分泌作用于垂体的促甲状腺激素释放激素而引起"。

成人的甲减大多由慢性甲状腺炎引起，患者以女性居多，自身免疫为其病因；因为自身抗体的攻击而甲状腺肿大，从皮肤就可以摸得到。

★因为最初报告此病例者为日本九州岛大学的桥本策医生，故取其姓，命名为"桥本病"。

第九章

肾脏与泌尿器官

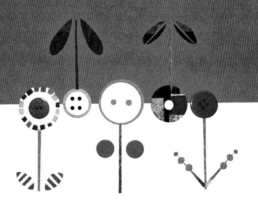

人体中有大量的"水"，
而肾脏就像一座"净水厂"，
将身体的废弃物连同尿液一起排出体外。

肾脏的结构与功能

据说人体中的水分约占体重的 60%。
位于细胞内部（细胞内液）和外部（血液与组织间液）的液体合称为"体液"，
肾脏就是体液的净化装置，可维持体液成分之间的平衡。

左右两个拳头大小的脏器

人体左右各一个的肾脏正好位于脊椎骨的两侧，每颗重约 130 克，大小如拳头，外形像蚕豆。从主动脉分叉为两条的肾动脉可将血液送往肾脏，该量约为心脏一次搏动输送血液量的五分之一（每分钟约 1 升），一天约可运送 1.5 吨的血液。

如右页的剖面图，肾脏由外侧厚 1 ~ 1.5 厘米的肾皮质以及内侧的肾髓质这两层组织组成。

左右两颗肾脏的功能完全一样。万一有哪一边的肾脏功能失常，只要另一颗肾脏可以正常发挥作用，就可以充分保证体液中各种成分的含量维持正常（成分平衡）。

由此可知，肾脏是具有超强预备能力的器官。

肾脏的"肾单位"是体液的过滤装置

肾动脉在肾脏内部会有好几阶段的分支，但最终会聚集形成俗称"肾小球"的毛细血管。这些肾小球位于肾皮质内的肾小囊中，直径只有约 0.2 毫米。

单一侧的肾脏里有 100 万 ~ 150 万个肾小球。毛细血管壁（内皮）、基底膜和覆盖这些组织的"足细胞"负责过滤体液（血液），是天然的过滤器。

其中内皮有无数个空隙，除了血液中的大细胞分子（如红细胞、白细胞等），其他较小的分子均可通过。而基底膜并没有空隙，直径 4 纳米（1 纳米＝百万分之一毫米）以下的分子容易通过，但超过 8 纳米的分子无法通过。直径 6 ~ 8 纳米带电的蛋白质等分子无法通过，若不带电即可通过。

在这种过滤器的把关之下，一般来说，红细胞、白细胞和蛋白质都无法通过。

除了血液中的水以外，葡萄糖、氨基酸、维生素、钠、钾、磷酸，废弃物的（如 170 页介绍的代谢后的产物，称为代谢产物）尿素、尿酸、肌酸等较小的分子均可通过过滤器，渗出至肾小囊中。

这种渗出的液体称为"原尿"。原尿会流向弯曲的细管（近端小管）。而被身体当作能量利用的葡萄糖和氨基酸等养分，都可以在近端小管里 100% 地再次被吸收，通过血液流回心脏，在体内实现再利用。故近端小管可说是血液的资源回收装置。很多废弃物通过这样的回收机制，得以被再度利用；但不要的部分并不是可以全部变成尿液排出。像那些无法再度被吸收的水分（约三分之一）和废弃物等物质，会被排到之前的集合管里，而流进集合管里的液体，只有原尿的 1%。

到了这个阶段的液体才是"尿液"。尿液就从集合管流到肾盏，再集中于肾盂，最后从输尿管送到膀胱。

肾脏的重要功能是"维持体液成分之间的平衡"，这一重要机制由"肾小体（肾小球和肾小囊）＋肾小管"这种管状结构为一个单位（一组）完成。这个单位被称为"肾单位"。

肾脏的结构

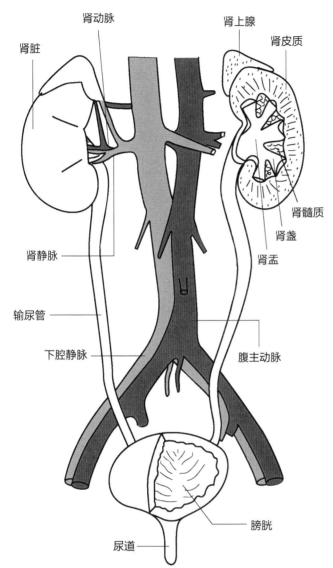

肾脏

肾动脉

肾上腺

肾皮质

肾髓质

肾盏

肾盂

肾静脉

输尿管

下腔静脉

腹主动脉

膀胱

尿道

肾脏的位置

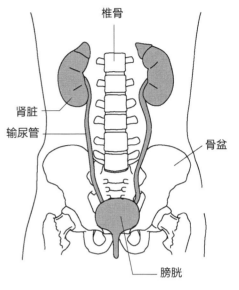

椎骨

肾脏

输尿管

骨盆

膀胱

因正上方有肝脏，故右肾的位置会比左肾低一些。

尿液的基本成分

血液里除了红细胞和白细胞等细胞成分和蛋白质以外，都是尿液的基本成分。

尿液里几乎都是水。一般来说，每个人 1 天所排出的 1.5 ~ 2 升的尿液中，只有 4% ~ 6% 为固体成分，其中超过一半是尿素（身体将蛋白质当作营养成分利用后产生的废弃物，也称为代谢产物）。

其他的成分包含了氯化钠（盐分）、钾（营养素矿物质之一）、氨（蛋白质制造尿素过程中的产物）、尿酸（嘌呤制造细胞核后的代谢产物）、肌酸（蛋白质的代谢产物）等。

因为尿液中含有尿色素这种色素，故尿液才会呈现黄色。

通过肾脏维持体液的动态平衡

肾脏最大的功能是过滤血液，将废弃物排出体外，维持水分与电解质的平衡，以保持体液的"稳态"。

稳态（Homeostasis），是希腊语的 homeo（相同的）和 stasis（状态）构成的词汇，指"让体液的成分或体温一直维持在相同状态"，即要应对各式各样的环境变化，将体内环境维持在一定的最佳状态，以维持身体机能。

例如，流了很多汗时，体内的水分含量就会不足，身体的尿量就会减少，人会觉得口渴想喝水。这种动态平衡是由自主神经与激素控制的。

如果肾脏出现哪方面的问题导致肾功能不佳时，体液的成分量就会失衡而偏向某一方。比如说，原本不该被排出的蛋白质等养分会进入尿液，而应该排出体外的水分、钾或废弃物等成分却滞留于体内。

肾脏方面的问题很多，肾功能显著减退的状态称为肾衰竭（参照 196 页），必须采用血液透析疗法。若肾功能衰竭的情形越来越严重，应该排出体外的废物大量残留于体内，终将引发尿毒症。

身体的"酸碱平衡"也须仰赖肾脏调节。让"体液维持在弱碱性（pH 7.4）（参照 136 页）"是重要的生理功能，一旦肾脏无法充分完成这种功能，导致酸碱失衡，体内的细胞或酶就无法好好发挥作用。

再者，肾脏还能分泌调节血压的物质（如让血压上升的肾素、降血压的前列腺素等），或者是促进红细胞生成的激素（红细胞生成素）。

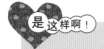

通过尿液检查可发现的健康问题

我们从尿液成分、尿液的性质或尿液的量等尿液检查项目中，可以早日发现健康问题。

比如，尿液中掺杂了蛋白质，可能是肾小球肾炎或肾病综合征等肾脏疾病；尿液中出现大量的葡萄糖，就有糖尿病等可能；尿液中的尿胆素（肝脏处理凋亡的红细胞所形成的物质）过量或不足，说明肝脏可能发炎或长肿瘤；如果通过血尿反应确定尿液有镜下隐血（肉眼看不见的微量血液），有可能是肾脏或尿道结石、炎症或肿瘤。

其他诸如尿液沉淀（检查红细胞或白细胞、结石碎片等尿液中固态成分的量或种类）检测，可发现尿道结石或尿路感染、肾炎等问题。尿液比重（检测尿液的浓度）可发现慢性肾炎、糖尿病、心力衰竭等问题。而尿量检测可发现肾功能衰竭、糖尿病或尿崩症等问题。

肾单位（肾小球、肾小囊和肾小管）的结构和功能

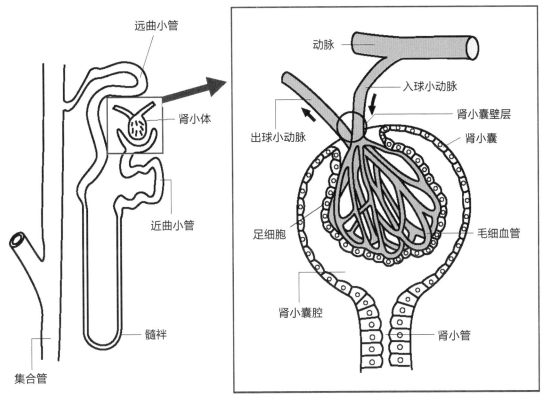

在肾小球中，1 分钟约有 120 毫升水分渗入肾小囊腔，大约是流到肾脏的血液量的八分之一，一天的流量可达 150 ~ 180 升。这就是原尿的分量，但人体每天的尿量却只有 1.5 ~ 2 升，这是因为经肾小球过滤的血液，超过 99% 都会在近曲小管和远曲小管再吸收，不会变成尿液排出。

由 3 层组织构成的肾小球过滤器

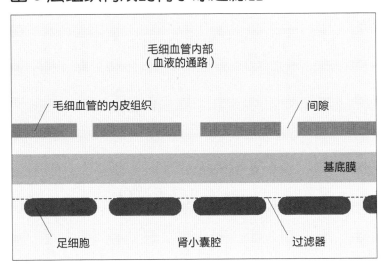

肾小球的毛细血管壁（内皮组织）、基底膜以及制造包裹肾小球囊袋（肾小囊）的细胞（足细胞）三者形成过滤血液的过滤器。

尿路的结构和功能

在肾脏制造出的尿液，到排出体外之前所经过的通路称作"尿路"。
无法在肾小管再度被吸收的水分和废物等物质，可沿着此通路被送至体外。

由肾盏、肾盂、输尿管、膀胱、尿道构成的尿路

人体的尿液经过肾脏的集合管和肾盏，蓄积于肾盂，再流经输尿管到达膀胱，经尿道从外尿道口被排出体外。从肾盏到输尿管的部分称为上尿路，而膀胱和尿道则称为下尿路。

输尿管长 25 ~ 30 厘米，厚 5 ~ 6 毫米，通过平滑肌（包裹着黏膜的肌肉）收缩将尿液从肾脏送进膀胱里。其下端（膀胱壁内输尿管）斜向贯穿膀胱壁，尿液囤积后，尿液会从内侧压迫膀胱壁（内压），形成关闭的状态，所以，尿液不会从膀胱逆流回到输尿管。男性的尿道长度为 16 ~ 20 厘米，约为女性的 4 倍。而以膀胱炎为首的尿路感染，女性的发病率比男性高；这是因为女性的尿道只有短短的 4 ~ 5 厘米，且呈笔直状，细菌很容易从外尿道口入侵膀胱。

与"忍着尿意"和"排尿"有关的肌肉

膀胱是一个由肌肉构成的袋状脏器，可说是储存尿液的小型"蓄水池"。男性的膀胱位于直肠前方，女性的膀胱则位于子宫与阴道口的前面，有 300 ~ 500 毫升的容量。

膀胱的内层由黏膜包裹，膀胱壁则由平滑肌重叠 3 层的肌肉（逼尿肌）构成，通过这些肌肉的收缩将尿液送往尿道。

从膀胱到尿道的出口（尿道内口），由膀胱逼尿肌和尿道括约肌这两组肌肉负责调节"储存尿液"和"排出尿液"的功能。其中逼尿肌由自主神经控制，属于无法靠自我意识活动的不随意肌。膀胱的内压上升会反射性地促进排尿（称为排尿反射）。但是，尿道括约肌属于可靠自我意识控制的"随意肌"，故能忍着尿意。

膀胱的内压上升会唤起尿意

当体内完全没有尿液时，膀胱的内压几乎是零。如果膀胱里面只有些许尿液，内压会持续处于低档的状态，等尿液囤积到 150 ~ 200 毫升，才会产生尿意。当尿液储存到 300 毫升后，内压会急速上升且唤起强烈的尿意。

膀胱壁里的传感器感应到内压时，会把"装满尿液"的信息经由感觉神经送到脑部的排尿中枢，膀胱壁的逼尿肌反射性地开始收缩。而且，尿道内括约肌也会放松，形成尿液可以从尿道内口排到尿道的机制。

虽说尿道括约肌是可以自我控制的"随意肌"，但它也有自身极限；若储存的尿液量超过 500 毫升，人会无法忍受尿意，需要如厕。

睡觉的时候，因为膀胱壁的传感器处于放松的状态，所以，即便膀胱已经储存一定的尿量，人也不会产生尿意。婴幼儿因为脑部（大脑排尿反射的控制系统）发育尚未成熟，才会有尿床的现象。

至于排尿时的力道强弱，则跟储存的尿量和腹部的施力方式有关。

排尿的机制

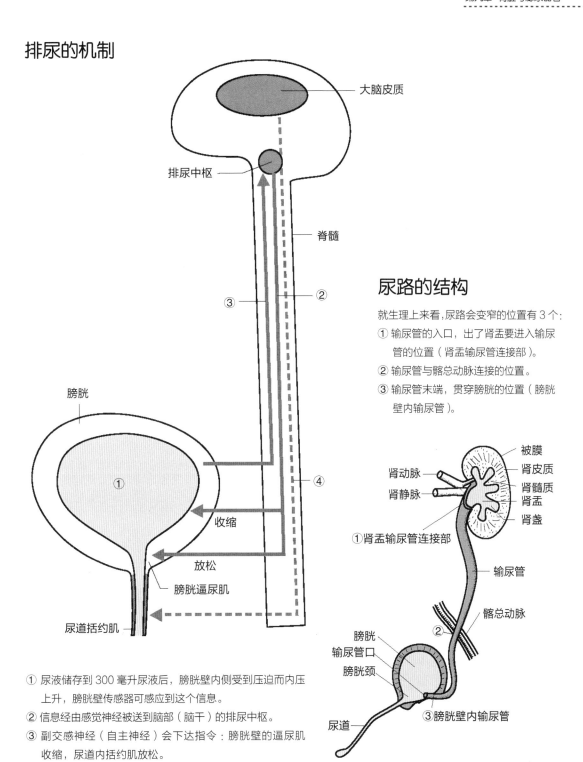

尿路的结构

就生理上来看,尿路会变窄的位置有 3 个:
① 输尿管的入口,出了肾盂要进入输尿
　管的位置（肾盂输尿管连接部）。
② 输尿管与髂总动脉连接的位置。
③ 输尿管末端,贯穿膀胱的位置（膀胱
　壁内输尿管）。

① 尿液储存到 300 毫升尿液后,膀胱壁内侧受到压迫而内压
　上升,膀胱壁传感器可感应到这个信息。

② 信息经由感觉神经被送到脑部（脑干）的排尿中枢。

③ 副交感神经（自主神经）会下达指令：膀胱壁的逼尿肌
　收缩,尿道内括约肌放松。

④ 排尿的指令由脑部（大脑）下达,从运动神经传达至尿道
　括约肌加以控制（收缩或放松括约肌）。但若膀胱内的尿液
　储存量超过 500 毫升,人就再也无法忍受尿意了。

肾炎（肾小球肾炎）

疾病的知识

当尿液中出现蛋白尿时，肾脏就有发炎的可能。
从尿液的成分和颜色等信息，可得知体液的过滤装置——肾小球的运作情况。

● 肾小球发炎的肾炎

肾脏的肾小球因细菌感染等因素发炎，导致尿液里出现大量的蛋白质（蛋白尿），甚至血液带血（血尿）的现象，总称为肾炎。

细菌（伤害身体的"外来者"，称为抗原，参照 25 页）与击退抗原的抗体（称为免疫球蛋白的一种蛋白质）结合而成的物质称为"免疫复合体"。这种物质会附着于肾小球的基底膜而导致发炎，或者让负责过滤血液的基底膜或足细胞变得脆弱、开裂。

如此一来，血液中的蛋白质和红细胞等分子较大的物质，也能通过过滤装置。大分子物质无法通过管壁，因此也无法被肾小管吸收再利用，故尿液中就会出现蛋白质和红细胞。

肾炎可分为由肾脏出现问题引发的原发性肾炎，以及由其他疾病引起的继发性肾炎。

而原发性肾炎又可细分为急性肾炎与慢性肾炎。

● **急性肾炎**：大多是因引起鼻炎、咽头炎、喉炎、扁桃体炎等上呼吸道感染症（参照 100 页）的细菌，随着血液入侵肾脏，进而引起炎症。这种肾炎会让整颗肾脏肿大，出现身体水肿、血尿和高血压这三大症状（参照右页下面的专栏）。

急性肾炎好发于 5 ～ 15 岁的孩子（因感染溶血性链球菌引起的急性肾小球肾炎），虽然容易痊愈，但有些慢性肾炎在症状上与急性肾炎类似，必须仔细加以区别。所以，可通过显微镜观察肾脏细胞，进行肾活检。

初期急性肾炎和慢性肾衰竭患者，尽量不要摄入蛋白质，因为蛋白质会造成肾功能的下降，若将其作为营养物质吸收后，产生的废弃物（代谢产物）将会无法排出。

● **慢性肾炎**：慢性肾炎的起因可能是急性肾炎持续无法痊愈（慢性化），或者是未经过急性肾炎的阶段，但一直出现蛋白尿或血尿的现象。根据日本厚生劳动省的"慢性肾炎的诊断标准"，出现以下现象很可能就是慢性肾炎：

① 出现急性肾炎后，尿液检查异常或高血压症状持续一年以上。

② 发病时虽未明确出现急性肾炎的症状，但尿液检查异常持续一年以上。

慢性肾炎患者的肾脏会逐渐萎缩，可充分发挥作用的肾小球数量也日益减少。

蛋白尿或血尿出现的机制

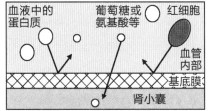

正常

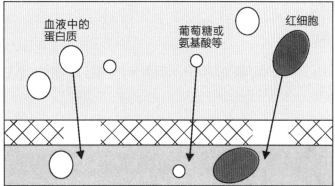

肾炎

若有发炎现象，肾脏的肾小球基底膜或足细胞会变得脆弱、破裂，如同"过滤器"的网眼变粗，导致蛋白质和红细胞会穿过基底膜进入尿液。

肾脏病的种类与起因

肾脏出现细菌感染	肾小球肾炎、肾盂肾炎等
因某种疾病造成的并发症	糖尿病肾病、痛风肾病等
左右两侧的肾脏都出现大问题，导致维持体液稳态的功能变弱	急性肾衰竭、慢性肾衰竭
肾衰竭持续恶化，废弃物无法排出体外	尿毒症
肾小球的基底膜出现问题，蛋白质大量渗入尿液	肾病综合征★
结石或癌症导致尿路阻塞，肾盂或肾盏积满了尿液	肾盂积水
肾脏出现结石	肾结石（参照 202 页）

★血液中的蛋白质量过少会导致低蛋白血症；若血液中的胆固醇量过多，则出现高胆固醇血症。

★肾脏与高血压有密切关系

　　高血压可分为原因不明的原发性高血压，以及病因明确的继发性高血压。而这种继发性高血压中最常见的就是因肾脏疾病引发的肾性高血压。这种肾性高血压主要有：因肾动脉硬化造成血管变窄，血液难以流进肾脏，为保持血液流通，而必须分泌肾素这种升血压物质的"肾血管性高血压"；因肾炎等因素导致肾小球功能不佳，难以排出会让血管收缩的钠离子而引起的"肾实质性高血压"。再者，若持续出现原发性高血压，会让肾动脉出现硬化，造成肾脏功能不佳。

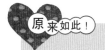

原来如此！

肾炎与水肿

　　"水肿"是指水分大量积留于细胞与细胞间隙（间质）的状态。从动脉（毛细血管）进入皮下组织的水分，可以回收到静脉或淋巴管；但是，若这种回收机制受到阻碍，就会出现水肿。

　　心脏、血管或调整水分含量的激素等出现问题，都可能引发肾炎。当肾小球的功能变差，尿液无法被充分排出体外，或者是细胞与细胞间隙积满原本应该被排出的多余水分或电解质（尤其是钠离子会吸引更多的水分），就会造成水肿。

　　再者，蛋白质随着尿液一起被排出体外，也是造成水肿的原因。这是因为当血液中的蛋白质（尤其白蛋白具有保水功能）减少后，水分无法留在血管中，而渗漏到皮下组织里。

肾衰竭

指肾脏的功能只有原本三分之一以下的状态。

虽说肾脏具有强大的预备能力，但如果重要的肾单位数量大幅减少，就会出现各种各样的问题。

● 剩余的肾单位负担增加，陷入恶性循环

肾衰竭是指肾脏的功能陷入"不完全"的状态，即肾脏无法充分排出废弃物，调节体内的水分、电解质或制造激素。如此一来，就会增加还能好好发挥作用的肾单位（参照 191 页）的负担，紧接着陷入肾单位数量持续减少的恶性循环。

肾衰竭可分为短时间内（数日到数周），肾脏功能急速变差的急性肾衰竭，以及数十年来肾功能慢慢变差的慢性肾衰竭。

● **急性肾衰竭**：依其形成原因可分为三大类。

①肾前性急性肾衰竭：并非肾脏本身出了问题，而是受大量出血、重症感染、烧烫伤或受伤等影响，肾功能急剧下降，血液里的尿素氮、肌酐（Creatinine）等废弃物增加。

②肾性急性肾衰竭：由肾小球的问题，如急性肾炎、药物中毒等造成。

③肾后性急性肾衰竭：由尿路因结石或肿瘤而梗阻所引起。

● **慢性肾衰竭**：各种各样的肾脏问题导致左右两侧的肾单位功能不佳，无法顺利将废弃物排入尿液里的状态。而从慢性肾小球肾炎转为慢性肾衰竭的例子，就占了绝大多数。

我们可以根据肾脏的运作状况，将这种肾衰竭分为 4 个阶段。

第 1 期是指肾单位半数受损，肾脏的预备能力下降的状态。

第 2 期是指肾脏功能剩下不到原有的一半（肾单位受损率超过半数），GFR（肾小球滤过率，表示肾小球每分钟约可过滤血液量的数值）下降到 30% ~ 50% 的状态。这个时期还可以通过饮食疗法或药物疗法改善肾脏的功能。

第 3 期是指 GFR 降到 30% 以下，即慢性肾衰竭的状态。

第 4 期则是指 GFR 降到 10% 以下的状态。这时体内利用完的蛋白质所生成的废弃物（代谢产物），会持续积留于血液中，最后导致尿毒症，必须使用血液透析疗法加以治疗。

是这样啊！

肾脏移植与肾脏库

肾脏移植是可以从根本上治疗肾衰竭的方法。肾脏移植可分为活体肾脏移植与脑死亡者肾脏移植。患者肾脏移植后需服用免疫抑制药物，移植后 10 年的存活率可达 90%。

活体肾脏移植，即家人（尤其是亲子或兄弟姊妹）等健康人士捐出肾脏进行移植的行为；这时捐赠者可摘除一侧肾脏。

而脑死亡者肾脏移植（也称为捐肾移植），则是移植脑死亡者善意捐出的两侧肾脏。这可以使两名患者接受肾脏移植。

有关肾脏移植的相关内容，请咨询各医院或肾脏库以获取更详细的信息。

通过人工肾脏（透析器）进行血液透析

将循环于体内的血液导出体外（脱血），经过透析器内的人工透析膜接上透析液。这时血液内的废弃物或尿毒症毒素等，会通过透析膜，被送到透析液一侧（排液），经过 3 ~ 4 小时净化的血液再度被送回体内（返血）。

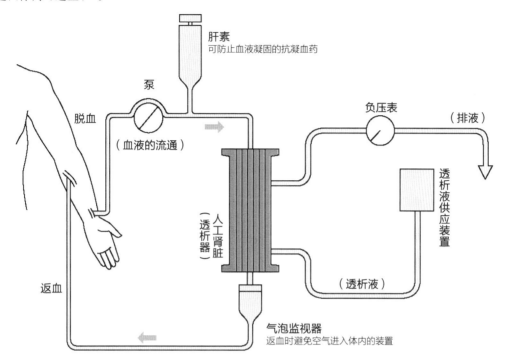

● 肾衰竭患者饮食方面须受限制

肾衰竭的患者必须减少蛋白质的摄入，稍微增加碳水化合物和脂肪的摄取，以补充不足的热量；因这类患者将尿毒症毒素（无法被排出而积在体内的废弃物，会妨碍身体的健康）排出体外的能力薄弱，故必须限制会变成废弃物的蛋白质的摄取量。

若出现浮肿（参照 195 页）或高血压等症状，必须严格限制水分与盐分的摄取。

● 人工过滤体内血液的人工透析疗法

单靠饮食或药物无法控制肾衰竭的持续发展时（血肌酐值超过 8 mg/mL 以上），必须采取人工透析疗法。

人工透析疗法就是通过人工方式过滤血液的方法，最常见的是利用人工肾脏（Dialysis，透析器）的血液透析法（俗称洗肾，参照上图）。大部分的患者一周要做 1 ~ 3 次，除了进行透析疗法以外的时间都可正常生活。

此外，还有一种名叫持续不卧床腹膜透析（CAPD）的治疗方法，即将装袋的透析液经由硅质软管注入腹腔中，一段时间后即可排除体内的废弃物和多余的体液。身体装上这种透析袋可以行动自如，方便患者边工作、边做家事边治疗。

尿液的变化与疾病

尿液的样子并非一成不变，它会因为水分的摄取量或身体状态的改变而出现不同的情况。根据尿液的分量、次数、色泽或浑浊度的变化，可以分析目前的身体状况。

● 尿液是肾脏和尿路的情报来源

当调整体液成分平衡的系统出现问题时，尿液也会出现变化。

水分的摄取方式、流汗的多少或身体的疲惫程度等，都会使尿液出现暂时性的变化，但很快就会恢复原状。如果尿液持续变化，就有可能是身体功能出了问题。

以下针对尿液量的变化与可能出现的疾病做简单的说明。

● **多尿：** 一天的尿液量一般为 1.5 ～ 2 升，若尿液量超过 3 升就是"多尿"状态。

①尿崩症：如果体内的尿液量极端地增多，就要怀疑有尿崩症。此病可由抗利尿激素（可抑制尿液制造出来的激素）不足所引起，也有因脑肿瘤引起的病例。

②糖尿病：糖尿病的三大症状为"口渴、多饮、多尿"，即常觉得口渴，不断地喝水，却又一直想排尿，出现上述症状就有患糖尿病的可能。

③慢性肾衰竭：一天的排尿量高达 3 ～ 4 升；慢性肾衰竭几乎都由慢性肾炎所导致。

④其他疾病：因治疗高血压等疾病而服用利尿剂时，开始去除浮肿的同时也变得多尿。再者，高钙血症或低钾血症等疾病，也会造成多尿现象。

● **少尿：** 一天的尿液量低于 500 毫升，排尿量少就是"少尿"。再者，还有尿量几乎等于零的"无尿"状态。

①急性肾炎、急性肾衰竭：尿量减少，出现浮肿或血尿现象时，有急性肾炎的可能。而严重乏尿是非常危险的状态，若不及时处理可能引起尿毒症。

②慢性肾衰竭、尿毒症：慢性肾衰竭的症状非常严重时，患者会从多尿转变为少尿，有引起尿毒症的风险。

③肾病综合征：患者常有浮肿症状，尿液里出现许多蛋白质，且水分囤积于体内，故尿液量明显减少。

④严重脱水时：持续性的腹泻或呕吐引发脱水症状时，也会出现少尿；而严重的脱水也可能引起急性肾衰竭。

● 排尿的问题与疾病的关联性

以下就是排尿时可能引起的问题。

● **排尿困难与尿潴留：** 虽然肾脏制造了尿液，但这些尿液却被积在膀胱里面很难排出去，称作"排尿困难"；如果一直积在膀胱里面无法完全排出体外，称作"尿潴留"。

排尿困难的原因大多是尿道狭窄受阻；而引发这些症状的因素有前列腺增生（在男性中这个因素最常见）、尿道结石或膀胱癌等疾病。

尿液的泡泡与气味

白色或无色的泡泡	可能是蛋白尿、尿液中有葡萄糖的糖尿现象
黄色至黄绿色泡泡	可能是黄疸
酸甜味	可能是糖尿
有恶臭味	可能是细菌增生
其他泡泡或气味	喝完含维生素 B_1 等饮料所散发的独特气味

尿液的颜色、混浊度与疾病

健康的尿液应该是淡黄带点透明感的颜色。
若尿液里渗血或受到药物、食物方面的影响，尿液就会呈现不同色泽。

红色	肾脏到尿道外口这一带，某处长癌、结石、黏膜发炎、组织受伤出血、尿液中渗血（血尿）等，都会让尿液变红。长时间走路后肌肉中的肌红蛋白渗入尿液中，也会出现红色的尿液。
红至茶褐色	因服用解热镇痛药、抗结核药、泻药（大黄或番泻叶），或身体水分不足、发热等。
黄褐色	老化的红细胞受损形成的黄色的胆红素等，因肝脏或胆囊的问题大量混进血液里，导致皮肤或眼白泛黄，类似黄疸。
绿色、黄绿色	由铜绿假单胞菌感染或服用维生素 B_1 制剂引起。
黑色	服用帕金森病治疗药物引起。
白色混浊感	由丝虫病或尿路方面的癌症引起。
黄白色混浊感	因膀胱炎、前列腺炎、尿道炎或肾盂肾炎等引起发炎，白细胞或细菌的尸骸变成脓液进入尿液（脓尿）。而尿液浑浊度最严重的结晶盐，就是俗称碳酸盐（常见于碳酸饮料中）、硝酸盐（菠菜中的成分）、磷酸盐（胃液中的盐酸分泌量高时，尿液中的量会增加）的盐类，形成小小的结晶，大量渗进尿液里。

● **排尿疼痛**：排尿时出现疼痛感的"排尿疼痛"主要由膀胱炎、尿道炎（尿路感染）和急性前列腺炎引起。

● **剩余尿感**：排尿后仍觉得有尿意称为"剩余尿感"。而前列腺增生正是引发剩余尿感的代表性疾病。此种也被称为"男性更年期综合征"的疾病，会让尿道受肿胀的前列腺压迫而难以排尿，造成每次的排尿量减少，但排尿次数增加。

● 排尿的次数变化与疾病的关联性

在身体健康的状态下，1 天的排尿次数为 4 ~ 6 次。

● **尿频**：只有排尿次数增加的现象称为"尿频"。就引起尿频的尿路问题来说，有膀胱炎、尿道炎（尿路感染）、膀胱癌、膀胱结石、前列腺炎、前列腺增生、妊娠引起的膀胱压迫、尿崩症或糖尿病引起的多尿等因素。此外，巨大的精神压力导致尿频的情形（称为神经性尿频）也不少。

● **尿次减少**：相较于尿频，排尿次数减少的"尿次减少"比较少见。

最可能引起尿次减少现象的疾病是脊髓方面的问题，而糖尿病也会引起尿次减少。

如果是年轻女性，也有人习惯性排尿次数比较少。

尿路感染

尿液的出口（尿道外口）因为通到体外，故尿路可说是最容易发生感染的位置。
尤其女性的尿道又比男性短，很容易发生膀胱炎。

● 膀胱黏膜发炎的膀胱炎

泌尿器官中最常见的疾病是膀胱炎。膀胱炎可分为急性膀胱炎与慢性膀胱炎，大多数患者只要好好接受治疗，数天即可治愈。原因明确且单纯的急性膀胱炎大多由细菌感染引起。

大肠菌或葡萄球菌等细菌感染了膀胱的黏膜，就会引起膀胱炎，而其主要的入侵途径是"从尿道外口通过尿道抵达膀胱"，导致膀胱黏膜受损。

此外，细菌还有从输尿管和尿道附近的脏器（前列腺、阴道或直肠）入侵膀胱的途径。

除了细菌感染以外，其他如药物或过敏性反应、自身免疫疾病（参照32页）等，也会引起膀胱炎。

慢性膀胱炎可由膀胱结石、膀胱癌、前列腺增生或神经源性膀胱诱发（参照202页），并造成膀胱剩余尿量增加等尿路方面的问题，且症状持续。

出现膀胱炎后，会有排尿次数增多的尿频、排尿时疼痛、尿液混浊或血尿等症状，而且排尿后还会出现剩余尿感。

此外，有些患者还有下腹疼痛的症状，但一般都不会发热。

如果是单纯的膀胱炎，大概用药物治疗一周即可痊愈；但如果是细菌感染引起的发炎，就需服用抗生素；若由过敏所致，则需使用抗过敏药。

治疗期间的喝水量要比平常多些，以增加尿量，便于冲洗膀胱内的细菌。

平常不要有憋尿的习惯是预防膀胱炎的首要方法，在完全治好以前，尽量减少性行为的次数。

● 常由性行为感染引起的尿道炎

顾名思义尿道炎即"尿道发炎的疾病"，最常见的是由淋球菌或衣原体引起。男性几乎都是因性行为感染而患病，即使是口交（嘴巴与生殖器官接触）也会造成感染。

因为女性尿道较短，细菌容易入侵，加上尿道与阴道位置不一，除了性行为引起的感染外，其他因素也会导致尿道炎（如膀胱的发炎症状扩及尿道）。而大肠菌是最常见的致病细菌。

除了感染以外，引起尿道炎的因素还有内镜或输尿管等异物进入尿道造成的刺激，或者是对食品或药物出现的过敏反应。

如果是淋球菌引起的尿道炎，尿道外口会排出脓状或类似透明的液体分泌物弄脏内裤，且排尿时尿道有刺痛感，也有尿频或剩余尿感等现象。

若在性行为中感染了淋菌，约3天即会出现症状；但若感染了衣原体的话，要10天～2周才会出现症状。

若出现主观症状时，应尽快去泌尿科就诊，若延误治疗，以后就更难痊愈。

再者，别忘记和你的性伴侣一起接受治疗。

男性的尿路　　　女性的尿路

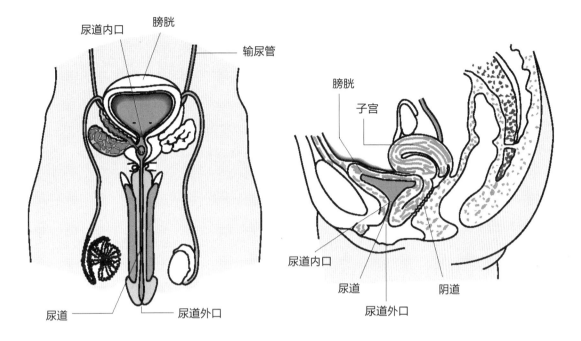

★为何老年人容易发生尿路感染?

　　老年人容易发生膀胱炎或肾盂肾炎等尿路感染症状。这是因为随着年龄的增加，身体的免疫力下降，因前列腺增生（只有男性）、慢性发炎、结石或肿瘤、神经源性膀胱（参照 202 页）等造成尿路受阻，尿路原有的"防御力"会变差。加上若本身懒得沐浴，或长期卧床，清洁工作做得不够彻底，尿道外口一带不干净的话，更容易让细菌入侵。而长期插着的导尿管未及时更新，也很容易被细菌入侵。

　　此外，糖尿病等慢性疾病也容易造成尿路感染。在此要特别注意的是，老年人这方面的感染症状并不明显。有时甚至完全没有出现任何症状（无症状性细菌尿），长期下来，细菌会沿着输尿管侵入肾盂，除引起肾盂肾炎外，还可能引发败血症。败血症是一种细菌随着血液扩及全身，让各种器官出现问题的疾病，可能危及生命安全。

　　所以，千万要记住"老年人容易发生尿路感染"。

● 男性的前列腺炎与女性常见的肾盂肾炎

　　若是男性，也可能因为细菌感染而出现前列腺发炎（前列腺炎），即细菌从尿道往上入侵造成发炎。患者会出现排尿痛、尿频、剩余尿感等类似膀胱炎的症状，有时还会发热。

　　而肾盂肾炎则是女性常见的尿路感染，大半都是先出现膀胱炎，其细菌侵入肾脏，导致肾盂或肾盏等发炎，患者出现腰痛或背痛为其特征。

尿路结石

溶于尿液里的各种成分，硬化且逐渐变大，形成宛如小石子的结石。
大多于肾脏形成，再进入尿路系统。

● 尿路结石的种类及其特征

尿路系统出现结石的疾病总称为尿路结石。

根据结石形成的位置，可分为肾结石（肾盏结石和肾盂结石）、输尿管结石和尿道结石等类别。不过，结石在输尿管、膀胱或尿道形成的情形非常少见，大部分的结石都是在肾脏形成后再进入尿路系统，故肾结石和输尿管结石约占尿路结石的 95%。

尿路结石好发于 20 ~ 60 岁，男性患者的人数约为女性患者的 3 倍。

尿路结石的起因是尿液中的钙质、磷酸、硝酸、尿酸等物质，因某些因素结晶化变成结石。大部分结石都是硝酸与钙结合成的硝酸钙结石。

● 尿路结石的症状与治疗方法

"腹绞痛"（指从侧腹到背部一带的疼痛）、"血尿"和"排出结石"（结石与尿液一同排出）可说是尿路结石的三大症状。而且，有些患者的疼痛感，还会让人痛到喘不过气来。

虽说通过腹部 X 线检查、超声波检查或 CT（计算机断层扫描）检查等，均可判断出结石的位置，但有些结石仍不易被发现。如果结石非常小，可注射显影剂以通过影像判断出正确的位置。

再者，可事先检测血液和尿液中的钙、磷酸和尿酸等物质的含量，确定自己是否属于容易长结石的体质。

即使体内发现结石，也不用过于担心，约有 70% 的结石可随同尿液一并排出。尤其是没有任何症状时，可利用药物让输尿管的肌肉变得松弛，便于结石排出。

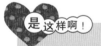
是这样啊！

神经病损引起的"神经源性膀胱"

尿液通过膀胱与尿道的作用被排出体外。当与尿液排出有关的脊髓神经或脑部的排尿中枢（参照 192 页）因某些原因出现神经病损时，排尿机制就会有问题，称为"神经源性膀胱"。

这些神经病损可能是想排尿却尿不出来的排尿困难、尿失禁、排尿次数增多的尿频、膀胱有尿液残留的剩余尿感等症状。

诸如脑梗死、帕金森病、多发性硬化症、糖尿病、脊髓损伤之类的疾病，或者是大肠或子宫等下腹手术，都是引起神经病损的原因。

药物疗法是最主要的改善方法。若无法改善，可采用"膀胱训练法"，用手压迫下腹或在肚子施力促进排尿。还可以采取将导尿管插进尿道的"导尿法"和阻断作用力过强的神经传导通路的"神经阻断法"。

尿路结石的种类与出现的部位

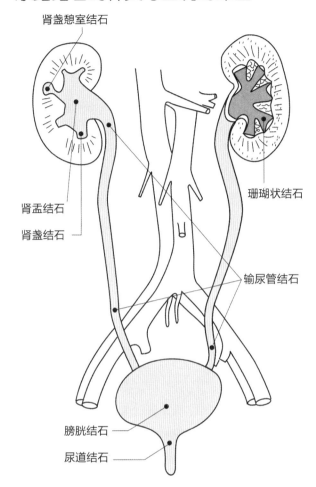

肾盏憩室结石

肾盂结石

肾盏结石

珊瑚状结石

输尿管结石

膀胱结石

尿道结石

● 利用体外冲击波碎石术（ESWL）弄碎结石

清除尿路结石最常见的治疗方法就是"体外冲击波碎石术"。

这就是先通过 X 线或超声波检查，准确找到结石的位置，再用冲击波弄碎结石的方法。这种碎石术不会伤及周围组织，也没有副作用或后遗症，更不需住院即可接受治疗。在这种碎石术的普及之下，患者几乎不需要开刀就可以清除体内的结石。

万一体外震波碎石术无效时，可采用经尿道的碎石术，将自尿道插入内镜，以冲击波或激光击碎结石。

为避免尿路结石复发，记得平常要多喝水。

体外冲击波碎石术

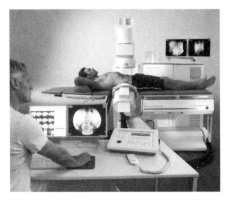

照片：日本 Dornier MedTech Japan 公司提供

体外冲击波碎石术（Extracorporeal Shock Wave Lithotripsy，简称 ESWL）就是将出现结石的位置固定于冲击波装置上，连续 1 小时发出冲击波，把结石捣成砂石状，随尿液自然地排出体外。2 厘米以下的结石适用这种方法，但有时需要治疗数次。

造成尿路结石的因素

内分泌或代谢方面的问题

副甲状腺激素大量分泌、尿酸代谢异常（痛风）都很容易造成结石。

尿路感染

大肠菌等细菌分解了尿液中的尿素而形成结石。

尿路梗阻

因前列腺增生或肿瘤等尿路问题，导致输尿管受到压迫变窄，或尿液流通受阻、出现剩余尿后，就很容易形成结石。

饮食或药物

肉类（动物性蛋白质）摄取过多会让尿酸增加，容易形成结石。再者，药物的副作用也可能造成结石。此外，水分摄取不足也是原因。

长期卧床的状态

骨骼容易释出钙质，导致血液里钙质增加（高钙血症），容易形成结石。

肾癌与膀胱癌

肾癌主要出现在肾小管的上皮细胞，而膀胱癌是最常见的泌尿系统癌症之一。
两者皆好发于 60 岁之后，男性患者多于女性，比例约为 3：1。

泌尿器官常见的癌症种类

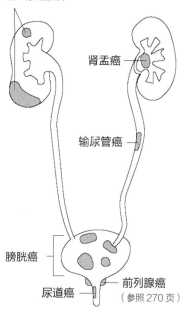

肾癌
（肾母细胞瘤，出现于幼儿肾脏的恶性肿瘤、肾细胞癌）

肾盂癌

输尿管癌

膀胱癌

尿道癌

前列腺癌
（参照 270 页）

● 肾癌可大致分为肾细胞癌与肾盂癌

依据形成位置的差异，可将肾癌大致区分为肾细胞癌与肾盂癌。出现在近曲小管的癌症病灶称为肾细胞癌，而出现在肾盏或肾盂的癌症病灶称为肾盂癌。通常我们说肾癌，指的是占了大部分的肾细胞癌。在此也是针对肾细胞癌加以说明。

肾癌原本是难以察觉的癌症之一，但随着诊断方法、超声波或 CT（计算机断层扫描）等检查机器的普及，在肿瘤还很小时即可发现。

肾癌的主要症状是，血尿、癌症病灶引起侧腹拳头状肿胀（肿瘤）、背部或侧腹部疼痛，但早期的肾癌几乎没有任何症状。即使出现血尿，因出血量很少，检查后大多会以为是"无症状性血尿"（排尿时带有痛感的血尿）。

就引发肾癌的诱因来说，有吸烟、脂肪摄取过量、长期采用人工透析疗法、性激素、高血压、肥胖等。此外，肾癌与遗传疾病——希佩尔·林道综合征（Von Hippel-Lindau Disease，VHL）也有关系。

超声波检查、CT 检查、MRI（磁共振成像）检查，或注射显影剂，用 X 线摄影观察显影剂从肾脏排出的情形的肾盂造影检查（可了解肾脏的功能强弱和有无变形）等，都是检测肾癌的重要方法。

治疗肾癌的方法依其进行程度或有无转移而不同，但基本上都会采用手术疗法，通过手术摘除癌变的肾脏。只要另一侧的肾脏可以好好发挥作用，就不会有太大的问题。若癌症病灶不大，也可以进行只切除癌变部分的肾脏保存手术。

万一病灶过大，无法切除时，或属于进展期肾癌，可采用肾动脉栓塞术，将输送氧气和养分到肾脏的动脉塞住，以消灭癌症病灶。或者是采用免疫疗法，注射干扰素或白细胞介素-2（Interleukin-2，IL-2）这类可以提升免疫力的药物（免疫辅助剂）。放射线疗法或利用抗癌剂的化学疗法则对肾癌几乎无效，很少使用。

● 年长男性中常见的膀胱癌

膀胱癌经常出现在膀胱内层黏膜，依其形态可大致分为乳头状型与非乳头状型。其中乳头状膀胱癌大多属于浅表性（早期）癌症，恶性程度低，少有转移，而非乳头状膀胱癌大多是浸润性（进展期）癌症。

膀胱癌的进行度

其进行度可分为浅表性（Tis、Ta、T1）与浸润性（T2、T3、T4）两大类。膀胱癌容易转移的器官主要是肺脏、肝脏和骨骼等。

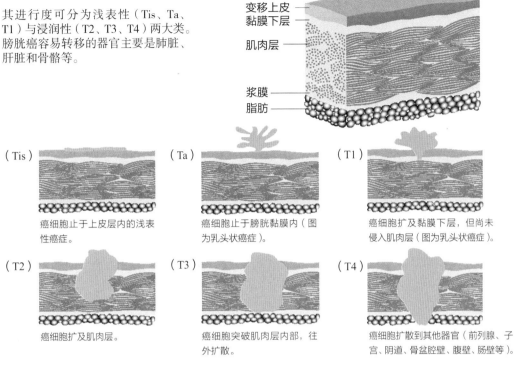

变移上皮
黏膜下层
肌肉层
浆膜
脂肪

（Tis）
癌细胞止于上皮层内的浅表性癌症。

（Ta）
癌细胞止于膀胱黏膜内（图为乳头状癌症）。

（T1）
癌细胞扩及黏膜下层，但尚未侵入肌肉层（图为乳头状癌症）。

（T2）
癌细胞扩及肌肉层。

（T3）
癌细胞突破肌肉层内部，往外扩散。

（T4）
癌细胞扩散到其他器官（前列腺、子宫、阴道、骨盆腔壁、腹壁、肠壁等）。

"无症状性血尿"是膀胱癌的最大特征，但进行性膀胱癌，则会出现排尿时疼痛、下腹疼痛或尿频等类似膀胱炎的症状。

等癌细胞扩散，输尿管或尿道受阻，尿液无法顺利排出体外时，也会出现侧腹、腰部或背部疼痛。

膀胱癌的致癌因子（物质）首先是抽烟，其他还有膀胱结石引起的慢性刺激、染料之类的化学药品等。

若有疑似膀胱癌迹象时，可做一些检查加以确认，如自尿道外口放入膀胱镜观察膀胱内部的膀胱镜检查、确认尿液中是否含有剥落癌细胞的尿细胞学检查；或者是进行双手触诊（男性的话，用食指自肛门向直肠插入，女性的话，用食指自阴道插入，另一手触摸腹部，夹着膀胱壁确认有无肿瘤或其迹象）、超声波检查、CT 检查、MRI 检查、切除膀胱内的肿瘤组织在显微镜下观察的切片检查等，判断其恶性度和进展情况。

膀胱癌的治疗基本为切除手术，但若属于乳头状膀胱癌（早期癌），可采用使用膀胱电切镜的经尿道膀胱肿瘤切除术，不必切除膀胱。但因乳头状癌症常在 1 ~ 3 年内复发，为防止复发，术后必须追加膀胱内注射疗法，在膀胱注射抗癌剂或 BCG（卡介苗）。

虽说属于早期癌，但癌症病灶范围大，或属于进展性癌症的话，也必须进行全膀胱切除手术。

此外，也可并用使用抗癌剂的化学疗法或放射线疗法。

患者切除膀胱后，要进行导管型尿流改道术，将输尿管连到肠管形成尿液的出口（造口）。最近也有一种称为"代用膀胱"的尿流改道术，利用肠子制作一个类似膀胱的袋状容器，让尿液可从尿道排出。

尿失禁

尿液不自主地渗漏出来。有急迫性尿失禁、压力性尿失禁等类别。
急迫性尿失禁常见于老年人或脑梗死患者，而压力性尿失禁常见于中老年女性。

出现压力性尿失禁的膀胱

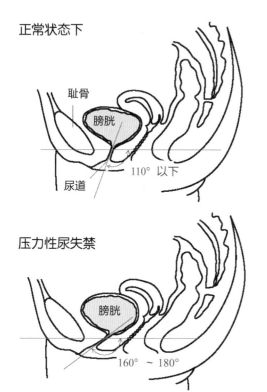

正常状态下

压力性尿失禁

当支撑膀胱或尿道的盆底肌力道变弱，膀胱就会下垂，尿道括约肌的紧绷度降低。如此一来，只要出现咳嗽或打喷嚏等动作，稍微一点腹压（肚子用力）就会漏尿。

● 老年人的尿失禁 跟痴呆有很大的关系

急迫性尿失禁就是突然出现强烈的尿意，导致膀胱壁肌肉收缩，虽想去上厕所却来不及。

老年人最常见的就是这种急迫性尿失禁，但随着老化或疾病的产生，老年人也可能出现其他类型的尿失禁。再者，因为痴呆（参照 52 页）导致尿失禁症状恶化的例子也不少。

● 运用手术治疗压力性尿失禁

据说包含轻微的尿失禁在内，超过 40 岁的女性约半数的人有尿失禁的经历；其大部分都属于压力性（紧张性）的尿失禁（参照左图）。

这是因为女性的尿道比男性短，尿道括约肌力道较弱的缘故；再加上妊娠、生产导致盆底肌受到拉扯，雌激素分泌量减少等因素，更容易造成这类型的尿失禁。

此外，肥胖也是导致压力性尿失禁的一大因素。

治疗这类型尿失禁的方法有使用渗尿护垫、做体操锻炼盆底肌、利用尿失禁治疗器的电刺激或磁刺激疗法（用电或磁刺激肛门一带锻炼膀胱括约肌）等。万一这些方法均行不通，或者是想要享受运动的乐趣，也有几种手术方法可以选择，其中以经阴道无张力尿道悬吊术（Tension-free Vaginal Tape Procedure，TVT）手术为主。这就是将合成网片穿过尿道的下面，在尿道和膀胱颈做出角度，即使腹部用力腹压增加也不会有漏尿的情形。手术只需局部麻醉，伤口也只有小小的 3 个地方。除此之外，还有在阴道放入吊环，从下往上提起盆底肌的治疗方法。

第十章

运动系统

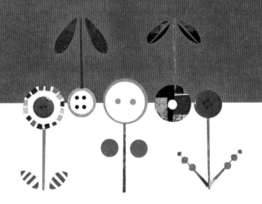

人体的各种动作，
必须通过骨骼、关节与肌肉等运动器官一起合作才能完成。
而骨骼也是支撑人体的支柱，更是钙质的储藏库。

运动器官的结构与功能

走路、跑步、站立、坐下、抓东西……
负责所有"动作"的骨骼、肌肉、肌腱、韧带等，都可称为运动器官。
会动的生物＝动物，正是说明了运动器官的重要性。

膝关节的结构

关节就是骨头与骨头的联结部分。骨头与骨头以韧带连接，不至于轻易脱落，且牢牢地组合在一起。

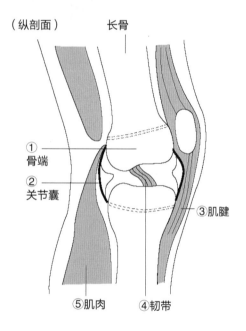

（纵剖面）
长骨
① 骨端
② 关节囊
③ 肌腱
⑤ 肌肉   ④ 韧带

① 骨端
构成关节的长骨两端（称为骨端），外侧包裹着关节软骨。

② 关节囊
手肘、膝盖、手腕、肩膀等身体中最容易活动的关节部位，外侧由称为关节囊的结实袋状物包裹着。

③ 肌腱
联系骨骼与肌肉的条状物，位于肌肉的两端。人体内有种蛋白质称为胶原蛋白，可构成坚韧的胶原纤维。而肌腱就由含有这种胶原纤维的结缔组织（参照6页）构成。

④ 韧带
让关节反向弯曲也不至于脱落，紧紧固定于关节外侧的坚韧"皮带"。韧带可以决定关节移动的方向或范围。

⑤ 肌肉
让身体可以自由活动的原动力。

塑造身体姿态的骨骼

人体从头到脚尖，总共由206块骨组合而成。身体的"骨架"称为骨骼；其中脊柱上可支撑头部，让身体直立，下可用双脚走路，可说是支撑人体最重要的支柱。而骨骼的重量就占了体重的20%左右。

骨头与骨头之间由关节连接，通过肌腱让骨头上的肌肉收缩以做出各种动作。而此关节就以韧带这种牢固的"皮带"紧紧地连在一起。

除了可塑造人体的"姿态"和"动作"以外，保护柔软的脏器免于外力的冲击也是骨骼的重大责任。比如，颅骨可以保护脑部，胸廓可以保护心脏或肺等器官，而骨盆腔则容纳肠、子宫和卵巢等脏器并加以保护。

撑起人类"自立"的运动器官的重要性

弯曲手臂时，上臂会出现"肌肉疙瘩"，这就是上臂肌肉收缩变硬的证据。肌肉收缩后，可将骨头拉过来，让关节弯曲"身体就会动起来"。

"运动"就是可依照自己的意识自由控制的重要的身体机能。而将脑部的指令传递到肌肉的运动神经、给肌肉补充氧气和营养的血管等，都是运动器官的好朋友。

运动器官就像这样撑起人类的"自立"行为。在超老龄化的社会中，它也是提升生活质量的关键。

骨骼的架构

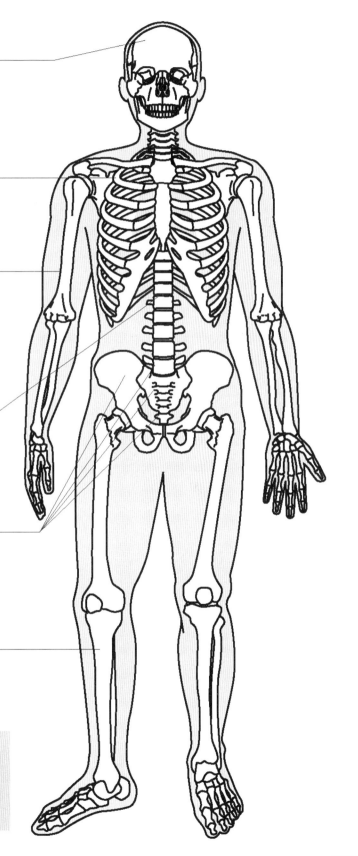

头盖骨

很多人误以为头部的骨骼就是一大块骨头，事实上头盖骨是由 15 种、23 块骨头组成的，保护着重要的脑部。男性和女性的头盖骨形状稍有不同，男性头盖骨额部的弧度像把弓，眉毛一带的骨头较突出。这样的特征，可帮助法医判别已白骨化的尸骸的性别。

胸廓

在胸部由胸椎与 12 对肋骨通过关节联结成笼状的胸廓，其内部（胸腔）的心脏和肺等胸部脏器，可在它的保护下免于撞击。胸廓可以配合呼吸伸展开来。

臂骨（上肢）

手臂的骨骼由肱骨、手腕拇指侧的桡骨、小指侧的尺骨，以及手部的掌骨和腕骨等组成。
其中桡骨与尺骨状似交叉相连，可做出弯曲或扭转手臂的动作。
肱骨通过背部的肩胛骨以及颈部下方的锁骨与胸廓相连。

脊柱

脊柱是支撑身体的重要骨骼，也可保护神经中枢（参照42 页）所在的脊髓。
脊柱从上而下连成的 32 ~ 34 块脊柱骨，共由颈椎、胸椎、腰椎、骶骨和尾骨组成。
脊柱前后都有微幅的弯曲，方便身体直立时保持平衡，这也是自然的架构。

骨盆

由骶骨、尾骨、第 5 腰椎、左右髋骨组成。顾名思义，骨盆就像个盆子，里面装着肠、膀胱、子宫、卵巢等重要脏器。
人类幼儿期所分出的髂骨、耻骨与坐骨 3 种骨骼，长大后结合为髋骨。

腿骨（下肢）

腿骨由股骨、胫骨、腓骨与髌骨构成，是最适合人体站立或用双脚走路的长韧骨架。其中堪称是人体最长、最大的股骨的股骨颈（与骨盆连接处），可说是最能够支撑身躯的理想结构。

> **★骨骼的形状**
> 　　骨依其形状可分为扁骨、长骨、短骨和不规则骨。扁骨就是平面型的骨头，如头盖骨和胸骨；长骨包括股骨和肱骨等；短骨包括腕骨和跗骨等；脊椎骨和部分头骨则属于不规则骨。

骨骼的成长与老化

一般人都误以为骨骼很硬，长大后就停止生长，再也没有任何变化。
事实上，新的骨骼组织会慢慢地取代旧的骨骼组织，而且终其一生，永不休止。

成长期的骨骼

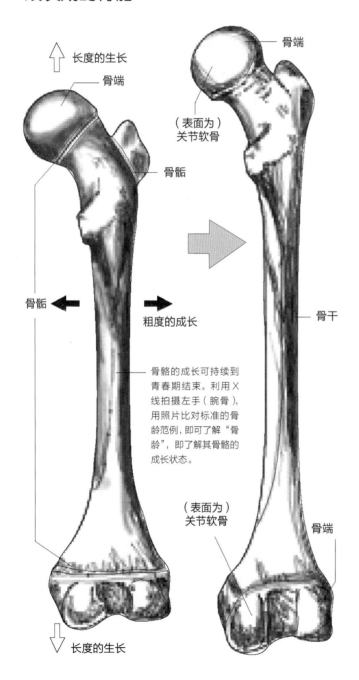

长度的生长

骨端

（表面为）
关节软骨

骨骺

骨骺

骨骺

粗度的成长

骨骼的成长可持续到青春期结束。利用X线拍摄左手（腕骨），用照片比对标准的骨龄范例，即可了解"骨龄"，即了解其骨骼的成长状态。

骨干

（表面为）
关节软骨

骨端

长度的生长

骨骼的成长
——变长与变粗

孩子们的骨骼会逐渐成长——变长也变粗。

首先是骨骼变长，这是"软骨内成骨"生长的结果。一开始是骨头的两端长出软骨（骨骺），这是骨骼的雏形，且成骨细胞（Osteoblast）逐渐骨化。当骨骺停止生长形成骨端后，人就再也无法继续长高了。

至于骨骼会变粗则是"膜化骨"带来的结果。包裹骨骼的骨膜制造出成骨细胞，逐渐变化为骨骼。而另一方面，骨膜也会制造破骨细胞（Osteoclast），去除不必要的骨头（骨痂）（参照右页图）。

即使长大成人，破骨细胞还是会慢慢去除老化的骨头，再由成骨细胞制造新的骨头，反复进行骨骼代谢作用（骨骼的架构与吸收）。

据说骨骼"十年左右更新一次"。

骨折会痊愈的机制

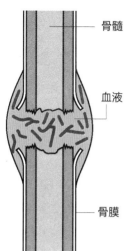
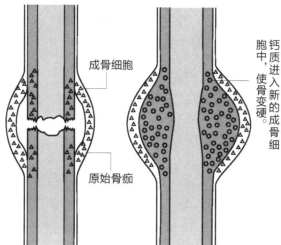
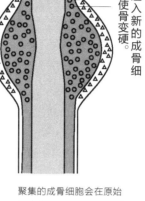
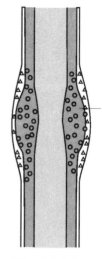

骨髓
血液
骨膜
成骨细胞
原始骨痂
钙质进入新的成骨细胞中，使骨变硬。
破骨细胞可吸收原始骨痂。

发生骨折时，骨的毛细血管会破裂出血。不久后血液会凝固，暂时留在断掉的骨骼缝隙间。

骨骼断裂处表面的骨膜会聚集很多成骨细胞，反复地分裂与增殖，开始制造原始骨痂。

聚集的成骨细胞会在原始骨痂的内层制造新的肉芽组织（有很多毛细血管的结缔组织），促进骨的修复。

原始骨痂出现后，破骨细胞的功能更为活跃，可清除原始骨痂不必要的部分，修整为原来的形状。

★骨骼坚硬的原因

骨的外侧主要由胶原蛋白等蛋白质和羟基磷灰石（Hydroxyapatite）构成。而羟基磷灰石就是磷酸钙的氢氧化合物，硬如玻璃，几乎储存了体内所有的钙质来源。

是这样啊！

关于骨质疏松症

骨骼可说是储存钙、磷等矿物质（无机质）的"银行"。人体有99%的钙质都存在骨骼里，当体内钙质足够时，骨骼就把钙质存起来，反之不够时就会释出钙质。再者，骨骼的细胞可有效地进行代谢作用，一生中反复地形成（成骨细胞的功能）与吸收（破骨细胞的功能）。

但随着年龄的增加，这种平衡失去协调性，被存放的钙质不断被释出，加上破骨细胞的功能变强，导致骨量（骨密度）减少，骨头变得松脆。这就是骨质疏松症。这时钙质不断从骨头里释出，骨骼就会变得跟"萝卜的空洞"一样疏松（参照右图）。骨质疏松症好发于停经后的女性。

雌激素抑制了可清除骨的破骨细胞的功能，却活化了可对骨头塑型的成骨细胞发挥作用的降钙素（calcitonin）。当雌激素的分泌量减少，钙质就会从骨骼里逐渐释出。

出现骨质疏松症的患者，脊柱的椎骨受到撞击容易造成压迫性骨折，也会出现背部、腰部酸痛，容易疲惫、驼背或身长缩短等症状。此外，这类患者的股骨颈（大腿根部）也容易发生骨折。

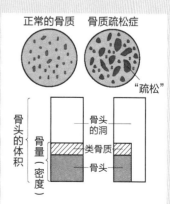

正常的骨质　骨质疏松症
"疏松"
骨头的体积
骨量（密度）
骨头的洞
类骨质
骨头

脊柱的结构与腰部的疼痛

腰痛或许是身体直立、以双脚走路的人类的宿命。
因为想要让重重的身躯保持垂直地走路，会对腰部带来莫大的负荷。
当然，每个人的姿势、身体的活动方式等，也会对腰部产生很大的影响。

脊柱是让身体直立的支柱

脊柱是由颈椎、胸椎、腰椎、骶骨和尾骨组成的，中枢神经系统中的脊髓贯穿其中。

脊柱一块块骨头（椎骨）前面（靠胸部一带）的部分称为"椎体"。椎体与椎体之间夹着椎间盘这种软骨，可发挥类似缓冲器的防撞功能。而且，这种椎间盘也像一种黏着剂，牢牢地将上下椎体联系在一起。

椎体还附着了称为椎弓的拱形骨头，脊髓神经就从椎体与椎弓之间的缝隙（椎间孔）穿出，延伸到身体的各个角落。

当脊柱出了问题，会对这种分叉神经的功能带来不良影响，造成疼痛感，或者使动作、感觉都变得迟钝。

脊柱由 26 块脊椎骨层叠而成，故身躯（上半身）可以弯曲或伸展。但是腰椎一带，因需支撑体重、活动身体负担最大，故比较容易出现问题。

姿势不良对脊柱产生不良影响

脊柱在身体的前后方向（胸部与背部）都呈现微幅的弧形。这样的弧形可以减缓走路或跑步这种上下运动所造成的冲击。

而姿势不良者的脊柱无法呈现正确的弧度，身体的力量也不能平均分配，使腰部肌肉随时处于紧绷状态，当然就容易引起腰痛。

再者，上了年纪的人，也经常出现腰痛。这是因为支撑腰椎的肌肉老化，无法使其保持正常的弧形而变成驼背，椎管或椎间孔变窄，神经容易受到压迫所致。

原来如此！

脊柱侧弯的检查重点

④ 向前弯腰，肩胛骨的高度左右不一。
③ 骨盆有倾斜的现象。
② 从背部看，肩胛骨的高度不同。
① 肩膀高度左右不一。

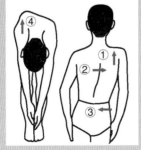

青春期常见的脊柱侧弯

随着脊柱的扭曲，脊柱不是前后而是左右呈现弧形的疾病。

脊柱侧弯可能是先天性问题，或由姿势不良引起，也可能是成长带来的不明原因（特发性）所致，或由脊髓神经、背肌麻痹引起的。

而最常见的脊柱侧弯就是好发于成长期（青春期）的特发性脊柱侧凸。如侧弯度（利用背部隆起法检查）超过 30°就有治疗的必要。

从侧面看的脊柱结构

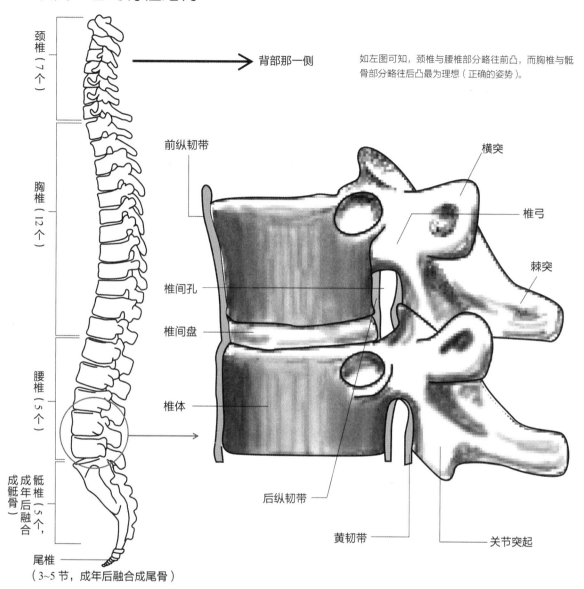

颈椎（7个）

背部那一侧

如左图可知，颈椎与腰椎部分略往前凸，而胸椎与骶骨部分略往后凸最为理想（正确的姿势）。

胸椎（12个）

腰椎（5个）

骶椎（5个，成年后融合成骶骨）

尾椎
（3~5节，成年后融合成尾骨）

前纵韧带
椎间孔
椎间盘
椎体
后纵韧带
黄韧带

横突
椎弓
棘突
关节突起

原来如此！

骨骼成长期常见的问题

　　垂体可分泌生长激素（参照184页）促进骨骼的生长。而钙和磷等营养成分跟骨骼生长也有关系，若这些矿物质不足，骨骼的骨化会延迟，变成钙质不足的弱骨。如此一来，很容易造成骨折或骨头变形。

　　而成长期的孩子剧烈运动后或夜间出现的足部疼痛，可能跟"成长痛"有关，是由未成熟的骨骼和肌肉的疲劳导致的，与"骨骼生长"或"生长激素"无关。再者，骨骺（参照210页）碰上巨大压力，软骨受到压迫时，也会引发骨骼方面的问题。

　　至于膝部出现疼痛感的胫骨粗隆骨软骨病，常见于爱运动的中小学生。

疾病的知识

会引起腰痛的主要疾病

据说高达 80% 的人曾经有过腰痛的经历。

虽说"腰痛"的症状似乎很常见，但医学上一提到"腰（背）痛"，指的是只在腰部肌肉或筋膜处发生的腰痛。

★血液循环不良也是腰痛的原因

血液循环是引起腰痛的要因之一。当血液循环不佳时，肌肉会强烈收缩，即产生"硬块"，引起发炎症状，且血管周围出现"缓激肽"。这种"缓激肽"被称为炎症媒介物，是引发疼痛的化学物质。

● 腰部剧痛是急性腰痛的代表

并非椎间盘或椎间关节出了问题，而是腰部肌肉或筋膜突然产生的痛感，称为"腰部剧痛"，是急性腰痛的代表。

提起重物或是扭转身体，很容易引起这种腰部剧痛。弯腰捡拾物品，甚至是打喷嚏等不经意的动作，也可能导致腰部剧痛，有些人甚至痛到无法动弹。

治疗腰部剧痛的首要步骤是保持安静，等身体稳定下来尽快就诊。其他如药物疗法、物理疗法和辅具疗法也可以舒缓疼痛。

● 髓核突出的腰椎间盘突出症

椎间盘中央有凝胶似的柔软髓核，四周由纤维环包裹着。这样的结构如同缓冲器，可以分散施加于脊柱上的压力。但是，在提起重物或扭到腰时，髓核会被挤出去而压迫到神经（神经根），这就是腰椎间盘突出症——仿佛三明治里的馅料被挤出来一样。腰椎间盘突出症大多出现在第 4 或第 5 腰椎的椎间盘。

腰椎间盘突出症可分为腰腿突然出现剧痛的急性腰椎间盘突出症，以及闷闷的腰痛感或足部麻痹反复出现的慢性腰椎间盘突出症。除了腰痛以外，坐骨神经痛（参照 55 页）也是腰椎间盘突出症主要的症状。

●**治疗方法**：腰椎间盘突出症的疼痛感起因于被挤出的髓核压迫到神经，或其周围有发炎的迹象。症状出现后短时间内可服用止痛剂，尽可能穿上固定脊柱的束腹，保持安静。随时间流逝，症状得以缓解的保守疗法，可说是最基本的治疗方法。

不过，疼痛感消失并不表示髓核会回归原位。等症状比较稳定，可进行骨盆牵引疗法、温热疗法、腰痛体操等治疗方法（参照右页的★）。

万一症状很严重，可采用神经阻断法或类固醇药硬膜外间隙阻滞麻醉（参照 54 页），或其他手术疗法。

腰椎间盘突出症

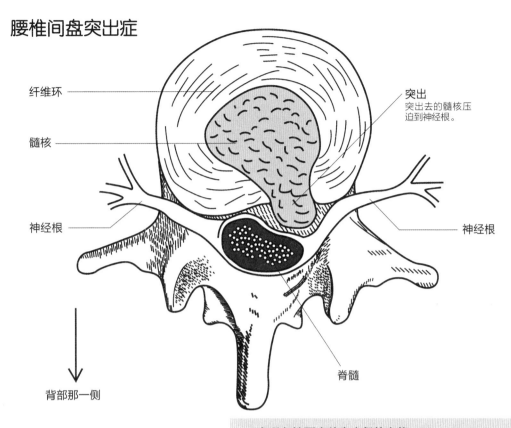

纤维环

髓核

神经根

突出
突出去的髓核压迫到神经根。

神经根

脊髓

背部那一侧

脊椎滑脱与脊椎前移

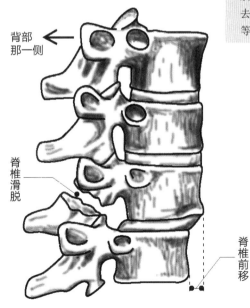

背部那一侧

脊椎滑脱

脊椎前移

★出现急性腰痛首先应保持安静

出现腰痛时，保守疗法为基本原则。这里的保守疗法，指除了保持安静以外，服用止痛剂、贴药布的"药物疗法"、温热痛处促进血液循环以去除肌肉的痉挛和僵硬感的"温热疗法"、锻炼腹肌与背肌保护脊柱的"腰痛体操"、固定上半身将下半身向下拉以去除腰椎压迫感的"牵引疗法"、穿上束腹固定腰部的"辅具疗法"等手术以外的治疗方法。

● 脊椎滑脱、脊椎前移

联系椎骨的椎间关节的上关节突起与下关节突起，两者间缺少骨头，导致脊柱前面与后面的部分分离的状态称为脊椎滑脱。如果是上下的脊柱错位的状态就叫作脊椎前移，常发生在第5腰椎。

这些毛病大多是由成长期剧烈运动导致的应力性骨折引起，且由于脊柱骨的联结很不稳定，身体一有负担腰部就会很痛，或者一直都有疼痛感，要特别注意。

●治疗方法：出现症状后，暂时减少运动量，并穿上束腰。若保守疗法不见成效，再考虑手术疗法。

疼痛感减轻后，也可以恢复运动。

关节的结构与功能

不论是多么坚固结实的机器，若全年无休止地运作，总有一天会出现问题。
但是，人类关节的使用年限却是一辈子。即使每天都会用到，关节也还是可以长久地使用。

连接骨头构成骨骼

负责让骨骼"活动"的一大关键就是关节。

在各种关节中，肩、肘、手腕、膝盖等是经常活动的关节，突出的关节头与凹陷的关节窝正好相对，四周由称为关节囊的组织包覆，其内侧由能分泌黏性滑液的滑膜覆盖。拥有这样结构的关节称为滑膜关节。

而关节头与关节窝相对的面，由关节软骨包裹。骨头与骨头之间的缝隙（关节腔）经常充满了滑液，以便关节能顺利地活动而不会伤到骨骼。

关节根据关节面的形状可分为不同的种类，如关节头呈球形与相应关节窝组成的球窝关节（肩关节或髋关节）、似大门铰链移动的屈戌关节（肘关节）、在铰链的屈伸运动上加入回转运动的车轴关节（膝关节）等。

但需要说明的是，有的骨头的连接部位不能移动，比如头盖骨。

拥有许多关节的双手可以进行灵巧的动作

双手之所以可以进行许多灵巧复杂的动作，是因为单手有27块小骨头的结构。这些小骨头由关节牢牢地串联在一起，不至于东一块西一块。而且，每根指头的肌肉边缘还有肌腱，更可以增加骨头的稳定性。

在关节的肌腱中有一种称为籽骨的小骨头，可缓和肌腱的摩擦力，并成为杠杆的支点，辅助肌肉收缩。所以，籽骨对手指的灵巧动作非常有帮助。

脚部的骨头也与手部一样，由许多小骨头（单脚也有26块小骨头）构成，但为了支撑直立的身体，脚背要比手背长，脚趾也会变得比手指短。再者，双脚还可以通过走路锻炼肌肉与韧带，增加脚步的强度。

是这样啊！

中老年人的关节痛大多是骨性关节炎

据说人体的关节1天大概要活动10万次！久而久之，关节的软骨组织结构出现变化，关节周围的骨头就会长出棘状物（骨刺）。这样关节出现变形的症状，就称为骨性关节炎。

软骨细胞异常是引起骨性关节炎的原因之一。

此外，中老年人常出现骨性关节炎是因为长年累月频繁地活动关节，导致关节老化，关节软骨耗损、皲裂，加上体重增加。而常见于30～40岁女性的骨性关节炎，起因于幼儿期曾发生股关节脱臼但未完全治愈。

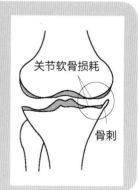

关节软骨损耗

骨刺

膝关节的结构

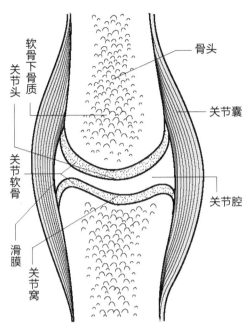

膝关节的关节腔平常都装着 0.5 毫升左右的滑液。但关节负荷加重,软骨与骨头摩擦产生的碎块会刺激滑膜,增加滑液的分泌量。如此一来,滑液明显增加的状态,称为"膝盖积水"。

手部的骨骼

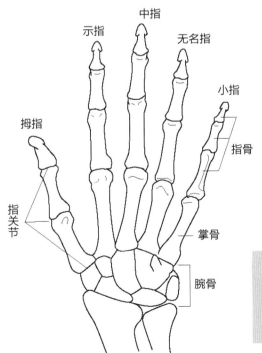

支撑膝盖的韧带

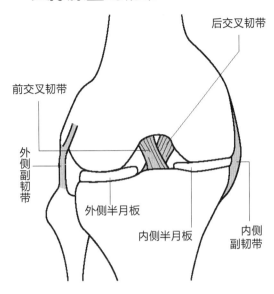

足部的骨骼

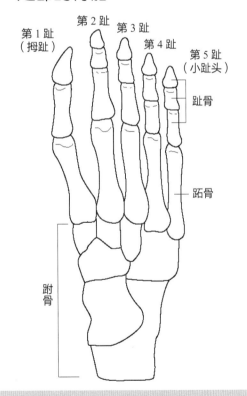

★拇趾外翻
    穿鞋的时间过长,脚趾的左右两侧末端长期被压迫,尤其是拇趾的负担最大。久而久之,拇趾从根部往小趾处弯曲,根部外突的状态称为"拇趾外翻";这时拇趾根部容易发炎,红肿且疼痛。

关节周围常见的问题

若关节或其周围的肌肉、肌腱等出了问题，身体就无法像平日一样行动自如。除遭受巨大撞击外，长时间保持同一姿势，也是引发这些问题的因素。

● 关节错开的脱臼现象

包裹着关节的关节囊遭受巨大撞击扩散肿大，导致关节头与关节窝错开的状态称为脱臼；关节一发生脱臼，便再也动弹不得。

肩关节可说是身体可动区（可以移动的范围）中最大的关节，故这里发生脱臼的比例超过半数，其次是肘关节、手腕关节和指关节。其中因摔倒或运动造成的脱臼最为常见，但持续将手腕往外侧（距身体较远处）伸展上举（外转）、往后方旋转（外旋）或者是朝背部举高（伸展）等动作，也很容易让肩关节向前错开。这时应尽快找专家进行"复位"，将关节回归原位。

脱臼的肩关节

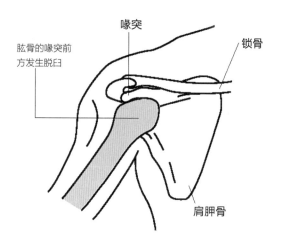

肱骨的喙突前方发生脱臼 / 喙突 / 锁骨 / 肩胛骨

● 颈肩腕综合征是出现在颈、肩、手腕的症状

颈肩腕综合征即出现在颈部、肩膀或手腕等部位的硬块、疼痛或麻痹等症状的总称；以下3种是最常引起颈肩腕综合征的因素。

● 颈椎病：骨刺（骨头与骨头互相碰撞造成的棘状物，参照216页）出现在颈椎的椎间孔，与肩部、手腕相连的神经受到压迫，沿着这条神经产生疼痛感。

● 胸廓出口综合征：位于锁骨与肋骨间的缝隙（胸廓出口）因某些因素窄化，压迫到通过此处的神经或血管，导致颈部、肩膀、手腕或手臂等部位疼痛，血液循环不良。

● 颈肩腕疼痛：长时间于桌上办公或使用计算机，持续同一种姿势后，从肩膀到背部的肩胛骨、上臂以及从手腕到手肘的前臂肌肉都会出现疼痛感。

● 导致肩关节周围发炎的五十肩（肩关节周围炎）

随着身体的老化，肩关节周围的组织比起肩关节本身更容易变形发炎，造成肩膀疼痛或不易活动。由于这种毛病很容易在50岁前后出现，故被称为"五十肩"。这时肩膀出现剧痛，到了晚上痛得更厉害，经常让人睡不着。而且，时间越久，即便肩膀的疼痛趋缓，身体还是不易活动。

调整姿势、体操疗法或温热疗法等，都是可以治疗颈肩腕综合征和五十肩的方法；如果这样还是无法治好，可利用药物疗法减缓症状。

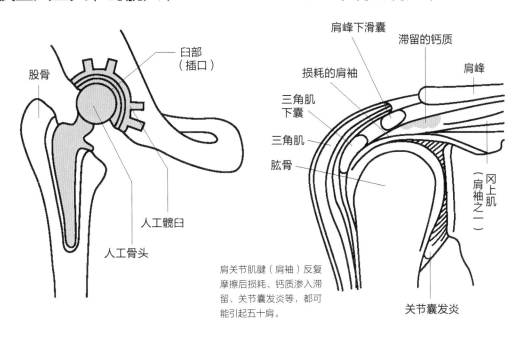

换上人工关节的髋关节

- 股骨
- 臼部（插口）
- 人工髋臼
- 人工骨头

患五十肩的肩关节

- 肩峰下滑囊
- 滞留的钙质
- 损耗的肩袖
- 肩峰
- 三角肌下囊
- 三角肌
- 肱骨
- 冈上肌（肩袖之一）
- 关节囊发炎

肩关节肌腱（肩袖）反复摩擦后损耗、钙质渗入滞留、关节囊发炎等，都可能引起五十肩。

● 治疗关节问题的各种方法

为了预防关节问题导致日常生活的活动功能（ADL）下降，可尝试以下各种治疗方法。

- **关节内部注射疗法**：针对变形的关节注射不足的透明质酸（又称玻尿酸，Hyaluronic Acid）。
- **手术**：关节脱臼却怎么也无法整复时，可切开关节进行复位。
- **截骨术**：制造关节的骨头变形时，可切开部分的骨头整理形状，称为截骨术。
- **股骨颈骨折手术**：老年人摔倒导致髋关节根部断裂的骨折十分常见，这种手术就是治疗方法之一，即用数条弯曲的钢线（称为 Ender 钉）从靠近大腿内侧的部分贯穿骨折处，朝向骨头插入以复位与固定骨折的方法。

还有利用金属板或螺丝钉的关节固定术。

- **人工关节置换术**：关节（主要是髋关节或膝关节）损耗无法发挥功能时，可动手术更换人工关节。不过，人工关节的耐用年限也是个问题，故手术对象原则上以之后不需要再动手术的 50 ~ 60 岁以上的中老年人为主。
- **加盖术**：髋关节是关节头呈球形与相应关节窝组成的结构（球窝关节）。如果关节窝上的髋骨臼发育不良，身体的重量就会把股骨的骨头挤到外侧。

针对这样的问题，可动手术切开髋骨，在髋臼上半圆部分植骨以稳固髋关节（截骨术）。

- **关节镜手术**：有关膝关节疾病的检查与治疗，少不了这种关节镜。关节镜是光纤前端装了镜头和器具的内镜，从膝盖插入。通过屏幕（Monitor）观察进行的关节镜手术，不仅伤口非常小，手术后复原也快。

这类手术主要有针对风湿性关节的滑膜切除术，以及针对骨性关节炎彻底清除软骨碎块的外科手术等。

肌肉的结构与功能

骨骼肌顾名思义就是，包覆在骨头上，使骨骼活动的"肌肉"。
一条条可以收缩、放松的肌纤维捆扎在一起，形成肌肉，也使身体可以做出各种各样的动作。

通过骨骼肌自由地活动

肌肉依其结构可大致分为横纹肌与平滑肌（内脏肌）；而横纹肌又可分成心脏的心肌与活动身体的骨骼肌。一般我们所说的"肌肉"，指的就是骨骼肌。骨骼肌由纤维状的肌细胞（参照 2 页）聚集而成。

一般来说，两种肌肉只有一部分会重叠在一起，但是，若接收到大脑的指令，重叠部分增多，结果整个肌肉都会收缩。

肌肉是通过成对的肌肉间的反向作用力发挥作用，这个方向有很多种，比方"弯曲、伸展""向内侧旋转、向外侧旋转""举起、放下"……像这种具有反向作用的肌肉称为拮抗肌。例如，手臂弯曲后，肱二头肌可以挤出"肌肉疙瘩"，而与其相对的拮抗肌就是位于外侧的肱三头肌。

由于骨骼肌可以凭借自己的意识控制这些动作，故又称为随意肌。

另一方面，制造心脏肌壁的心肌，血管，消化道（食管、胃肠），皮肤的立毛肌，与眼睛瞳孔括约肌收缩、放松有关的平滑肌，因无法凭借自己的意识控制动作，故又称为不随意肌。

为何肌肉会感到疲劳？

葡萄糖是肌肉本身的能量来源之一，但长时间运动往往导致葡萄糖含量不足。这时储存在肝脏里的肝糖原会被转化为葡萄糖补充能量，但同时也会产生丙酮酸。

在激烈运动下氧气不足时，体内的丙酮酸会制造乳酸。这种乳酸属于一种疲劳物质，若大量积留在肌肉里，肌肉会一直收缩，这种状态称为肌肉疲劳。

是这样啊！

"肩酸"（肩膀僵硬）为肌肉疲劳的现象

肩膀的肌肉（斜方肌）"处于紧绷的状态"称为"肩酸"（肩膀僵硬）。

当肌肉感到疲惫时，乳酸这种疲劳物质会积留在颈部或肩膀的肌肉，导致肌肉持续收缩，甚至连周围的血管也会收缩，导致血液循环不良。

长时间桌上办公或使用计算机，常会引起这种肩酸，只要多休息，或做点伸展体操，都有助于舒缓酸痛。

但要注意的是，肩关节周围肌肉异常紧绷的肩酸痛可能是某些疾病的征兆。除了颈肩腕综合征（参照 218 页）以外，它也可能是眼、耳、鼻或是全身疾病的一种症状。

万一出现难以对付的肩酸症状，应尽快去医院就诊。

可活动关节的肌肉结构

面部有称为"面肌"的肌肉。这些肌肉附于骨头，紧贴于皮肤，展现脸上的各种表情。脸颊周围的肌肉可呈现自然的微笑，但嘴巴附近的肌肉却会做出"强颜欢笑"等假笑的表情。

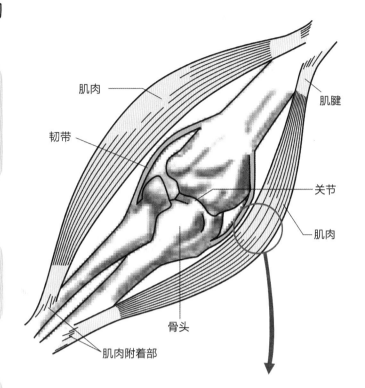

为何运动之后身体会变热？这是因为肌肉的收缩可以产生热，而肌肉收缩的能量来源就是 ATP（三磷酸腺苷）。

足部的肌肉收缩会压迫静脉，将血液送往心脏；反之，肌肉放松后，血液就会留在静脉里——这就是"肌肉泵"的功能。而心脏的泵作用（动脉血液）与这种肌肉的泵作用（静脉血液）反复发挥功能，可让血液循环于全身。且因静脉具有防止逆流的瓣膜，可防止血液随着重力发生逆流。

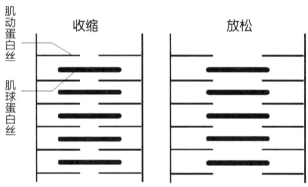

★人体进行某一种动作时，一定会同时让许多不同的肌肉发挥作用。骨骼肌就是通过关节两侧的肌肉相互拮抗以发挥功能。如一方的肌肉收缩，另一方的肌肉就会放松，以弯曲关节，如屈伸运动。

★肌肉由细长的肌纤维聚集而成。而肌纤维内部有细肌丝（肌动蛋白丝）与粗肌丝（肌球蛋白丝）这两种肌原纤维整齐排列，这些肌原纤维互相滑动，让整个肌肉处于收缩的状态。

当足部和小腿肚的肌肉(腓肠肌)或膝盖下方外侧的肌肉(胫骨前肌)过于疲劳，脚会有"抽筋"现象。比方说，小腿肚抽筋时会变痛变硬，引起痉挛。这是因肌肉处于收缩的状态。只要弯曲膝盖或伸展小腿就有助于舒缓抽筋的现象。再者，过度使用平日不常用的肌肉，伤及肌纤维引起的疼痛称为"肌肉痛"。

疾病的知识 运动造成的运动器官问题

既然要运动，受伤似乎是不可避免的。
由运动引起的毛病，可大致分为运动外伤与运动伤害。

● 撞击引起的运动外伤

当运动器官遭受较大的撞击时，肌肉、肌腱或韧带等部位都会受伤。在此要介绍4种运动外伤。

● **肌肉断裂**：肌纤维断裂或包覆肌肉表面的筋膜破裂称为肌肉断裂。

肌肉断裂的起因是肌肉急剧收缩或是不均衡地收缩。它特别容易出现在小腿肚上的腓肠肌，除了疼痛，肌肉会松弛而使不出力。

意外发生时，可缠上弹性绷带压迫患部，或者是用弹性绷带固定肌肉断裂的患部，边冰敷边送医院诊治。

● **手指戳伤**：可伸展指尖的肌腱（伸肌腱）受伤称为手指戳伤（槌状指），是由某物用力撞击指尖或戳伤手指引起。若未及时处理手指戳伤的问题，指尖很可能一直弯曲无法回直，就算想伸展也无法完全伸直。

处理方法是，边冰敷边送医院诊治。万一无法马上送医时，先用纸板缠绕手指，连同旁边的指头一起用绷带缠住。记住千万不要尝试自己把手指拉直。

● **扭挫伤**：关节遭受巨大的撞击脱落，或连接关节的肌腱和韧带受伤的状态称为扭挫伤。

这类扭挫伤几乎都发生在足关节（脚踝），若连韧带都受伤的话，脚踝会晃动似的不自然活动。有时膝关节也会出现扭挫伤，若情况严重，关节痛到无法活动，可先冰敷再立即送医诊治。

● **跟腱断裂**：试着摸摸脚踝的后面，可发现粗粗的肌肉，这就是跟腱；此处断裂的状态称为跟腱断裂。

全力快跑、踩踏，或向上跳跃后用力着地等动作，都会造成跟腱断裂。这时可能听得到"啪！"这样的断裂声，随即出现剧痛感，连走路都有困难，也无法用脚尖站立。

此时应该用夹板等物固定脚踝，马上送医诊治，只要处理得当，不必担心会留下后遗症。

● 长时间运动所引起的运动伤害

长期打网球或棒球引起的手肘疼痛，或跑步引起的膝盖疼痛等运动伤害，都是由反复做出此运动特有的动作造成的。其中最常见的是肌肉、肌腱或韧带的炎症或受伤。在此针对网球肘、高尔夫球肘和棒球肘加以说明。

● **网球肘、高尔夫球肘、棒球肘**：长期打网球、高尔夫球或棒球，手肘内侧或外侧会出现痛感。虽依照各自的运动项目而取名为网球肘、高尔夫球肘或棒球肘，但其发生机制都一样。

网球肘可分为手肘外侧（靠手背侧）疼痛的反手网球肘，以及手肘内侧疼痛的正手网球肘两种。大多是桡侧腕短伸肌这种可将手腕向手背弯曲的肌肉，或者是附着于此肌肉上的外上髁（肱骨小头外侧的骨突起）出现疼痛。高尔夫球肘也是一样，出现在右手内侧的痛感，与正手网球肘非常类似。

因网球肘、高尔夫球肘和棒球肘出现问题的部位

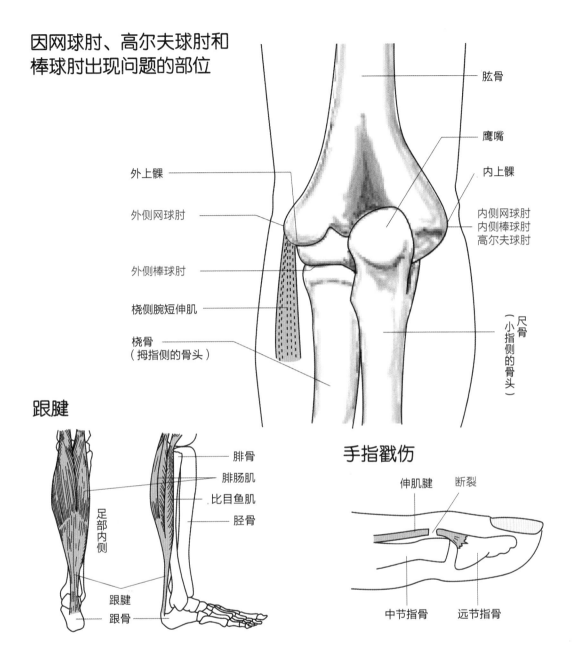

肱骨

鹰嘴

内上髁

内侧网球肘
内侧棒球肘
高尔夫球肘

尺骨
（小指侧的骨头）

外上髁

外侧网球肘

外侧棒球肘

桡侧腕短伸肌

桡骨
（拇指侧的骨头）

跟腱

腓骨
腓肠肌
比目鱼肌
胫骨

足部内侧

跟腱
跟骨

手指戳伤

伸肌腱　断裂

中节指骨　远节指骨

　　至于棒球肘则会出现在手肘的外侧、内侧和后侧。如果是外侧棒球肘，患者若是幼童，比较其双手会发现右手的发育较差，也会有疼痛感或变形等现象。如果是内侧棒球肘，手部有痛感且不易伸展；后侧棒球肘的特征则是一投球甩动手臂（投掷）就会引起疼痛。

　　此外，平日过度使用手指也会引发这些不适感。

　　治疗方法最重要的是不要移动疼痛的患部，暂时停止这些运动。

手腕的腱鞘（伸肌腱鞘）

腱鞘顾名思义就是包覆肌腱的"鞘"，借由滑液顺利活动肌腱。

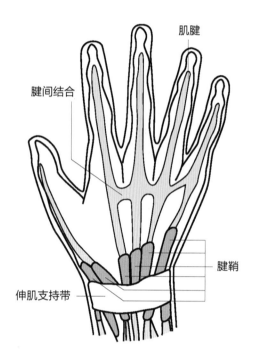

肌腱

腱间结合

腱鞘

伸肌支持带

● 腱鞘的功能与腱鞘炎

手部连接肌肉与骨头的肌腱位于手腕处，由腱鞘包裹。

由肌肉疲劳或细菌感染导致腱鞘内部发炎的状态，总称为腱鞘炎。腱鞘炎除了发炎也会引发患部浮肿，导致腱鞘内部窄化，肌腱无法顺利滑动的"狭窄性腱鞘炎"；或者是手指弯曲无法伸展，若刻意用力伸展会发出啪的一声，手指弹出似的"弹响指"。

是这样啊！

造成肌力下降的疾病

在此要介绍两种造成肌力下降的疾病。

● **进行性脊髓性肌萎缩**：属于遗传性疾病，会有肩膀或腰部等部位的肌肉萎缩，肌力变弱的症状。有些进行性脊髓性肌萎缩的患者甚至还会出现无法站立，呼吸困难等症状。

进行性脊髓性肌萎缩的起因是制造肌肉的非常微量的蛋白质——"抗肌萎缩蛋白"（Dystrophin）不足。因为促进肌萎缩蛋白产生的遗传因子出了问题，故无法正常制造肌细胞的细胞膜，导致肌肉组织逐渐坏死。

其治疗方法为注射成肌细胞以促进肌肉组织的发育。

● **重症肌无力**：人类活动肌肉时，脑部的指令可以转换成电刺激，由运动神经传给肌肉。这时神经末端会释出一种名为乙酰胆碱的神经递质，收缩肌肉。

而重症肌无力就是乙酰胆碱分泌不足，或肌肉对乙酰胆碱的刺激变迟缓，导致无法顺利传达刺激而引发的疾病。

重症肌无力最典型的症状出现在眼部，如上眼皮下垂（称为眼睑下垂），或视线无法对准想看的方向（由眼外肌麻痹造成，称为斜视）。

这种重症肌无力也被视为胸腺或淋巴细胞（白细胞之一）出现问题而引起的自身免疫疾病（参照 32 页）。

再者，它也可被归类为顽疾（参照 33 页）。

第十一章

感觉器官

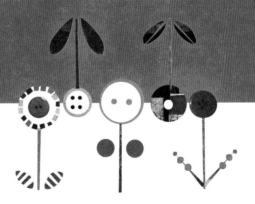

构成人类之五感（视觉、听觉、嗅觉、味觉、触觉）的器官，
正是眼、耳、鼻、舌和皮肤这五种感觉器官。
"感觉"就是由感觉器官所感受到的信息，
在脑部生成的知觉。

感觉器官的结构与功能

感觉就是对于环绕于自身的"环境"，如光线、声音、气味、味道、触感等，有感受且能意识到。而感觉器官就是可以感受到外部环境的器官，即眼、耳、鼻、舌和皮肤。

感觉器官与脑部协力合作产生感觉

　　眼、耳、鼻、舌和皮肤等感觉器官，各自都具备了可以接收身体周围环境信息的传感器（称为感觉器）。

　　视网膜上的视觉细胞、耳蜗上的毛细胞、鼻腔嗅黏膜上的嗅觉感受细胞、舌头味蕾上的味觉细胞，以及皮肤、嘴巴和鼻子里的黏膜，眼睛表面的角膜、耳朵的鼓膜等，都拥有感觉接收器。这些感觉器将掌握到的信息转为电信号，通过感觉神经送至脑部，就这样开始产生"意识"。

　　而脑部整合来自这些感觉器官的信息，当然是一瞬间的事。"感觉"就这样由脑部的作用而产生，所以感觉器官仿佛是脑部的"天线"。

　　视觉、听觉、嗅觉、味觉和触觉这五种感觉，总称为人类的五感；因为有这些灵敏的感觉器官，人类才能尽情地看、听、闻、品尝，并分辨东西的触感。

各种各样的感觉

　　感觉可以分为只有在身体某个特定部分（头部）接收器产生的"特殊感觉"、除内脏以外全身接收器产生的"躯体感觉"以及通过内脏接收器产生的"内脏感觉"（有关皮肤感觉详细内文请参照第12章）。

	感觉的种类	具有接收器的部位
特殊感觉	视觉	视网膜
	听觉	耳朵（内耳）的耳蜗
	平衡感觉	耳朵（内耳）的前庭与半规管
	嗅觉	鼻腔的嗅黏膜
	味觉	舌头的味蕾
躯体感觉	皮肤感觉 触觉、痛觉、冷觉、热觉、压觉等	皮肤、黏膜
	深度感觉 感受身体各部分位置的位置感觉、感受身体动作的运动感觉、感受加于身体抵抗力的抵抗感觉、感受加于身体重量的重量感觉等	关节、肌肉、肌腱
内脏感觉	器官感觉 空腹感、喉咙口渴、恶心感、便意、尿意等	胸部和腹部的各个器官
	内脏感觉 腹痛、胸痛等	胸部和腹部的各个器官

脑部可以产生人类的五感

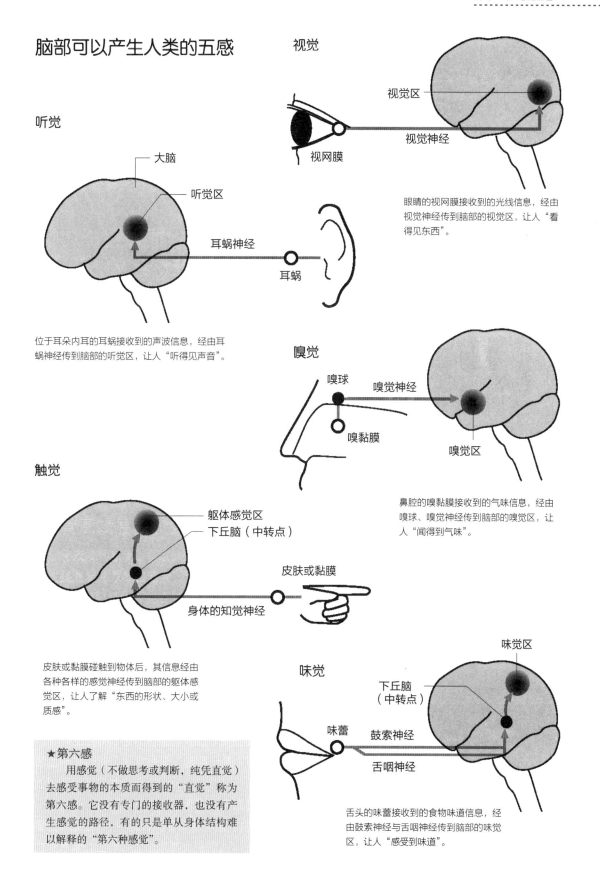

视觉

视觉区

视觉神经

视网膜

眼睛的视网膜接收到的光线信息,经由视觉神经传到脑部的视觉区,让人"看得见东西"。

听觉

大脑

听觉区

耳蜗神经

耳蜗

位于耳朵内耳的耳蜗接收到的声波信息,经由耳蜗神经传到脑部的听觉区,让人"听得见声音"。

嗅觉

嗅球 嗅觉神经

嗅黏膜

嗅觉区

鼻腔的嗅黏膜接收到的气味信息,经由嗅球、嗅觉神经传到脑部的嗅觉区,让人"闻得到气味"。

触觉

躯体感觉区

下丘脑(中转点)

皮肤或黏膜

身体的知觉神经

皮肤或黏膜碰触到物体后,其信息经由各种各样的感觉神经传到脑部的躯体感觉区,让人了解"东西的形状、大小或质感"。

味觉

味觉区

下丘脑(中转点)

味蕾 鼓索神经

舌咽神经

舌头的味蕾接收到的食物味道信息,经由鼓索神经与舌咽神经传到脑部的味觉区,让人"感受到味道"。

★第六感

用感觉(不做思考或判断,纯凭直觉)去感受事物的本质而得到的"直觉"称为第六感。它没有专门的接收器,也没有产生感觉的路径,有的只是单从身体结构难以解释的"第六种感觉"。

眼睛的结构与功能

据说身体从外界所接收到的信息，有90%都来自眼睛。
眼睛的结构类似相机，本身的性能非常优异。

眼睛与脑部协力合作产生"视觉"

谁都知道眼睛是用来看见东西的感觉器官，但事实上，完成这种"看得见"功能的器官是脑部，眼睛其实是将光线转换为信息的窗口。

人在黑暗中无法看见东西，而看见东西就是接收到照射过来的反射光线。

接下来就对眼睛的结构加以说明。

从右页图可知，眼睛的球体——眼球正好嵌在头盖骨的凹陷处——眼窝里，由视神经与脑部相连。眼睛的结构常被比喻为单镜头反光照相机的结构，的确如此，因为相机原本就是以眼睛的结构和功能为原理制造的。所以，眼睑（眼皮）相当于快门，角膜（黑眼珠）是可保护镜头并屈光的滤片，而晶状体就像相机的镜头。相机必须前后移动镜头才能够对焦，但是眼睛可通过睫状体肌肉的伸缩，改变具有弹性的晶状体（双凸透镜）的厚度。而位于黑眼球内的圆形虹膜具有括约肌，可以控制光线通过的窗口——瞳孔的放大或缩小，以调整光通过量。

眼睛为何可以看见东西?

眼睛看得见东西的原理就如同影像成像于相机的胶卷一样。而位于眼睛底部（眼底）的视网膜就相当于胶卷。视网膜内有可感受光线的视觉细胞，将在此接收到的信息转为电信号，通过视觉神经传递到脑部（后额叶的视觉中枢），才产生视觉。若以相机来比喻，看见东西就是在脑部"显像"。

影像于视网膜上倒立成像（称为倒立像），但脑部的功能可将这个倒立像形成正确的立体像（正立像）。再者，左右两边的眼睛可传送两种信息，将这些信息结合为一种影像的也是脑部。而且，随着光线的强弱变化，眼睛会自动地调整。像这样的功能都是一瞬间实现的，所以眼睛可说是脑部的一部分。

那么，人又是如何分辨颜色的呢?

事实上，人们对这个机制还不是非常清楚，但有以下一种说法。视网膜的视觉细胞分为可在亮处运作的视锥细胞，以及在暗处运作的视杆细胞。光线在空气中波状前进，并依波长大小衍生出不同的颜色。而视锥细胞可以计算光线的波长（依波长出现不同颜色），从视觉神经将信息传到脑部，以分辨颜色。

眼睛的结构与功能

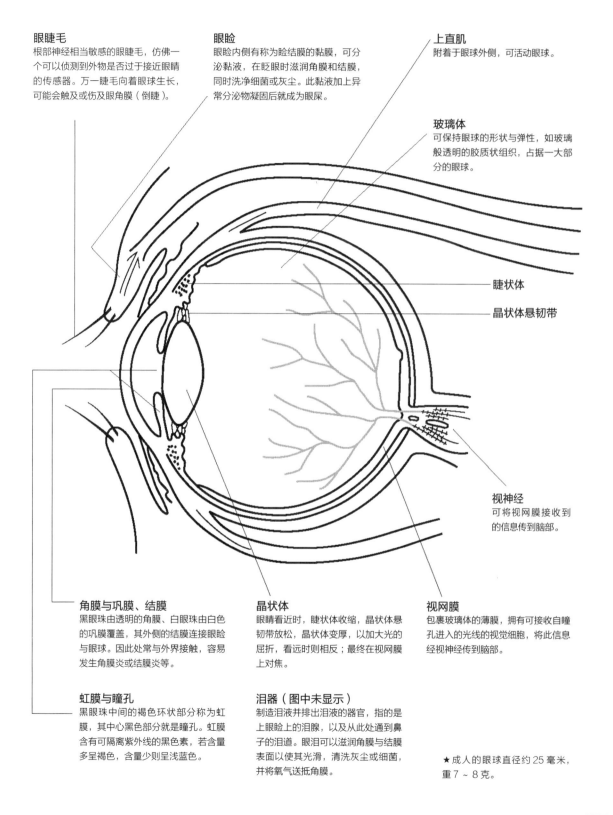

眼睫毛
根部神经相当敏感的眼睫毛，仿佛一个可以侦测到外物是否过于接近眼睛的传感器。万一睫毛向着眼球生长，可能会触及或伤及眼角膜（倒睫）。

眼睑
眼睑内侧有称为睑结膜的黏膜，可分泌黏液，在眨眼时滋润角膜和结膜，同时洗净细菌或灰尘。此黏液加上异常分泌物凝固后就成为眼屎。

上直肌
附着于眼球外侧，可活动眼球。

玻璃体
可保持眼球的形状与弹性，如玻璃般透明的胶质状组织，占据一大部分的眼球。

睫状体

晶状体悬韧带

视神经
可将视网膜接收到的信息传到脑部。

角膜与巩膜、结膜
黑眼珠由透明的角膜、白眼珠由白色的巩膜覆盖，其外侧的结膜连接眼睑与眼球。因此处常与外界接触，容易发生角膜炎或结膜炎等。

晶状体
眼睛看近时，睫状体收缩，晶状体悬韧带放松，晶状体变厚，以加大光的屈折，看远时则相反；最终在视网膜上对焦。

视网膜
包裹玻璃体的薄膜，拥有可接收自瞳孔进入的光线的视觉细胞，将此信息经视神经传到脑部。

虹膜与瞳孔
黑眼珠中间的褐色环状部分称为虹膜，其中心黑色部分就是瞳孔。虹膜含有可隔离紫外线的黑色素，若含量多呈褐色，含量少则呈浅蓝色。

泪器（图中未显示）
制造泪液并排出泪液的器官，指的是上眼睑上的泪腺，以及从此处通到鼻子的泪道。眼泪可以滋润角膜与结膜表面以使其光滑，清洗灰尘或细菌，并将氧气送抵角膜。

★成人的眼球直径约 25 毫米，重 7～8 克。

正视与屈光异常

正视

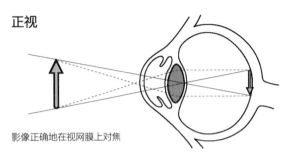

影像正确地在视网膜上对焦

近视

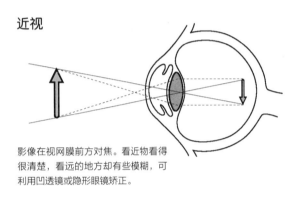

影像在视网膜前方对焦。看近物看得
很清楚，看远的地方却有些模糊，可
利用凹透镜或隐形眼镜矫正。

远视

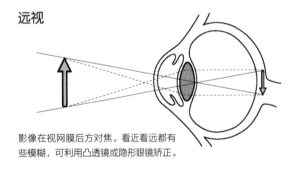

影像在视网膜后方对焦。看近看远都有
些模糊，可利用凸透镜或隐形眼镜矫正。

眼睛可看远看近

　　相机可以前后移动镜头对焦，眼睛
利用具有弹性与柔软度的晶状体改变厚
度，在视网膜上成像。而影像形成的位
置则由角膜与晶状体的屈光率以及角膜
距离视网膜的长度（称为眼轴）来决定。

　　近视就是眼轴过长，或者是角膜或
晶状体的屈光率增强所导致的；远视则
刚好相反，由眼轴过短，或者是角膜或
晶状体的屈光率减弱引起。

　　散光主要是角膜的弯曲不正常，进
入眼内的光线无法完全聚焦，导致东西
看起来重叠或模糊。

　　而老花眼则是人体老化导致晶状体
失去弹性，无法聚焦，且东西越近越看
不清楚。

原来如此！

无法消除疲惫感的眼睛疲劳

　　如果长时间不睡觉，眼睛一直看东西当然会造成疲惫感。眼睛的疲惫感有眼睛疼痛、双眼迷离、
重影、视线模糊等症状。

　　比如说，一直盯着计算机画面工作时（VDT 作业，视频显示终端作业），可能减少眨眼的次数，
导致滋润眼球表面的泪液蒸发，眼睛就会觉得干燥、疲乏（干眼症）。

　　这时即使让眼睛好好休息，仍无法去除疲惫感，且症状持续出现时，就属于"眼睛疲劳"（病理
性的眼睛疲劳）。这时也会出现头痛、肩膀酸痛、胃部不适、恶心感或全身倦怠等症状。

　　其他像屈光异常、度数不合的眼镜、各种眼部疾病或精神上的压力等，也可能引起眼睛疲劳。

　　万一眼睛的疲惫感持续出现，不要过度依赖市售的眼药水，应尽快去眼科诊治。

白内障

眼睛的老化是引起白内障最大的因素。
身处这个老龄化的社会，白内障似乎是无法规避的疾病。

利用人工晶状体治疗白内障
（常用的手术范例）

手术方法为：用手术刀划开角膜边缘（黑眼珠与白眼珠交界处）约3毫米，在包裹晶状体的囊状薄膜前方（前囊）开个洞，将器械从此处伸入，施加超声波，吸出捣碎的晶状体后（晶状体超声乳化术），在瞳孔后面装入对折的人工晶状体，并固定于事先被保留下来的薄膜（后囊）前方。

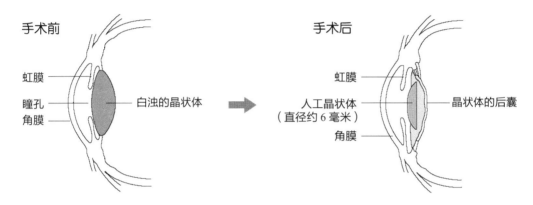

手术前　　　　　　　　　　　　　　　　手术后

虹膜　　　　　　　　　　　　　　　　　虹膜
瞳孔　　　　　　　　　　　　　人工晶状体　　　　　晶状体的后囊
角膜　　　　白浊的晶状体　　　（直径约6毫米）
　　　　　　　　　　　　　　　角膜

● 晶状体变得白浊，无法看清物体

白内障就是原本透明的晶状体变得白浊的疾病。这时看东西好像隔着一层毛玻璃，感觉刺眼，东西看起来好像有两层或三层。

晶状体主要由蛋白质与水构成，但随着人体的老化，蛋白质也会产生变化（老年性白内障）。虽说每个人出现白内障的年龄不一，但到了80多岁基本都会出现白内障。所以，随着年纪越来越大，出现白内障的概率也会越来越高。

除了无可避免的老化因素外，糖尿病、过敏性皮炎、眼睛受伤、类固醇药（肾上腺皮质激素药）的副作用等也会引发白内障。

● 植入人工晶状体恢复视力

即便已经出现白内障，一开始还是可以利用眼药水或药物，暂时延缓晶状体的白浊范围，继续观察情形。不过，白浊感一旦形成是不会消失的，且白浊面积会逐渐扩展。万一白内障已经妨碍到日常生活，可通过手术切除白浊的晶状体，植入人工晶状体恢复视力。这种手术只需30分钟，且不需要住院。

但有些人在手术数个月或数年之后，为固定人工晶状体事先被保留下来的、包裹晶状体的薄膜（后囊）也会出现白浊感，导致患者再度看不清楚东西，称为"白内障术后继发后囊膜混浊"。这种白内障也可以在门诊进行激光切除后囊手术，效果良好，可以恢复视力。

疾病的知识

青光眼

也被称为"绿内障"。
发病原因几乎不明，但若延误治疗，会有失明的危险。

● 眼球的内压升高、视野变窄

眼球的内侧都有一定的压力（眼压），让眼球保持硬度和球状。但若眼压升高压迫到视神经造成伤害的话，视野（不用移动眼睛即可看见的范围）就会变窄。

眼睛的睫状体可分泌被称为"房水"的液体，经常于角膜与晶状体间的眼房（后房与前房）循环，给角膜或晶状体提供足够的氧气与养分，并回收废弃物，将其从出口（巩膜静脉窦）排出。

这个出口的前方，有称为前房角的房水流出口。当前房角变窄妨碍了房水的流出（闭角型青光眼），或者虽然前房角没有变窄，但过滤房水的网状小梁网变窄（开角型青光眼），导致房水滞留，即会造成眼压升高。

"眼压升高，会压迫到视神经"，话是这么说没有错，但尽管眼压的检查值符合标准范围（10 ~ 21 mmHg），还是可能发生青光眼。这被称为正常眼压青光眼，由原本的眼压就偏低，或视神经的抵抗力较弱引起。根据统计，超过半数的青光眼患者，都属于这种正常眼压青光眼。

● 通过药物疗法或外科手术防止视野缺损

视野一旦失去便再也无法挽回，故可利用眼药水等药物疗法让眼压下降，延缓疾病恶化的速度。

万一药水的效果不佳，或者眼压再度升高时，必须通过外科手术在小梁网或虹膜打孔，制造房水的通路。此外，利用激光手术治疗也有不错的疗效。

青光眼的种类

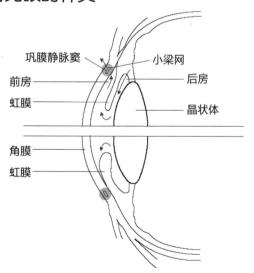

巩膜静脉窦　　　小梁网
前房　　　　　　后房
虹膜
　　　　　　　　晶状体

角膜
虹膜

开角型青光眼
小梁网变窄，房水无法流出，导致眼压升高。

闭角型青光眼
由原本的前房角就很窄，或者被后房的房水挤压的虹膜根部堵住了前房角造成的。
随着症状的加剧，或者是前房角突然被堵塞时，会出现剧烈的眼痛、头痛、恶心感等症状，若延误治疗也可能造成失明（急性青光眼发作）。这时可先用激光治疗，若疗效不佳再动手术。

"→"表示房水的流动情形。由睫状体所分泌的房水，在虹膜与晶状体间（后房）流通，从瞳孔进入前房，流到前房角，通过小梁网，经由巩膜静脉窦从静脉排出。

 视网膜与黄斑的疾病

视网膜上有许多血管，容易受到高血压、动脉硬化、糖尿病、肾病等全身性疾病的影响。在此要说明发生在视网膜上的三种疾病。

● 可能造成失明的糖尿病视网膜病变

糖尿病导致血糖值持续偏高的状态，会对视网膜的毛细血管产生不良影响（糖尿病视网膜病变）。

这也是糖尿病的三大并发症之一（参照 177 页），可分为 3 个阶段：

首先是糖尿病持续 10 年左右的初期阶段（单纯视网膜病变）。这时视网膜的血管肿胀、出现小型出血，或从血管渗入血液里的成分在视网膜上制造了泛白的斑点。但在最初期或轻度期间，患者本身并没有主观症状。

控制血糖值是这个阶段的预防与治疗重点。

原来如此！

做眼底检查即可判断出来

因为眼睛里的晶状体和玻璃体呈透明状，所以通过眼睛底部（眼底）的视网膜的血管是人体唯一可以从体外肉眼看见的血管。

进行眼底检查观察视网膜的血管，不仅可了解眼部的疾病，也有助于动脉硬化、高血压、糖尿病或肾病等慢性病的诊断。

其检查方法有两种：一是利用直接检眼镜直接窥视眼睛内部，可形成正像；二是利用间接检眼镜观察眼底各处，镜头离眼睛有段距离地观察，可形成倒像。

检查后再用眼底相机拍出照片，比较并确认检查的结果。

目前，利用较弱的激光照射眼底，收集其反射光反应并显示于监视画面的检查方法也很普及。这种方法连视网膜的剖面等用检眼镜观察不太清楚的眼底情形，都可以检查得非常清楚。

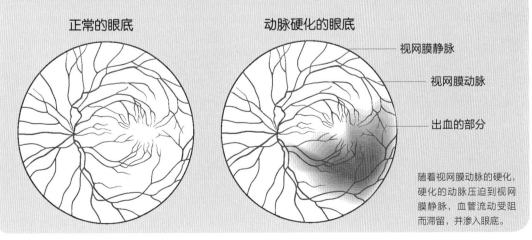

正常的眼底   动脉硬化的眼底

视网膜静脉

视网膜动脉

出血的部分

随着视网膜动脉的硬化，硬化的动脉压迫到视网膜静脉，血管流动受阻而滞留，并渗入眼底。

视网膜脱离的状态

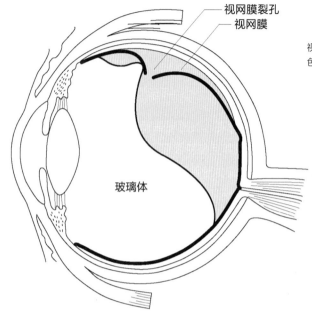

视网膜裂孔
视网膜

视网膜出现裂孔，玻璃体的水分渗入它与
色素上皮细胞层之间，导致视网膜水肿。

玻璃体

如果血压偏高的话，血压的控制也非常重要。虽然单纯视网膜病变不会造成失明，但会让视网膜最重要的中心部分（黄斑）水肿，导致视力变差。这时就需要激光或药物治疗，有时还需要动手术。

等进入下一个阶段（增殖前期糖尿病视网膜病变）后，出血点或斑点会增加而阻塞血管。这时视线虽然有些模糊或歪斜，但有人依然不会出现主观症状。但是，这个阶段一定会演变为下一个阶段——糖尿病增殖性视网膜病。

在这个病情更加恶化的阶段（糖尿病增殖性视网膜病），血管的堵塞导致血流不足，形成异常的旁路（新生血管）。这种血管非常松脆且容易破裂，可能引起大量出血或视力急速减退。利用激光凝固疗法可以治疗视网膜上堵塞的血管部分，但是，这种疗法最好是在增殖前期糖尿病视网膜病变这个阶段使用。

除了这种新生血管外，视网膜前方也可能形成异常的薄膜，拉扯视网膜而引发视网膜脱离；或者是连虹膜部分都出现新生血管，引发青光眼，有失明的可能。这时即使用激光治疗也没有太大的疗效，如果玻璃体内部出血，造成视网膜脱离的话，必须动手术切除玻璃体，但很难恢复原有的视力。

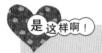
是这样啊！

眼角膜移植

因以病原体感染为首的各种疾病、受伤或药物等问题，必须切除白浊的角膜并移植透明角膜的过程，称为眼角膜移植。

角膜含有许多由胶原蛋白构成的胶原纤维（参照6页），本身非常坚韧，加上角膜并无血管流通，即便移植他人的角膜也不容易引起排斥反应，让角膜移植的成功率大增。

若有意愿于死后捐出眼角膜，可事先在眼库登记，即使事先没有登记，只要家属同意还是可以捐赠眼角膜。

至于捐赠的途径和方式，请询问各大医院。

激光与眼睛的治疗

激光是一种以人工方式增加能量的光源，目前在医疗方面也常利用激光治疗疾病。

激光具有可笔直针对单点照射的性质，可以切开病灶，焊接似的固定伤口（激光光凝术）止血。

眼科常用激光治疗白内障术后继发后囊膜混浊、青光眼、糖尿病视网膜病变、视网膜裂孔、黄斑变性等疾病。再者，目前利用激光手术进行近视矫正也有不错的效果。

● 视网膜剥落、视力下降的视网膜脱离

这是一种视网膜从下层开始剥落的疾病。随着眼睛的老化，玻璃体收缩拉扯视网膜，视网膜变薄变脆且一部分出现裂孔（视网膜裂孔），玻璃体的水分从这里渗入视网膜底下，常导致视网膜剥落。一般所说的视网膜脱离即指这样的状态。

而随着糖尿病视网膜病变的演变，在视网膜前面形成的薄膜附着于玻璃体，被拉扯的玻璃体就会剥落（牵拉性视网膜脱离）；或者是受到视网膜或脉络膜发炎或肿瘤等影响，从视网膜血管渗出的水分滞留于视网膜层的缝隙里，引起视网膜脱离（渗出性视网膜脱离）。

就视网膜脱离的前兆来说，经常出现物体看起来如棉絮般纷纷掉落的飞蚊症，即使闭上双眼依然可看见亮光的闪光感。且随着视网膜脱离范围的扩大，有些视野再也看不见，症状扩及中心部分后，视力就会变差。

若经由眼底检查发现视网膜脱离，必须马上接受治疗。如果是在视网膜出现裂孔的阶段，可采用激光光凝术，以激光对准裂孔四周进行焊接。

万一视网膜已经剥离，可采用自眼球外侧缝合树脂制海绵的巩膜外加压术，让巩膜与剥落的视网膜粘在一起的巩膜扣带术，以及切除玻璃体与视网膜黏着部分的玻璃体切除术等。

● 视网膜老化导致视力下降的老年性黄斑变性

视觉细胞不断地新陈代谢（参照170页），视网膜外层的细胞会处理代谢后的废弃物，并将其送往毛细血管。

老化导致色素上皮细胞的功能衰退，位于视网膜中央的黄斑部就会受损，出现萎缩现象（萎缩型）。再者，外侧的脉络膜有新生血管延伸进来，使血管壁变得脆弱，容易破裂造成视网膜出血，或渗漏的水分滞留，导致视网膜水肿（新生血管性黄斑病变）。症状为看东西歪歪扭扭，想看物体的中心部分却看不清楚，大量出血或反复出血导致视力大幅下降。

如果是萎缩型黄斑病变，并无确切的治疗方法。若是新生血管性黄斑病变，目前也没有可以让视力恢复的治疗方法，但可通过激光光凝术、温热疗法，或使用弱激光破坏新生血管的光动力疗法等，防止症状恶化。

耳朵的结构与功能

不只是"听得见","保持身体平衡""让耳朵内部配合气压的变化"等功能，都与耳朵有关。耳朵跟眼睛一样，左右各一个，里面隐藏着与听觉和平衡感有关的精巧结构。

耳朵从外到内可分为三个部分

耳朵可以分为外耳、中耳与内耳三个部分，每一部分的功能都不一样。

外耳包括耳郭与外耳道，中耳则是指鼓膜与内耳间的小空洞——鼓室，包含听小骨。

而位于中耳内侧的内耳，由可以听见声音的耳蜗，以及保持身体平衡的半规管三部和前庭构成。

以下依右页图所示，介绍每一部位的结构与功能。

● **耳郭**：耳朵突出于体外的部分，属于被皮肤包裹的软骨组织，因状似贝壳也被称为耳壳。而耳郭下面的耳垂没有软骨，因皮下脂肪多，非常柔软。

● **外耳道**：指耳朵的入口——外耳孔（耳孔）到鼓膜之间。为长约2.5厘米，直径约6毫米，稍呈S形弯曲的细管。

● **鼓膜**：位于外耳道末端，为长约10毫米、宽约8毫米、厚约0.1毫米的椭圆形薄膜。

● **听小骨**：由锤骨、砧骨和镫骨这三块小骨所组成，且镫骨是人体最小的骨头。其中锤骨与鼓膜衔接，镫骨则与内耳紧密相连。

● **鼓室**：位于鼓膜内侧（体内侧）的小空洞。

● **咽鼓管**：连接鼓室与鼻子内侧（咽门）的管子。

● **耳蜗**：状似蜗牛壳的漩涡状管道。

● **半规管三部**：前、后、外侧三个半规管的总称。

● **前庭**：拥有椭圆囊与球囊这两个囊袋。

原来如此！

为何会发生听力损失？

传输声音的路径上某个部分出了问题会引起听力损失，可分为传导性耳聋与感觉神经性耳聋。

其中传导性耳聋是因为声波振动的传输通道（外耳与中耳）出现问题，而感觉神经性耳聋则是电信号传输到脑部的通道（从内耳到脑部的听觉区）出现问题引起的；若是两边通道都有问题则称为混合性听力损失。

根据引起听力损失的不同原因，可分为听觉器官老化功能衰退造成的老年聋、因音量过大而伤及听觉器官的急性声创伤、身处巨大噪音环境下引起的噪音性听力减退（职业性听力损失）、长期戴耳机听巨大音量引起的慢性声创伤（耳机性听力损失）等。

其他听力损失还有单耳突然听不见的突发性聋、因药物副作用造成的药剂性听力损失、精神遭受重大打击引起的心因性听力损失（功能性听力损失）等类型。

耳朵的结构

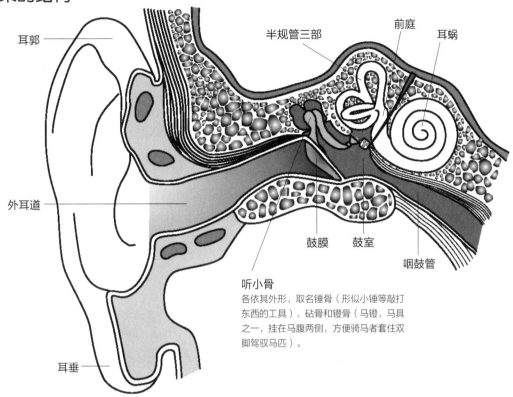

耳郭

半规管三部　前庭　耳蜗

外耳道

耳垂

鼓膜　鼓室

咽鼓管

听小骨
各依其外形，取名锤骨（形似小锤等敲打东西的工具）、砧骨和镫骨（马镫，马具之一，挂在马腹两侧，方便骑马者套住双脚驾驭马匹）。

声音的传导方式

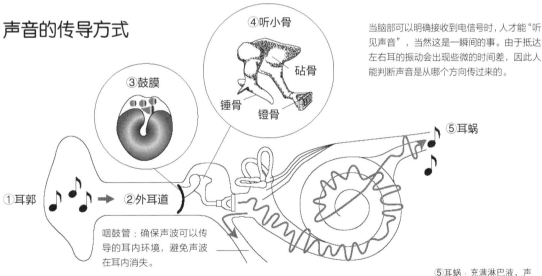

④听小骨

砧骨

锤骨　镫骨

③鼓膜

①耳郭　　➡　　②外耳道

⑤耳蜗

咽鼓管：确保声波可以传导的耳内环境，避免声波在耳内消失。

当脑部可以明确接收到电信号时，人才能"听见声音"，当然这是一瞬间的事。由于抵达左右耳的振动会出现些微的时间差，因此人能判断声音是从哪个方向传过来的。

外耳（收集声波）		中耳（传导声波）	内耳（感受声波）

①耳郭：宛如收集声波（空气的振动／参照 240 页的专栏）的麦克风，将收集到的声波送到外耳道。

②外耳道：宛如管弦乐器利用管子让声波更响亮（增幅），并使鼓膜振动。

③鼓膜：椭圆形鼓膜因声波产生振动，并将此振动传到听小骨。

④听小骨：宛如一个增幅器。鼓膜与其前方的前庭的面积比为 20：1，而听小骨具有杠杆作用，因此声波可以产生 20 ~ 30 倍的增幅效果。

⑤耳蜗：充满淋巴液，声波扬起这些淋巴液，振动可区别声音的器官——基底膜。基底膜拥有可作为声波传感器的毛细胞，不同位置感受到的音高（频率）也不一样。
这些信息可转换为电信号，再传到耳蜗神经。

耳朵：重要的平衡器官

人类可以站立、走路、跑步、旋转……
人体之所以可以轻轻松松完成这些动作，靠的是内耳里的平衡器官。
通过毛细胞这种传感器的作用，身体得以维持稳定的平衡。

让身体维持良好平衡的巧妙结构

简单地说，前庭可以感应身体的姿势，半规管则可感应加速度。两者都由毛细胞这种特殊细胞当作传感器，将信息传至脑部，以维持身体的平衡。平衡感就是可以恢复到稳定姿势的感觉。比如说，即使身体弯曲或前倾跑步时出现不平稳的状态，最后都能恢复直立的姿势，正是平衡器官正确发挥作用的证据。

这些来自平衡器官的信息转换为电信号，从前庭神经传至脑部（大脑的运动区）。这些信息在小脑与来自眼睛等器官的信息汇总整理，对身体送出平衡感觉的指令。

当然这样的信息传输都是一瞬间的事。

如果内耳或前庭神经出了问题，身体就无法维持平衡，出现眩晕。眩晕可分为两种，一是自己或周围景物仿佛旋转一般，或者是身体出现倾斜感等"旋转似的眩晕（旋转性眩晕）"，二是会有双脚似乎踩不到地的轻飘飘感或晃动感的"摇晃似的眩晕（目眩）"。

在会出现眩晕的疾病中，最常见的当属梅尼埃病（参照 241 页）。

不过，其他疾病或精神上的压力等因素也会造成眩晕。由于眩晕的成因不太容易判别，所以有些医院甚至成立"眩晕门诊"，进行各种检查，帮患者找出真正的发病原因。

耳朵是调整气压变化的结构

当飞机增加飞行高度时、搭乘往上的高楼层电梯时、坐火车或开车经过长长的隧道时，耳朵都会出现一阵阵怪怪的感觉，这是气压急剧变化造成的。

气压下降后，从外侧挤压鼓膜的空气压力会变弱，但因为鼓膜内侧的压力（内压）不会改变，故内外出现气压差，导致鼓膜往外侧鼓胀。如此一来，耳朵就会出现不适感或疼痛感。这时可以有意识地吞一口口水，或捏着鼻子憋气，把空气从咽鼓管放掉，消除内外的气压差，鼓膜就会恢复原状，耳朵内部的不适感或疼痛感就会消失。这种方法称为"耳拔"（日语词，意为利用憋气调整鼓膜，使内外压力平衡），背着氧气筒潜水时也会运用此法。而连接中耳与鼻子内侧（咽门）的咽鼓管，靠近咽门侧的出口平常处于关闭状态，但是喝东西或打哈欠时就会打开，以均衡鼓膜内外的压力。

半规管三部与前庭的结构与功能

★半规管三部与前庭的信息转换为电信号，从前庭神经传到脑部。

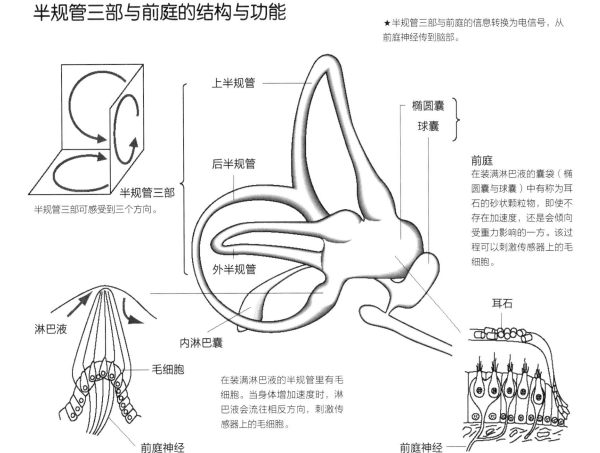

半规管三部
半规管三部可感受到三个方向。

上半规管

后半规管

外半规管

内淋巴囊

椭圆囊
球囊

前庭
在装满淋巴液的囊袋（椭圆囊与球囊）中有称为耳石的砂状颗粒物，即使不存在加速度，还是会倾向受重力影响的一方。该过程可以刺激传感器上的毛细胞。

淋巴液

毛细胞

前庭神经

在装满淋巴液的半规管里有毛细胞。当身体增加速度时，淋巴液会流往相反方向，刺激传感器上的毛细胞。

耳石

前庭神经

调整耳内压的结构

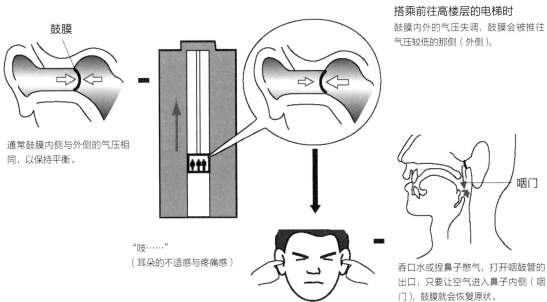

鼓膜

通常鼓膜内侧与外侧的气压相同，以保持平衡。

"吱……"
（耳朵的不适感与疼痛感）

搭乘前往高楼层的电梯时
鼓膜内外的气压失调，鼓膜会被推往气压较低的那侧（外侧）。

咽门

吞口水或捏鼻子憋气，打开咽鼓管的出口，只要让空气进入鼻子内侧（咽门），鼓膜就会恢复原状。

中耳炎

疾病的知识

中耳由咽鼓管与鼻子内侧（咽门）相连接。

感冒时，喉咙或鼻子出现发炎症状后，其病原菌也会入侵中耳，容易导致中耳炎。

● 可传输声音的中耳发炎

中耳炎可大致区分为急性中耳炎和慢性中耳炎。

急性中耳炎可能出现耳鸣或耳朵方面的不适症状，如耳朵仿佛被塞住的耳闭感、耳朵疼痛、听不清楚（听力损失）或发热等。

因幼儿的咽鼓管又短又粗，比成人更容易出现中耳炎。但是，幼儿常无法清楚表述疼痛感，导致中耳炎被忽略的情形颇常见。

一般来说，服用抗菌药（抗生素）等药物，2～3天即可改善疼痛感或听力损失。不过，要完全治愈的话，需要2～3周的时间。如果没有好好治疗，中耳炎可能演变为分泌性中耳炎；中耳反复发炎也可能变成慢性中耳炎。

分泌性中耳炎即是分泌液滞留于耳腔内的发炎状态。当咽鼓管变窄或耳朵遭受极大的气压变化时，都可能引起分泌性中耳炎。

慢性中耳炎的类型有很多，如鼓膜穿孔导致分泌液外漏（称为耳漏）的穿孔性中耳炎，鼓膜粘连中耳内壁导致无法正常振动引起的粘连性中耳炎，以及鼓膜往中耳侧凹陷且形成胆脂瘤这种囊状鼓起的中耳胆脂瘤。

这些中耳炎有引起听力损失的可能，中耳胆脂瘤还会造成中耳周围骨头坏死，影响内耳、神经或脑部，甚至有引发面神经麻痹或脑膜炎的风险。

若出现耳痛、耳漏或类似听力损失等症状，千万不要置之不理，请尽快去耳鼻喉科就诊。

原来如此！

何谓"声音"？

在空气或水中传输的振动称为声波；而人类的脑部就把这样的声波接收为"声音"。

人类可以振动声带产生声波（即声音），而振动产生声波的就是"发声体"。

声音具备了三大要素——音调、音量与音色。

其中音调取决于振动频率：振动频率大（振动次数多、波长短），音调高；反之，振动频率少（振动次数少、波长长），声音听起来就低些。而音量取决于振幅的大小。至于音色，即使是相同音调、相同大小的音量，只要发声体（每个人的声带发声都不一样）不同，声音听起来也不一样。

梅尼埃病

会让人感到"天旋地转"的疾病。

自 19 世纪中期，法国的耳鼻喉科医师梅尼埃提出报告表示，这是一种无关脑部而由内耳问题引起的眩晕，就以此为病名。

梅尼埃病（Ménière's disease）好发于 30 ~ 60 岁。

● 眩晕、耳鸣与听力损失为梅尼埃病的三大症状

当平衡器官的淋巴液增加过多，此压力会导致鼓膜鼓胀，形成膜迷路积水。膜迷路积水会刺激神经，造成维持体内平衡的传感器无法正常运作，引起眩晕或耳鸣。虽说目前尚不清楚为何会产生膜迷路积水，但其可能跟内耳发炎、免疫功能障碍（过敏或自身免疫，参照 32 页）、内耳血流量不足等有关。

梅尼埃病最大的特征是突然出现剧烈的天旋地转（眩晕发作），且持续 30 分钟甚至数小时，不过再怎么久，2 天以内都会痊愈。季节更替、低气压来临、睡眠不足、精神压力等，都可能导致眩晕发作。如果眩晕反复地发作且置之不理的话，最后耳朵可能完全听不见。眩晕出现时通常伴随耳鸣或听力损失，所以只要治疗好眩晕，这些症状也会随之消失。

此外，耳朵仿佛被塞住的耳闭感、恶心、呕吐、冒冷汗、脸色发白及脉搏加快等症状也很常见。

梅尼埃病的基本治疗是药物疗法。若通过药物还是无法抑制眩晕发作、对日常生活造成影响或听力损失情形越来越严重的话，可考虑在内淋巴囊打孔降低内部压力的内淋巴囊开放手术。此外，还有切断平衡感觉传导通路的前庭神经切断术、摘除内耳组织的迷路切除术等手术疗法。

是这样啊！

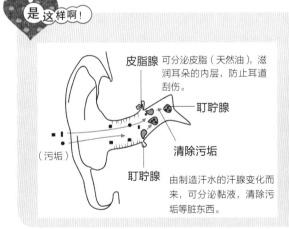

皮脂腺 可分泌皮脂（天然油），滋润耳朵的内层，防止耳道刮伤。

耵聍腺

清除污垢

（污垢）

耵聍腺 由制造汗水的汗腺变化而来，可分泌黏液，清除污垢等脏东西。

耵聍的真面目……

在外耳道有很多皮脂腺和耵聍腺。皮脂腺可分泌皮脂，滋润外耳道表面的皮肤，而耵聍腺则可分泌黄色的透明状黏液，清除污垢等脏东西。

而这些皮脂、黏液、污垢、剥落的皮肤等凝固后的东西，就是我们所说的耵聍（耳垢）。

鼻的结构与功能

鼻子不但会"嗅出气味"，还可以当作呼吸器官吸入并过滤空气，给予空气一定的温度与湿度后，再将其送往肺部。

再者，鼻子也可以作为制造声音时，让声波发出声响的共鸣器。

鼻子的结构与各种角色

首先，针对可作为呼吸器官与共鸣器的鼻子的部分功能加以说明。

依鼻子的外观，突出于面部的部分称为外鼻，而鼻孔内形成的空洞称为鼻腔。

整个鼻腔被称为"鼻中隔"的骨骼分为左右两侧，后鼻孔形成一区，连到喉咙上面的鼻咽。鼻腔的入口为外鼻孔，稍内侧为鼻前庭，里面的鼻毛可过滤空气中的灰尘。

从鼻前庭往上延伸，突出于面部的是鼻甲骨，可分为上鼻甲、中鼻甲和下鼻甲 3 段。当空气要穿过鼻甲骨时，鼻黏膜分泌的黏液会捕捉灰尘并将其清除干净，同时提供适当的温度和湿度，避免冷冽或干燥的空气直接流进呼吸道里。

鼻腔最顶端的部分称为嗅黏膜，这里的嗅觉细胞负责捕捉各种气味。

再者，鼻子也可以当作共鸣器。在鼻子、口腔或喉咙等各种空洞中，声波会产生共鸣，所以每个人都有个性化的声音。如果出现鼻塞，声波传输通道受阻，无法形成好的共鸣，就会出现浓厚的鼻音。

而鼻子里面也是空气的通道，各种东西都可能跑进鼻腔，故鼻子是容易被感染的器官。当鼻黏膜急性发炎后（急性鼻炎），黏液腺或浆液腺的分泌物增多，就会阻塞在鼻腔里或流出来，这就是鼻涕。鼻涕一开始呈透明状，接下来会变成白色黏稠状，若遭到细菌感染，甚至出现黄色或绿色的黏稠鼻涕。

当鼻涕塞满鼻腔，或因发炎而鼻黏膜肿胀、鼻腔变窄后，空气的流通受到阻碍，这就是"鼻塞"。鼻塞患者因鼻子不通，想用嘴巴呼吸空气，结果喉咙会直接接触冷空气引起疼痛感。

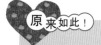
原来如此！

鼻中隔偏曲

大部分人的鼻中隔软骨，多少都会歪向右边或左边，属于正常现象。但是，若弯曲幅度过大而构成鼻中隔偏曲，容易引起鼻塞、头痛、头重等不适感，或引起慢性鼻炎或慢性鼻窦炎。至于弯曲或歪斜的位置，常出现在鼻中隔软骨与其下方骨头的交界点。

万一鼻中隔偏曲引发的症状日益严重，很难改善，已经明显转为慢性鼻炎或慢性鼻窦炎的话，必须采用"鼻中隔矫正术"，切除弯曲的软骨或骨头，让弯曲或凹陷处变平。

鼻中隔偏曲的类型

"S"形
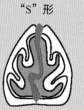

棘突
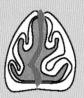

"C"形
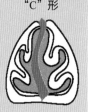

鼻子的结构（鼻中隔之后的鼻腔结构）

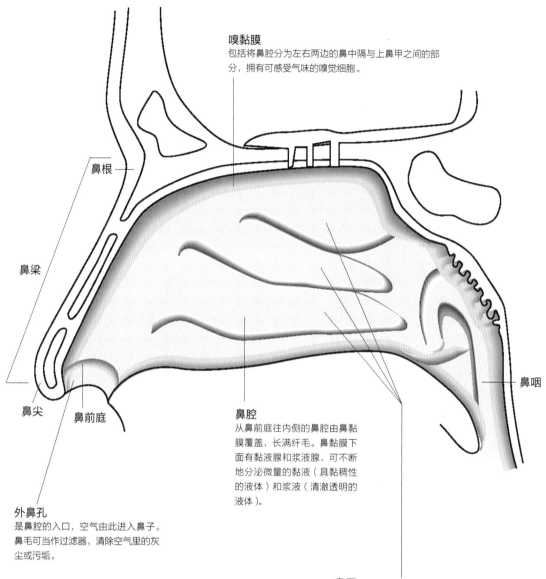

嗅黏膜
包括将鼻腔分为左右两边的鼻中隔与上鼻甲之间的部分，拥有可感受气味的嗅觉细胞。

鼻根

鼻梁

鼻尖

鼻前庭

鼻咽

鼻腔
从鼻前庭往内侧的鼻腔由鼻黏膜覆盖，长满纤毛。鼻黏膜下面有黏液腺和浆液腺，可不断地分泌微量的黏液（具黏稠性的液体）和浆液（清澈透明的液体）。

外鼻孔
是鼻腔的入口，空气由此进入鼻子。鼻毛可当作过滤器，清除空气里的灰尘或污垢。

鼻甲
由黏膜覆盖的3段褶皱从上到下依序是上鼻甲、中鼻甲和下鼻甲。此处的黏液腺分泌的黏液会捕捉灰尘或污垢，净化吸入的空气（宛如空气净化器），也像空调一样提供适当的温度（25～37℃）和湿度（35%～80%），温润进入的冷空气。
如此一来，变干净的空气就通过鼻咽被送往肺部。

基塞尔巴赫氏区（图中未显示）
鼻出血几乎都是由鼻黏膜受伤或细微的血管破裂所引起。其中最容易出血的部位是将小指头伸进鼻腔所碰到的鼻中隔软骨，被称为基塞尔巴赫氏区（取自对鼻血有深入研究的德国医生的名字）；只要用力捏住鼻翼即可止血。

气味传导的路径

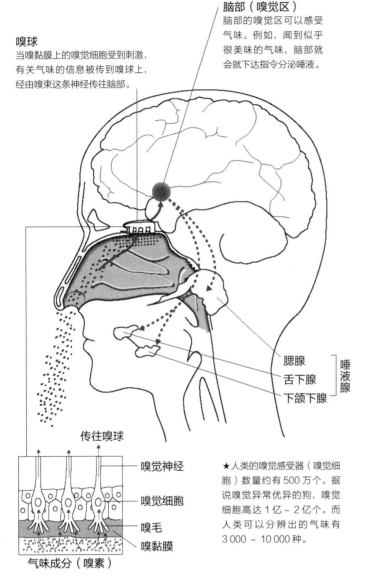

脑部（嗅觉区）
脑部的嗅觉区可以感受气味。例如，闻到似乎很美味的气味，脑部就会就下达指令分泌唾液。

嗅球
当嗅黏膜上的嗅觉细胞受到刺激，有关气味的信息被传到嗅球上，经由嗅束这条神经传往脑部。

腮腺
舌下腺 } 唾液腺
下颌下腺

传往嗅球

嗅觉神经
嗅觉细胞
嗅毛
嗅黏膜

气味成分（嗅素）

★人类的嗅觉感受器（嗅觉细胞）数量约有 500 万个。据说嗅觉异常优异的狗，嗅觉细胞高达 1 亿 ~ 2 亿个。而人类可以分辨出的气味有 3 000 ~ 10 000 种。

嗅觉感受器捕捉气味

可以感受到与空气一并进入鼻腔内大气中气味成分（被称为嗅素的分子）的嗅觉细胞（嗅觉感受器），位于鼻腔最顶端部分的嗅黏膜。

嗅黏膜表面长满了纤细的毛（嗅毛），先在此捕捉嗅素，将此信息经由嗅觉神经、嗅球和嗅束传到脑部的嗅觉区，感受出气味。

而嗅觉可说是一种非常容易让人疲劳(或说容易习惯)的感觉。比如说，在屋子里插满鲜花，刚开始会觉得好香，久了就逐渐感受不到香气，这被称为"气味的适应性"，是嗅觉细胞适应了这种气味而无法区分出来所产生的现象。不过，只要将鼻子凑近一些继续闻，就能再次感受到这种气味。家里用的燃气会添加独特的气味，提醒住户注意燃气有无外泄。但尽管如此，每年还是会发生燃气泄漏的意外，这也是"气味的适应性"导致的。

嗅觉跟"好吃、不好吃"这类的感受方式也有很大的关系，而且它也算是一种察觉危险的感觉。例如，先闻到食物腐败的味道避免误食，或者是闻到燃气的臭味，急忙关上开关以保证安全。

再者，如同接受芳香疗法时的感受一样，嗅觉也是可以让人们身心舒畅的感觉。

跟听觉或视觉比起来，嗅觉的个人差异性比较大。一般来说，女性的嗅觉比男性敏感，尤其是月经来潮或妊娠时特别敏感，可以感受到不同于平日的气味。

疾病的知识

鼻窦炎

位于鼻腔四周的空洞称为鼻窦。此处出现发炎、鼻塞等症状的疾病统称鼻窦炎。感染导致长期发炎的慢性鼻窦炎因有黄脓滞留，故以前也被称为鼻蓄脓。

鼻窦的种类与位置

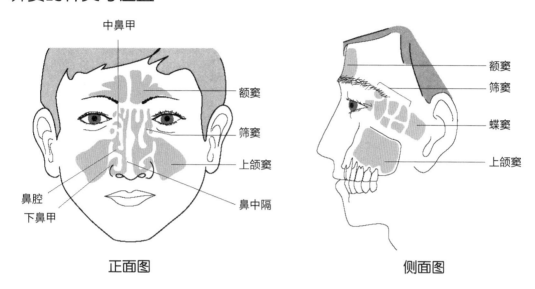

正面图　　　　　　　　　　侧面图

正面图标注：中鼻甲、额窦、筛窦、上颌窦、鼻中隔、鼻腔、下鼻甲

侧面图标注：额窦、筛窦、蝶窦、上颌窦

● 鼻腔四周的空洞因细菌感染而发炎

如上图所示，在鼻腔的四周有一空洞围绕着。以鼻中隔为界，左右侧各有上颌窦、蝶窦、筛窦和额窦4个区域，这些区域总称为鼻窦。

鼻窦里含有空气，可缓冲施加于面部的冲击，也跟鼻腔一样，能给予吸入的空气温度与湿度，同时也跟声波的共鸣有关。

鼻窦的形状或大小因人而异，内层长满黏膜，有小洞与鼻腔相通，故细菌常由鼻腔入侵引起发炎。

跟过敏等有关的嗜酸性粒细胞（白细胞之一）增多的鼻窦炎有增加的趋势。由发炎导致发热或面部疼痛的急性鼻窦炎，可服用抗生素或消炎药加以改善。万一无法在急性阶段妥善治疗，可能变成慢性鼻窦炎。

一旦形成慢性鼻窦炎，会增加鼻塞、嗅觉障碍、头痛或头重感等症状。鼻塞导致脑部缺氧，就会出现眩晕感，注意力无法集中。再者，也容易引起咽炎、喉炎、支气管炎或中耳炎等问题。

针对慢性鼻窦炎的治疗，服用抗生素的药物疗法是首选，但是这种治疗方式须有耐心，疗程可能长达数月到1年。若是这样还无法改善时，可以考虑内镜手术，切除因发炎而肿胀的黏膜组织。

变应性鼻炎（鼻子过敏）

各种因素都可能引起鼻炎。
比如，由病毒或细菌感染引发的感冒（急性鼻炎）和由反复发炎引起多种症状的慢性鼻炎等。
在此特别说明因过敏反应引起的鼻炎。

● 由室内尘埃或花粉等过敏原造成的鼻炎

免疫就是打败入侵身体的病毒或细菌等外来物的功能（参照 22 页）。这种功能让身体对鼻子吸入的室内尘埃或花粉等过敏原出现过敏的反应（过敏症），而引起鼻子发炎的症状就是变应性鼻炎。

一般来说，变应性鼻炎可分为两种类型，一种是由日常吸入的室内尘埃、尘螨、真菌等过敏原导致的常年性变应性鼻炎，另一种以春天的杉树、日本扁柏或秋天豚草的花粉为过敏原的季节性变应性鼻炎。而花粉症（参照下面的专栏）就属于季节性的变应性鼻炎。

变应性鼻炎的引发机制是：鼻子吸入飘浮于空气中的室内尘埃或花粉后，鼻黏膜加以捕捉，身体会制造与这些物质相抗衡的抗体（免疫球蛋白）。抗体会跟鼻黏膜的肥大细胞黏在一起。这里的肥大细胞名字有些怪异，其实是因为它被"塞满"化学递质，才被这样命名。

这时抗体会在一旁"埋伏"，等同样的过敏原再度入侵时，就紧抓住抗原，刺激肥大细胞，让肥大细胞释出组胺、白三烯等化学递质。这些化学递质可对制造鼻涕的分泌腺、造成鼻塞的血管和神经发挥作用，产生各种各样的症状。

除了本身属于容易制造抗体的体质（过敏体质）以外，身心方面的压力、空气污染物等，也跟这类变应性鼻炎的发作或症状恶化有关。

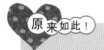
原来如此！

为何会出现花粉症?

因为杉木、日本扁柏和豚草花粉成为过敏原而引起的各种症状（鼻炎、结膜炎、咽炎、喉炎、支气管哮喘等）总称为花粉症。据说在日本约有六分之一的人口受花粉症困扰。花粉症常被误以为是某年突然出现的问题，事实上，在它发病前会有一段潜伏期。

而身体内部则陆续对发病进行准备。当花粉进入体内后，抗体被制造出来，在数年或数十年（因人而异）反复与花粉的接触过程中，与抗原相结合的肥大细胞持续增加。待肥大细胞增加到一定的数量，又有花粉进入体内后，就会引起过敏症状。

杉木花粉症的特征症状是打喷嚏、流鼻涕、鼻塞，眼、鼻、耳或皮肤、喉咙的瘙痒和头痛也经常出现。

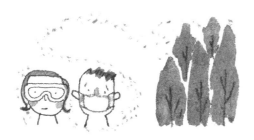

● 打喷嚏、流鼻涕和鼻塞为变应性鼻炎的三大症状

吸入过敏原后的数分钟到30分钟左右，变应性鼻炎会在没有任何预兆的情况下突然发病。比如，患者会持续地打喷嚏、流鼻涕，需要一直擤鼻涕，且数小时后开始鼻塞。

除了从这些反复出现的鼻子症状判断外，也可以做些检查确定是否为变应性鼻炎。例如，用内镜观察鼻子黏膜的鼻镜检查，确定鼻涕中的嗜酸性粒细胞是否增加的鼻涕嗜酸性粒细胞检查，抽血与抗原产生反应的血清抗体检查，在皮肤注射抗原浓缩物观察有无红肿的皮肤测试以及直接将抗原粘在鼻黏膜、观察症状有无发作的鼻黏膜诱发测试等检查，然后再加以判断。

● 缓解症状的治疗与可以根治的治疗

变应性鼻炎的基本疗法为药物治疗。例如，可使用抑制组胺或白三烯等化学递质发挥作用或防止肥大细胞释出这类物质的抗过敏药、可有效抑制过敏反应与发炎症状的类固醇药（肾上腺皮质激素药）等药物。一般来说，针对常年性变应性鼻炎，必须每天规律服用这类药物；若是季节性变应性鼻炎，需在花粉季前 1 ~ 2 周开始服用。

如果是药物都难以改善的严重鼻塞，也可采用激光手术处理肿胀变厚的鼻黏膜，或用手术将其切除以加大空气的通道。

当然也有针对变应性鼻炎这个问题本身进行的治疗（脱敏疗法，参照31页）。定期注射过敏原的浓缩物，在体内形成阻断抗体，且持续注射 2 ~ 3 年，可以让身体逐渐适应这些过敏原。不过，这种脱敏疗法的效果因人而异。如果是因室内尘埃引起的常年性变应性鼻炎，有些患者的症状甚至可以完全消失。

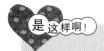

气味的感受方式出现变化的嗅觉障碍

气味传到脑部的通道出现问题，使人感受不到气味，或者是对气味特别敏感时，就是嗅觉障碍。

嗅觉障碍有许多种类，如完全感受不到气味的嗅觉丧失、不容易感受到气味的嗅觉衰退、感受到的气味与东西原本的气味不同的嗅觉异常，或是对气味非常敏感的嗅觉过敏等。

难以感受气味的原因有：鼻黏膜肿胀导致鼻腔变窄，鼻塞导致气味成分（嗅素）无法抵达嗅黏膜，鼻炎或鼻窦炎导致嗅黏膜发炎，嗅觉细胞功能不佳或者是交通意外受伤导致嗅觉失灵等。

如果是将气味信息传到脑部的嗅觉神经出了问题，会引起嗅觉异常。而嗅觉过敏与压力有很大的关系。

舌头与味觉

舌头不仅是用以"品尝味道"的器官，舌头的灵巧动作，可以让食物与唾液混在一起，再送往喉咙吞咽。

再者，"说话"时舌头也扮演着重要的角色。

舌头由肌肉构成，表面由黏膜覆盖

舌头由成束的、横纹肌横竖排列形成的舌内肌和与四周骨头相连的舌外肌构成。其中舌内肌可以巧妙改变舌头的形状，而舌外肌则能移动舌头的位置。

舌头表面由黏膜覆盖，这些黏膜里隐藏了可以感受到味道的结构。

舌头的内侧有个俗称"界沟"的沟槽，隔着这条沟槽的是舌扁桃体，再往内侧则是会厌。舌扁桃体可以防止细菌入侵，而会厌可发挥盖子的作用，避免吞咽的食物误入气管。

在舌头的表面布满名为舌乳头的细微突起，其侧面有状似花蕾、名为"味蕾"的味觉传感器。当食物里的味道成分溶入水或唾液里，触及味蕾后，会刺激味觉细胞，将此信息经由味觉神经（鼓索神经和舌咽神经）传到脑部的味觉区。于是，开始出现"甜味""咸味"等感觉。

味道里以酸、甜、苦、咸、鲜为基本五味。

在此要顺便一提，像辣椒等产生的"辣味"，并非由味蕾感受，而是由延伸到舌头表面黏膜的神经末梢感受，是一种较接近"痛"的感觉。

而味道的感受方式也受食物温度的影响。当食物温度在 10 ~ 40℃之间时，味觉最为敏感，但温度越高越不容易感受到"咸味"。所以，人会感觉温温的味噌汤比烫的味噌汤更咸。

"好吃、不好吃"是如何决定的?

食物的"美味程度"绝不是单靠味觉就可以决定。人类会通过气味（嗅觉）、外形、色泽（视觉）、舌头触感、咽喉感受、硬度（触觉）、烹饪时的声音（听觉）等，以五感通力合作才能决定食物好吃不好吃。

当然，用餐时的气氛、地点、灯光、自孩提时起的饮食习性或饮食体验等，都能左右食物的"美味程度"。

舌乳头与味蕾的放大图

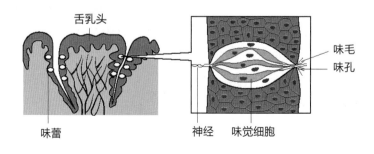

舌乳头　味毛　味孔

味蕾　神经　味觉细胞

当溶入水或唾液里的味道成分进入味孔，刺激味觉细胞的味毛后，可将此信息经由味觉神经传到脑部。

舌头的结构

丝状乳头
上有细微分叉的白色丝绒状突起，让舌头表面保持粗糙感，以保有舌头触觉的敏锐度。

叶状乳头
分布于舌侧缘后部的褶皱状突起，布满味蕾。

腭扁桃体

轮廓乳头
位于舌头深处界沟的正前方，约 10 个排成一列，直径 2 ~ 3 毫米的突起，每一个突起都有 100 个左右的味蕾。

会厌

舌扁桃体

菌状乳头
舌尖最多的菌状红色突起，侧面布满味蕾。

界沟

（舌头的侧视图）

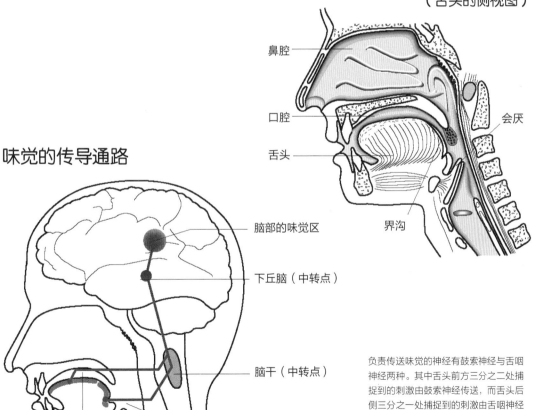

鼻腔

口腔

舌头

会厌

界沟

味觉的传导通路

脑部的味觉区

下丘脑（中转点）

脑干（中转点）

舌咽神经

鼓索神经

负责传送味觉的神经有鼓索神经与舌咽神经两种。其中舌头前方三分之二处捕捉到的刺激由鼓索神经传送，而舌头后侧三分之一处捕捉到的刺激由舌咽神经传送，经过脑干和下丘脑这两个中转点，到达脑部的味觉区。

味道的感受方式出现变化的味觉障碍

常见的味觉障碍有"尝不出食物的味道（味觉缺失）""味道感觉很淡（味觉减退）"等类型。除此之外，味觉障碍还有其他不同类型，如"嘴巴里没有食物却出现苦味或甜味（自发性味觉异常）""只尝不出某一种味道（解离性味觉障碍）""酱油尝起来甘甜——出现不同于平常的味道（异味症）"等。

由过度节食或偏食、随年龄增加食量减少或营养失调、切除胃部引发的营养吸收障碍等原因导致体内的锌元素不足而引起味觉障碍的人越来越多。这些都可称为锌缺乏味觉障碍。

虽然身体需要的锌非常微量，但它却是制造新细胞（称为代谢，参照170页）不可或缺的矿物质。尤其是味觉细胞的代谢非常活跃，若锌量不足，就不容易制造新细胞，味觉的功能也会衰退。

不同因素引起的味觉障碍类型很多，如由糖尿病、肾病或肝病之类的全身性疾病引起的味觉障碍，由服用降血压药、阵痛解热药、抗菌药（抗生素）等治疗用药引起的味觉障碍，或者是找不到特别原因的特发性味觉障碍等。

有时候精神方面的压力也会引起味觉障碍。

当自己觉得尝味道的感觉"怪怪的"时，应尽快去耳鼻喉科就诊。

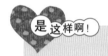

舌头是反映健康状态的镜子

去中医院或耳鼻喉科看病时，医生常常会要求患者"伸出舌头"。其实这是为了观察舌头，对身体状态进行某种程度的评估。

健康的舌头应该呈湿润的粉红色；但是，身体很疲惫或生病时，舌头会红肿，表面变得比平常还粗糙，甚至长满厚厚的白色舌苔。

在舌头表面有无数个称为丝状乳头的突起，从口腔黏膜剥落的细胞、食物里的残渣、嘴巴里的细菌等都会被丝状乳头黏着，使外观看起来呈灰色或偏黄，这就是"舌苔"，高烧或胃肠不适时，舌苔都会变厚。其他如心脏、肝脏和肾脏方面的疾病、感染症状或糖尿病等，也都会让舌苔变厚。

有些患者服用类固醇药（肾上腺皮质激素）或抗菌药（抗生素）后，会出现茶褐色或偏黑的舌苔。若有贫血现象，舌苔会消失，舌头表面变得通红有光泽。

口腔炎（参照132页）若发生在舌头则称为舌炎，这时舌头干裂，一吃东西就产生刺痛感。热食或外伤也会引起舌炎，不过，舌炎大多是由潜藏于背后的全身性疾病造成的。

所以，舌头可说是反映健康状态的镜子。

当然，舌头边缘出现带有痛感的硬块时，不排除有舌癌（参照132页）的可能性，应尽快去耳鼻喉科或口腔外科就诊。

第十二章

皮 肤

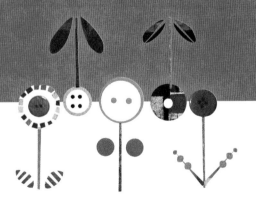

皮肤有两种重要的功能:
一是作为屏障守护身体免受各种刺激,
二是作为痛觉、压觉、温觉、冷觉与触觉的感受器。

皮肤的结构与功能

覆盖于全身的皮肤总重量，以成人来说，约占人体体重的14%。
皮肤的总面积大约是1.6平方米，相当于1个榻榻米那么大。
而人体最大的器官——皮肤的细胞，会不断地再生。

三层皮肤拥有的三大功能

完全包裹住身体的皮肤，可以保护身体免受各种外力（物理性冲击）或寒暑、干燥、紫外线等伤害。

此外，皮肤还能防止病毒或细菌入侵体内，并以排汗或皮肤血管伸缩的方式调节体温以及调节体内的水分等。而且，皮肤也是一个重要的感觉器官（参照226页）。

皮肤由表皮、真皮与皮下组织这三层构成；而最外侧的表皮又可分为角质层、透明层、颗粒层、棘层和基底层。保护毛根的毛囊、分泌天然油分（油脂）的皮脂腺、制造汗水的汗腺、保护指尖的指甲等表皮组织，可以改变形状，被称为皮肤附属器官。

角质层是保护皮肤的柔软薄膜，紧紧包裹整个身体，即使身处干燥的空气中，也不怕水分流失。

真皮在254页有详细的说明。

皮下组织即皮下脂肪，其细胞质充满脂肪细胞，可储存能量，保持体温，缓冲外力。

隔离紫外线，保护皮肤

人类生存离不开阳光，但阳光也含有害身体的紫外线。尤其是波长较短（中波）、带有巨大能量的紫外线B（Ultraviolet B，UVB）会伤及细胞核，促使细胞癌变。虽说大部分的紫外线都会被臭氧层吸收，但在臭氧层不断遭受破坏的状况下，皮肤癌的增加也让人担忧。

即使仅从美容这个角度来看，长时间照射阳光，波长较长、可深入皮肤内部的紫外线A（Ultraviolet A，UVA），会使保持皮肤弹性的真皮胶原蛋白变性，造成肌肤加速老化（松弛或皱纹）。所以，日晒后皮肤会"晒黑"，是身体为保护自己免受紫外线伤害的防御反应。

皮肤可以自愈的原理

在皮肤形成的伤口会成为细菌或病毒入侵体内的入口。为防止这样的结果，当皮肤的细胞受损时，新的细胞会陆续被制造出来，以尽快修复伤口。

当伤口深及真皮时，会有出血现象，但血液成分之一的血小板具有凝血作用，可以"堵住"伤口避免继续流血，这就是"结痂"。但结痂只是应变的处置方式；等细胞逐渐角质化，皮肤修复结束后，伤口上的痂才会脱落。

千万不要随意抠掉伤口上的痂，以免伤口迟迟无法复原，且容易造成细菌感染。

皮肤的结构

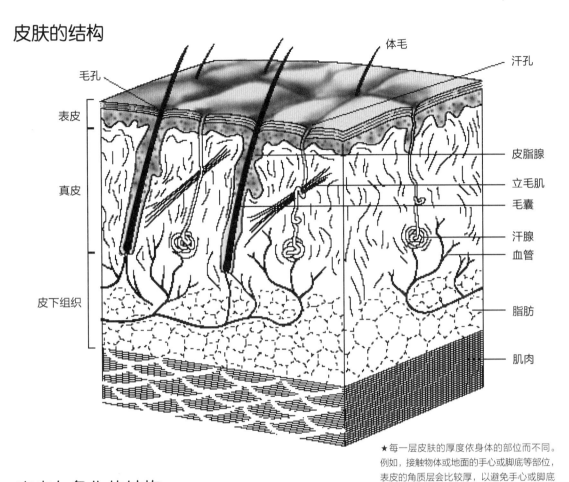

体毛

汗孔

毛孔

表皮

真皮

皮下组织

皮脂腺

立毛肌

毛囊

汗腺

血管

脂肪

肌肉

★每一层皮肤的厚度依身体的部位而不同。例如，接触物体或地面的手心或脚底等部位，表皮的角质层会比较厚，以避免手心或脚底被轻易磨破皮或皲裂。

表皮与角化的结构

约4周

污垢

角质层
细胞寿命终了（凋亡，参照4页），会硬化为薄板状，再变成污垢或皮屑剥落。

颗粒层
细胞内部在角化前呈颗粒状，之后再变平坦。

棘层
位于表皮内部，细胞（棘细胞）彼此间以棘状的细长突起连接。

基底层
可以制造新的角蛋白细胞。角蛋白细胞的再生能力强，可排除入侵体内的异物。

★角蛋白细胞从基底层到角质层的过程称为"角（质）化"。

真皮的结构与功能

真皮具有纤维成分，可强化皮肤，使皮肤不容易破裂。
再者，真皮里血管密布，还拥有可捕捉施加于皮肤的外界刺激的感觉传感器、汗腺、皮脂腺、毛囊等组织。

皮肤也是一种感觉器官

位于表皮内侧的真皮由具有弹性的结缔组织（参照 6 页）和肥大细胞等组织构成；其中肥大细胞跟过敏反应和"瘙痒感"有很密切的关系。

如右页图所示，人体的真皮组织拥有痛觉、压觉、温觉、冷觉、触觉这五种感觉的感觉器。这些感觉器并不是全身的皮肤都有，而是依据部位不同存在差异。例如，跟手背比起来，指尖的感觉器较多，对于外来刺激非常敏感。这些感觉器所捕捉到的刺激，经过感觉神经传到脑部，才让人出现"疼痛"或"寒冷"之类的感觉。

皮肤常见的困扰就是"瘙痒感"。其代表性的疾病就是皮肤表面出现红色颗粒的湿疹（皮肤炎），或者是出现红肿突起的荨麻疹（参照 258 页）。

而表面皮肤并没有任何变化，但却出现强烈瘙痒感的"瘙痒症"，更是老年人常见的问题。

虽然皮肤干燥是引发瘙痒症的一大因素，但像糖尿病等全身性的疾病也会引起这方面的困扰。

表皮与角化的结构

位于下丘脑的体温调节中枢，经由自主神经，将来自脑部的指令传达给皮肤。

感觉寒冷时→体温下降

立毛肌收缩，毛孔周围的组织隆起，毛孔和汗腺出口紧闭，防止体内的热量散失。所以，身体觉得冷时会起"鸡皮疙瘩"。这时皮肤的血管也会收缩，减少血流量以防止热量从血液里散失，所以，寒冷时几乎看不见血管，皮肤也显得较为苍白。

感觉炎热时→体温上升

汗腺会制造汗水流至皮肤表面。当汗水蒸发时，热量也会散失，使体温下降。再者，接触到室外空气的皮肤血管会扩张，让位于身体内部、温度上升的血液大量流动以散热。身体一觉得热，皮肤会看起来红红的，那是因为血流量增加的血管清晰可见。如果身体制造的热量因水分不足等因素难以散热时，会引发中暑等疾病。

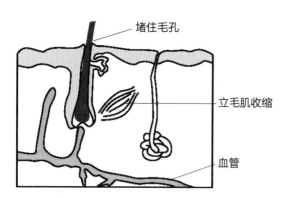

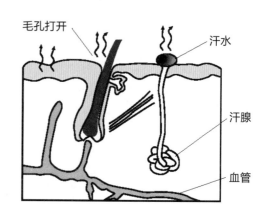

真皮里的感觉感受器

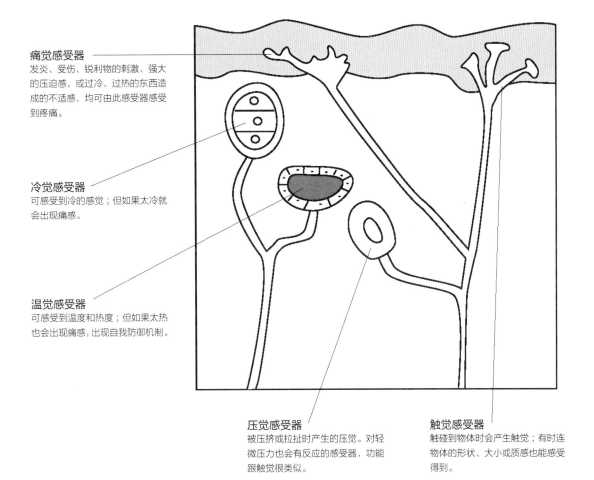

痛觉感受器
发炎、受伤、锐利物的刺激、强大的压迫感，或过冷、过热的东西造成的不适感，均可由此感受器感受到疼痛。

冷觉感受器
可感受到冷的感觉；但如果太冷就会出现痛感。

温觉感受器
可感受到温度和热度；但如果太热也会出现痛感，出现自我防御机制。

压觉感受器
被压挤或拉扯时产生的压觉。对轻微压力也会有反应的感受器，功能跟触觉很类似。

触觉感受器
触碰到物体时会产生触觉；有时连物体的形状、大小或质感也能感受得到。

引起瘙痒症的机制（荨麻疹）

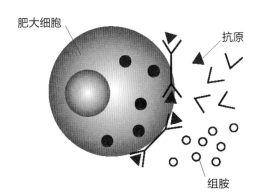

肥大细胞　抗原　组胺

牛奶或鸡蛋等食物里的成分、药物、冷水、阳光或汗水等刺激（抗原），传至真皮里的肥大细胞后，身体会产生去除这些刺激的反应。
首先肥大细胞释出组胺这种化学递质，作用于皮肤的毛细血管，在血管壁形成缝隙，导致血浆（血液的液体成分）渗漏水肿。再者，组胺也会刺激感觉神经的末梢，让身体出现瘙痒感。

特应性皮炎及其他的皮肤问题

皮肤方面的问题（发炎），可由药品、化妆品、金属或紫外线等直接刺激皮肤引起，也可由过敏反应引起。在此对三种皮肤方面的问题加以说明。

● 身体具备免疫系统

皮肤可说是防止病原体入侵，抵御外界各种刺激的防护墙。

身体具备免疫系统（参照 22 页），若因抗原产生过敏反应后，即使对那些不足以构成危害的物质也会有敏感的反应，所以会出现瘙痒或湿疹等症状。

● 成人患者也很多的特应性皮炎

"以带有瘙痒感的湿疹为主要症状的疾病，且患者大多带有过敏体质（具有支气管哮喘、变应性鼻炎等病史或家族病史，容易制造 IgE 抗体的体质）"——这就是日本皮肤科学会对特应性皮炎所下的定义。

家族病史就是家人有某种过敏疾病，即因为具备了容易制造引起过敏反应的 IgE 抗体（如称免疫球蛋白的蛋白质）的体质（过敏体质）所导致的皮肤炎。

特应性皮炎被视为幼童常见的疾病，事实上，这些患儿长大后仍持续出现症状或者是成人后才发病的病例也越来越多。

特应性皮炎的抗原（过敏原）种类繁多，可大致分为两种类型：一种是尘螨或念珠菌（霉菌的一种）、室内尘埃等直接侵入体内后在皮肤引起的过敏性反应；另一种是鸡蛋、牛奶、大豆、面条等食品的某种成分，由肠吸收后随血液流动至皮肤，在皮肤引起的过敏性反应。

若想要确定引发过敏的过敏原，可以采取抽血并观察血液与疑似过敏原的成分发生反应时制造的抗原量多寡的放射性变应原吸附试验（RAST）；在皮肤注射抗原浓缩物，或将含有抗原浓缩物的试纸贴在皮肤上，观察皮肤变化的皮肤测试等。

不过，也有些患者很难找到过敏原，故在压力或皮肤干燥等多重因素影响下，更容易引起过敏反应，或使症状进一步恶化。

● 不同年龄的患者出现不一样的症状

特应性皮炎的主要症状会依据年龄出现差异。

婴儿期（出生后 2 个月 ~ 3 岁左右）：头、脸或耳朵长满红色颗粒；手肘或膝盖内侧、手腕和脚踝也会出现，甚至蔓延至胸部或背部。

幼儿期：手肘或膝盖内侧的皮肤变厚，出现强烈的瘙痒感，脖子或额头也常出现痒感。时间久了，眼眶泛黑，皮肤偏干易起皮屑。

青春期以后（12 岁以后）：症状大致和幼儿时期一样，但皮肤比之前还干燥，外观变成红脸、黑眼眶。

容易成为过敏原的因素，容易让过敏症状恶化的因素

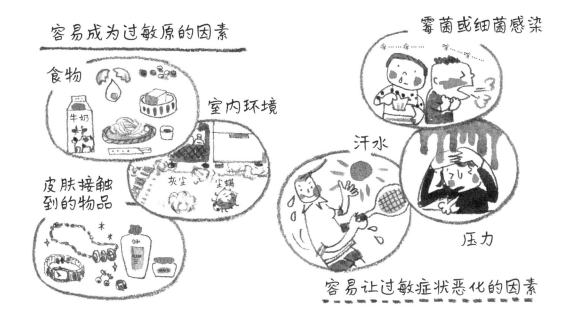

● 效果良好的类固醇外用药

治疗特应性皮炎的两大方式就是生活疗法与药物疗法（外用药或内服药）。生活疗法就是充分了解这种疾病的特性，洗净身体的污垢，保持室内的整洁，少接触疑似为过敏原的食物，养成良好的生活习惯，不要累积压力或疲惫感。

就治疗特应性皮炎的药物来说，以类固醇外用药最为常见。虽然它的多种副作用一直为人所诟病，但只要使用方法正确，它的确能发挥良好的治疗功效。也可利用其他非类固醇外用药或保湿药。

再者，服用抗组胺药物或抗过敏药物，也有助于舒缓身体的瘙痒感。

因水痘病毒引起的带状疱疹

幼年时感染的水痘–带状疱疹病毒，到成人为止，一直潜藏在体内的神经组织里，当压力过大、过劳，或年纪渐长、身体的抵抗力变差时，它们就会"苏醒"，再度开始活动。

由于它会沿着周围神经，伴随类似神经痛的痛感，出现许多带状小水疱，故被称为带状疱疹。

根据统计，每10个成年人中有1～2人带有这种水痘病毒。而水痘–带状疱疹病毒正是疱疹病毒的一种。要注意的是，若未马上治疗这种带状疱疹，即使水疱痊愈，依然会残留神经痛（带状疱疹后神经痛，参照54页）。

容易出现特应性皮炎的部位

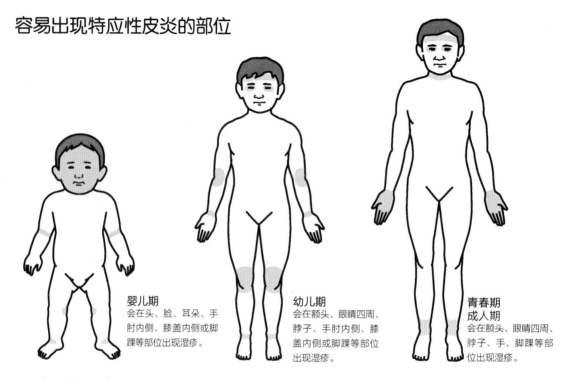

婴儿期
会在头、脸、耳朵、手肘内侧、膝盖内侧或脚踝等部位出现湿疹。

幼儿期
会在额头、眼睛四周、脖子、手肘内侧、膝盖内侧或脚踝等部位出现湿疹。

青春期
成人期
会在额头、眼睛四周、脖子、手、脚踝等部位出现湿疹。

● 接触到某物引起的接触性皮炎（斑疹）

由皮肤接触到某些物质而引起的皮肤炎。接触性皮炎可能是物质直接刺激皮肤引起的，或者是非常微弱的刺激，引发过敏反应而出现斑疹。

金属物（耳环、项链、内衣的环扣、拉链等）、植物（漆木、银杏等）、日用品（衣物、沐浴剂、生理用品等）、化妆品、药物、化学药品等，皮肤会接触到的所有物品都可能成为诱因。接触性皮炎可分为两类：一接触就马上出现湿疹，但短时间内会消失的急性类型；接触后一段时间才出现湿疹，但湿疹却不会消失的慢性类型。

由常接触到水所引起的"湿疹手"（也称为主妇湿疹），是因为接触了水、清洁剂、肥皂、橡胶手套、蔬菜等而出现斑疹。

虽然药物疗法可有效改善这类皮肤炎，但找出真正的诱因也非常重要；一旦确定病因，就可避免接触。

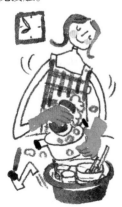

● 皮肤出现水肿和瘙痒感的荨麻疹

由于抗原的刺激，真皮的肥大细胞释出组胺等化学递质后，毛细血管会出现缝隙。如此一来，血液的液体成分（血浆）渗漏，导致真皮水肿，并出现瘙痒感，而且越抓病灶越大。

荨麻疹大多是由 IgE 抗体引起的 I 型超敏反应（参照 31 页），诱发因素很多，如食物、药物、阳光、热水、冷水、冷气、汗水、压力等。

与接触性皮炎一样，找出正确的过敏原，避免接触才是有效的预防之道。

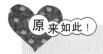

"茧"和"鸡眼"

因为在相同部位反复地压迫或摩擦，导致角质层变厚，这就是"茧"。这时的角质层是朝身体的外侧（上面）逐渐变厚。

而鸡眼正好相反，是角质层向皮肤的深层部位（体内），呈圆锥状地变厚。这种鸡眼可硬得像小石子，若用力挤压会刺激神经引起疼痛感。

利用外用药膏软化角质层，或修剪增厚的部分，都是治疗鸡眼的方法；但是，若鸡眼中心的"眼"未能去除，疼痛感就不会消失。

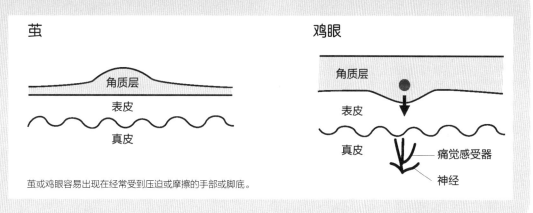

茧或鸡眼容易出现在经常受到压迫或摩擦的手部或脚底。

"霉菌"感染引起的足癣

这是俗称"癣"的疾病之一，是由皮肤真菌（霉菌的一种）中的癣菌感染引起的皮肤病。由于癣菌喜欢细胞角蛋白，会针对表皮的角质层、指甲、毛发等部分，由可分解角蛋白的物质深入下层组织引起发炎（浅部真菌病）。

癣菌会在身体的各种部位造成感染，且根据出现部位不同，名称也有所不同，如头癣、体癣、股癣、足癣、手癣以及甲癣（灰指甲）等。

这种霉菌也可能感染身体其他部位，或通过脚踏垫、拖鞋等传染。如有"指缝间泛白、糜烂瘙痒""脚底长了水疱""脚底的皮肤变硬"等症状，应尽快去皮肤科接受治疗。

疾病的知识 皮肤癌

制造皮肤的细胞癌变形成的疾病，总称为皮肤癌。
在此针对最为常见的 3 种皮肤癌加以说明。

● 表皮棘层细胞癌变的鳞状细胞癌

这是一种与紫外线（尤其是 UVB）大有关系的癌症。

不仅是短时间内大量照射到紫外线，长时间持续日晒也会诱发细胞癌变。在老龄化社会中，脸、颈或手背等经常日晒到的部分，出现鳞状细胞癌的概率有所上升。

另外，这种癌症据说也跟人乳头瘤病毒（HPV）有关。众所皆知，这种病毒是宫颈癌的诱因，但事实上它跟鳞状细胞癌也有关系。

鳞状细胞癌有其好发的部位（条件），如烧烫烧或受伤留下的疤痕、愈后不佳形成的溃疡（深度发炎症状）、慢性脓皮症的臀部脓肿、褥疮、放射线造成的伤口等。

而且，这也是一种随年纪增长，患病概率升高的癌症，70 岁以上的患者约占 60%。

治疗方法有切除手术、用液态氮冷冻癌变部位加以破坏的冻结疗法、放射线疗法、化学疗法等。

● 基底层细胞癌变的基底细胞癌

由于超过 80% 的基底细胞癌都出现在头部（脸与脑袋），故紫外线对它的影响非常大。不过，烧伤或受伤留下的瘢痕、放射线造成的皮肤病等，也是诱发基底细胞癌的原因。

初期症状会有黑色肿包（皮疹），常被误认为是黑痣。

由于基底细胞癌几乎不会转移，可通过外科手术彻底治愈。不过，如果是年长患者，若担心手术对身体负担过重，可改用放射线疗法或冻结疗法。

● 黑色素细胞等癌变的恶性黑色素瘤

恶性黑色素瘤是皮肤癌中恶性度最大的肿瘤。由于它是制造黑色素的黑色素细胞癌变引起的，故也被称为"黑色素细胞肿瘤"。

人体中，脚底最容易出现恶性黑色素瘤，约占四分之一，不经意地连续刺激皮肤也被视为诱因之一。

平常要多留意身上痣的变化，若非天生就有，而是后天才出现的痣更要小心。突然变大、颜色变深都是危险信息，应马上去皮肤科就诊。

恶性黑色素瘤以外科手术或化学疗法为主要的治疗方式，不过，免疫疗法（参照 18 页）可以提升治疗的功效。

恶性黑色素瘤属于非常容易转移的癌症，但若能尽早完全切除癌细胞，即可增加痊愈的机会。

平常我们不会特别去注意自己的脚底，但为谨慎起见，偶尔也该观察一下脚底有无变化。

胎记、痣

"胎记"和"痣"本身对身体健康并无特别的危害，但影响美观，让很多人困扰不已。在各种治疗方法中，尤以激光治疗效果最佳。

● 痣就是小的"黑痣"

当皮肤里的黑色素（黑褐色的色素）变多，或皮肤的血管出了某种问题时，就会形成"胎记"；它可能天生就有，或者是在成长过程中长出来。

"胎记"可大致分为茶斑（斑痣）、黑斑（黑痣）、红斑和青斑。其中黑痣属于黑斑的一种，但颗粒较小。

如果经常受到外界刺激的部位原有的扁平黑痣，突然变大、变形时，有恶性黑色素瘤（参照260页）的危险。这种黑色素瘤也是皮肤癌的一种，若发现脚底等部位，不知何时出现如黑痣般大小的斑块，要特别注意。

针对这类痣可利用以破坏色素或血管为主的激光治疗。此外，也可以使用以干冰冻伤患部破坏痣的冻结疗法、皮肤移植，或者是电灼术切除法等进行治疗。

痣的种类

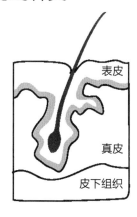

茶斑
也被称为斑痣，因黑色素积留于表皮，无癌变的危险。若年轻人出现很多茶斑，可能是先天性疾病造成的。

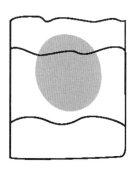

黑斑（黑痣）
带有黑色素的痣细胞增加造成。小一点的黑斑被称为黑痣，而大型的黑斑，少数有癌变可能。

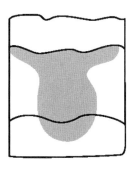

红斑
在真皮或皮下组织，制造血管的组织增加形成的血管肿，有些会自然消失。

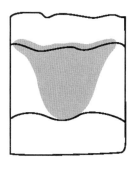

青斑
黑色素滞留于真皮造成。像幼儿臀部常见的蒙古斑也是青斑的一种，但几乎在10岁左右就会消失。

疾病的知识

烧烫伤

皮肤是保护身体免受干燥和感染的一道防线，如果烧烫伤的面积过大，会造成身体的水分流失，细菌容易入侵体内，有时会危及生命安全。再者，低温烫伤也要特别注意。

● 烧烫伤的重症程度与治疗方法

烧烫伤可根据患部的深度和面积判断其重症程度，但最重要的是，发生烧烫伤的第一时间一定要冷却患部。

不仅高温可以造成烧烫伤，即使"温温的"温度，若长时间接触皮肤也可能造成低温烫伤。平常使用电热毯、电脚炉或被炉等电器时，一定要注意安全。例如，在饮酒后或者吃了安眠药熟睡后，使用这些电器而未能及时察觉皮肤已经变热时，往往会造成烧烫伤。

如果是低温烫伤，即使烫伤的范围不大，皮肤深层的组织还是可能受伤（或造成三度烧伤）。

万一出现深度烧伤，导致皮肤无法再生时，必须从身体其他部位移植皮肤进行植皮手术（皮肤移植）。

若不是本人的皮肤，身体很难把它当作自己的组织发挥作用（被移植的细胞在新的部位成为身体的一部分继续发挥作用），但目前专家已着手进行培养部分皮肤以制造人工皮肤（利用表皮角化细胞或是成纤维细胞制造）的相关研究。

九分法

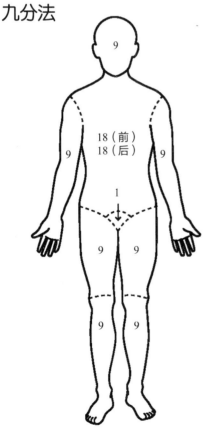

左图为身体各部位在全体皮肤表面积中所占的比例（%），根据表面积（范围）的大小，比较容易判断烧烫伤的重症程度（参考下表）。比如手心的面积约占人体表面积的1%。

根据表面积（范围）判断烧烫伤的重症程度

	二度烧伤	三度烧伤
轻度	10%以下	2%以下
中度	11%～30%	3%～10%
重症～重伤	30%以上	10%以上

根据深度判断烧烫伤的阶段

一度烧伤 （皮肤变红）	只有表皮烫伤
二度烧伤 （皮肤起水疱）	真皮烫伤
三度烧伤 （皮肤呈干燥状，之后会变黑）	烫伤深及皮下组织

头发的结构与功能

"体毛"是皮肤角质层变化后的产物。
除了手掌心、脚底和嘴唇等非常有限的部位以外，全身都会长体毛。
原本体毛具有保护身体与保温的作用，但人类的体毛已经失去这样的功能性。

头发的剖面图

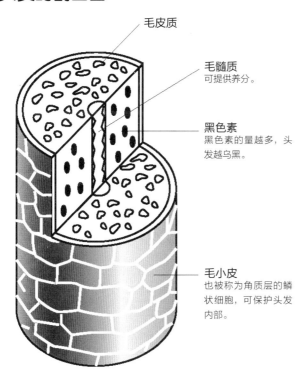

毛皮质

毛髓质
可提供养分。

黑色素
黑色素的量越多，头发越乌黑。

毛小皮
也被称为角质层的鳞状细胞，可保护头发内部。

毛发周期

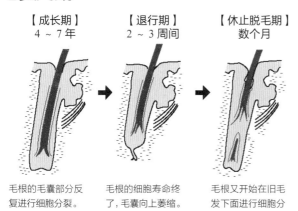

【成长期】 4 ~ 7 年	【退行期】 2 ~ 3 周间	【休止脱毛期】 数个月
毛根的毛囊部分反复进行细胞分裂。	毛根的细胞寿命终了，毛囊向上萎缩。	毛根又开始在旧毛发下面进行细胞分裂，制造新的毛发。

头发的结构与白头发、掉发的原因

身体的"毛发"可分为"胎毛""软毛"以及头发、眼睫毛、阴毛、胡须等"终身毛"。其中头发可分为笔直的直发、波浪状或卷曲状的卷发。通过剖面图可以观察到，不同发性的头发呈现出不一样的形状，如直发的剖面为圆形，波浪状为蛋形，而卷曲状为蚕豆形。

随着人体的老化，制造黑色素的功能会变差。当黑色素的量减少，最终导致毛皮质里的黑色素完全消失的状态，就是我们常见的白发，而压力或身体功能衰弱等原因也会造成白发。

毛发经过毛发周期后会掉落（参考左下图），但毛发周期和生长速度则因部位而有差异。

以头发为例，每 1 根头发的成长期为 4 ~ 7 年，1 天约生长 0.4 毫米；成长期结束后会进入生长停止的停滞期，最后进入休止期。我们的头发几乎都处于成长期，约 1% 处于退行期，10% 处于休止期。

万一毛发周期混乱，成长期的头发会掉落，或者是停止生长，即是头发"变薄"或"秃头"。遗传性的体质或雄激素、高脂肪的用餐习惯、皮脂分泌旺盛的脂溢性皮肤炎、压力等，都是造成脱发的原因。

指甲的结构与功能

我们常误以为指甲是骨头变成的，
事实上，指甲跟毛发一样，都是皮肤的角质层变化的产物。
双手能紧抓物品，双脚能够跑步，都是指甲保护着指尖的缘故。

指甲怎么剪都会生长

以指甲的结构来说，眼睛可见的部分叫指甲，藏在皮肤里的叫甲根；而指甲的内侧叫甲床，并于其根部的甲母质制造指甲。

有了这种甲母质，即使指甲破损，也能长回原形；万一甲母质受损，指甲就无法生长了。人类每天的指甲可长 0.1 ~ 0.2 毫米。

健康者的指甲应呈现漂亮的粉红色；这是因为流过指甲下面的皮肤血管里的血液呈红色。如果有贫血的问题，红细胞里红色的血红蛋白减少，指甲会呈现紫色。

除了颜色以外，从指甲的样子也可了解身体的状况。中医师看诊时，也会观察指甲的颜色和有无纵向纹路。若有指甲裂开或纵向剥落变薄等现象，表示此人营养状态或激素分泌情形都不理想，甚至跟月经失调有关。不过，干燥的环境和从事长期接触水的工作，也可能造成这样的现象。

指甲的结构

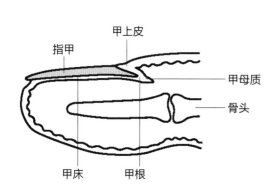

甲上皮
指甲
甲母质
骨头
甲床　甲根

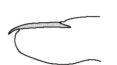

杵状指（希波克拉底指）

正中央凹陷的指甲

出现白色纹路的指甲

出现黑色纹路的指甲

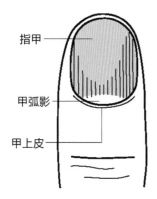

指甲
甲弧影
甲上皮

指甲的颜色	末端呈白浊状	疑似甲癣。
	看得到白点或线条	大多是受伤所造成，但肾脏问题也可能引起。
	呈青紫色	疑似发绀（血液含氧量不足）。
	每个指甲都出现黑色纹路	通常跟肝脏方面的疾病有关。
指甲的纹路	出现横纹或沟纹	表示过去曾因生病导致指甲的生长停滞。
	出现纵纹	年龄增长所产生的变化。
指甲的形状	指甲正中央如汤匙般凹陷	可能是缺铁性贫血或受到氧气、强碱、有机溶剂等影响。
	指甲隆起、长出的指甲似乎要把指尖包起来	肺癌、支气管扩张症、先天性心脏病、肝硬化等疾病常见的病症。最早发现指甲与肺部疾病有关的是希波克拉底，故这种指甲形状也称为"希波克拉底指"。

第十三章

生殖器官

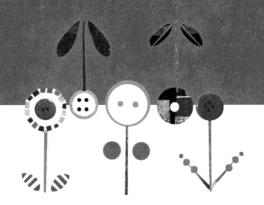

生殖器官就是与生命诞生有关的器官。
男性与女性生殖器官的结构与功能有极大的差异。
只需要一个受精卵不断地进行细胞分裂，
就可塑造出身体。

男性生殖器官的结构与功能

男性的生殖器官包含了制造生殖细胞——精子的睾丸、作为精子通道的附睾和输精管、分泌精液的精囊和前列腺以及外生殖器的阴茎等。

制造并射出精子的男性生殖器官

生命的诞生需要男性的精子与女性的卵子（参照 272 页）这两种生殖细胞。

成熟男性的睾丸制造的精子，在经过附睾、输精管、精囊后变得更加成熟，再与精囊和前列腺等腺体分泌的液体混合为精液，在性交过程中射进女性的阴道内（射精）。此过程是无法阻挡、不可逆转的，若能与卵子结合即可成为受精卵。由精子与各种分泌液混合成的体液称为精液。

平均每毫升的精液中含六千万到一亿个精子。但是，若精子数量过少（精子减少症），或者是不太有活动力的精子数量过多，就不太容易受精。

从勃起到射精的过程

阴茎由阴茎海绵体与尿道海绵体这两种组织构成。海绵体内有许多毛细血管，当受到性刺激感到兴奋时，大量的血液会涌入海绵体，使阴茎鼓胀变硬，这就是"勃起"现象。而勃起的阴茎所给予的刺激传到脑部，由脑部下达指令，把储存在精囊里的精液，从尿道外口排出，即为射精。

负责排尿与性交这两种功能的阴茎，在排尿时成为尿液的通道，在性交时变成生殖器官。

射精的机制

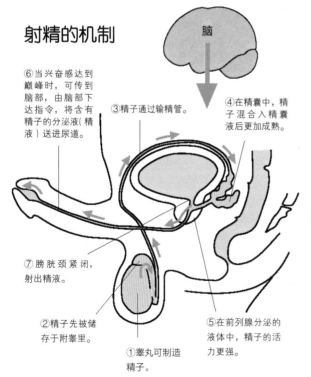

⑥当兴奋感达到巅峰时，可传到脑部，由脑部下达指令，将含有精子的分泌液（精液）送进尿道。

③精子通过输精管。

④在精囊中，精子混合入精囊液后更加成熟。

脑

⑦膀胱颈紧闭，射出精液。

②精子先被储存于附睾里。

①睾丸可制造精子。

⑤在前列腺分泌的液体中，精子的活力更强。

> **★ ED（勃起功能障碍）**
>
> 指性交时无法勃起，或即使有勃起却无法插入阴道内。引发勃起功能障碍的原因很多，如年纪增长、神经病变、血管问题、精神压力、激素等。治疗这种功能障碍的方法很多，如口服药物、阴茎海绵体内注射药、心理咨询治疗或者手术疗法。

精子的结构

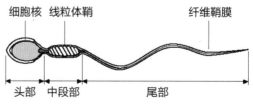

细胞核　线粒体鞘　　　　　　　纤维鞘膜

头部　中段部　　　尾部

精子全长约 0.06 毫米（60 微米），由头部、中段部（包含颈部和体部）和尾部构成；其头部装满来自父方的遗传信息。

男性生殖器官的结构

★男性不育症

　　睾丸不制造精子、睾丸制造的精子数量不足、输精管等精子的通道阻塞、精囊或前列腺出现功能障碍等，都属于男性这方有问题造成的不育症（男性不育症）。

精囊

是左右成对的器官，可分泌弱碱性液体成为精液的一部分（占精液的 60% ~ 80%）。这种液体可让精子更成熟，并提供养分，让精子更具有活动力。

前列腺

前列腺外形像栗子，重约 20 克，中间有尿道贯穿。前列腺也能制造分泌液成为精液的一部分（占精液的 15% ~ 30%），并影响精子的活力。这些分泌液在尿道与含有精子的、来自精囊的液体相混合，再通过射精射出体外。

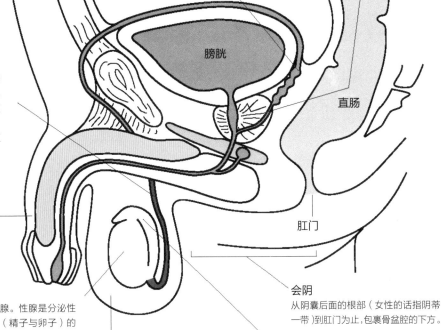

输精管

两个睾丸各自有一条输精管，成为输出精子的通道。输精管全长 40 ~ 50 厘米，从阴囊接到骨盆腔内，在膀胱的正下方与尿道汇合。

睾丸

阴囊里左右成对的性腺。性腺是分泌性激素并保存生殖细胞（精子与卵子）的器官，在功能上，女性的卵巢与男性的睾丸类似。睾丸形如梅子，重约 10 克。从青春期以后，睾丸里精曲小管的精母细胞会不断分裂与增殖，逐步成为精子发挥作用（分化与成熟），而成为精子的过程大概需要 70 天。

阴囊

位于阴茎后方、左右成对的袋状物，里面有睾丸与附睾。

会阴

从阴囊后面的根部（女性的话指阴蒂一带）到肛门为止，包裹骨盆腔的下方。

附睾

位于阴囊中，依附在睾丸后的器官，长约 4 厘米，通过数个细管与睾丸相连。睾丸制造的精子暂时存放于此，等待成熟。

阴茎

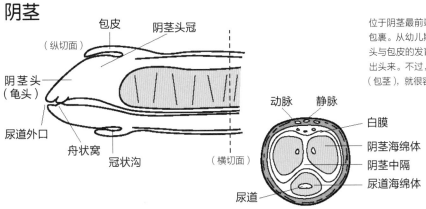

位于阴茎最前端的阴茎头，由包皮这层皮肤包裹。从幼儿期开始，随着年龄增长，阴茎头与包皮的发育速度不一，让阴茎头得以露出头来。不过，如果阴茎头没有完全露出来（包茎），就很容易隐藏耻垢等污垢。

良性前列腺增生

良性前列腺增生可说是男性更年期的代表性疾病。
随着年纪的增长，前列腺中长出许多结节，尤其会引起与排尿有关的各种症状。

● 小解有困难时就要注意

可以分泌精液部分分泌物的前列腺，结构如右页图所示，像颗橘子。其中橘子皮就是外腺，内容物就是内腺，中心部分有尿道贯穿。

前列腺是个由雄激素控制功能的器官。男性进入中老年以后，雄激素分泌量减少，外腺变小，内腺却出现了组织增生。

这些增生的组织随着岁月的累积变成大肿块，前列腺的重量也随之增加。

而随着老化出现的内腺增生（体积增加），就称为良性前列腺增生。由于这时尿道受到增大的前列腺或前列腺结节压迫，容易发生不易排尿的排尿困难。

其他可能出现的症状还有：排尿后还有尿液残留的残尿感、漏尿、完全无法排尿的闭尿、尿液通道遭细菌感染的尿路感染、尿液中掺杂血液变红的血尿等。

● 良性前列腺增生的治疗方法

如果是初期的良性前列腺增生，可利用交感神经阻断剂，以阻断能忍尿、维持尿道阻力的交感神经，让尿液易于排出；或者是使用可缩小肥大的前列腺的雄激素抑制剂（雌激素）等药物疗法。

不过，这些药物疗法只是可以减轻症状，无法根治问题；若症状仍持续恶化的话，还是需要进行手术疗法。

而常见的手术疗法以"经尿道前列腺切除术"（TURP）为主流，即将电切镜器械从尿道插入，刮除前列腺的内腺组织。

其他治疗方法：如从膀胱内镜前端，以高能激光切除肥大部分的"激光治疗"；从尿道插入特殊细管产生微波（电磁波的一种），以温热前列腺，让肥大部分质变的"温热疗法"；直接将管状器具插入窄化尿道以扩张尿道的"尿道支撑法"等。可依据患者的年纪或全身的健康状态选择最适当的治疗。

是这样啊！

你知道男性更年期吗?

"男性更年期"（Androgen Decline in the Aging Male，简称 ADAM）就是男性随着年龄增长，雄激素分泌量逐渐减少，因而引发各种不适症状的时期（40 ~ 60 岁）。

如忧郁或不安、焦虑、无精打采、情绪躁动不安、出现紧张感等精神方面症状，脸部潮红或盗汗、倦怠、失眠等生理症状。其他还有与性行为有关的症状，如 ED（勃起功能障碍，参照 266 页）或性欲减退等。

通常补充雄激素，即可呈现良好的改善效果。

而良性前列腺增生可说是男性更年期的代表性疾病之一。

正常的前列腺与肥大的前列腺

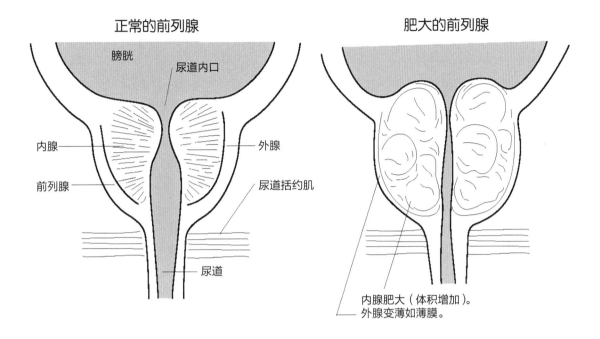

正常的前列腺　　　　　　　　　　肥大的前列腺

膀胱

尿道内口

内腺

外腺

前列腺

尿道括约肌

尿道

内腺肥大（体积增加）。
外腺变薄如薄膜。

良性前列腺增生的症状与过程

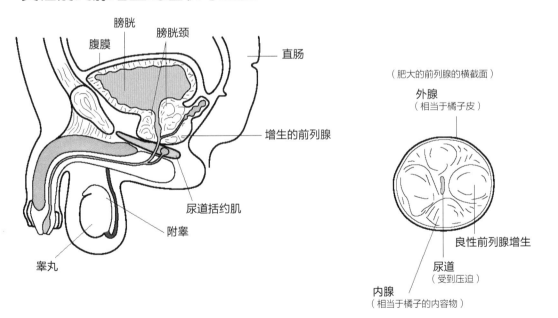

腹膜

膀胱

膀胱颈

直肠

增生的前列腺

尿道括约肌

附睾

睾丸

（肥大的前列腺的横截面）

外腺
（相当于橘子皮）

良性前列腺增生

尿道
（受到压迫）

内腺
（相当于橘子的内容物）

初期的良性前列腺增生只是夜里要如厕 1～2 次，尿道出现不适感。
症状再严重些，排尿时间变长，腹部不使力就很难排尿，还会出现似
乎怎么排尿都尿不干净的残尿感，夜里如厕的次数增加到 4～5 次。
更严重的话，连自行排尿都有困难，残尿量增加。这时膀胱呈鼓胀状态，
不断有尿液渗出来（称为充溢性尿失禁）。
再者，尿液滞留于尿道，容易引起尿道感染或膀胱炎等尿路感染。

前列腺癌

在男性特有的器官——前列腺形成的前列腺癌，在饮食欧美化、社会老龄化的当代有增多的趋势。前列腺癌可说是老年人的癌症。

● 前列腺外腺细胞癌变

良性前列腺增生可说是发生于内腺的良性肿瘤，但相对之下，前列腺癌大多是由外腺的细胞癌变所引起。因此，初期的前列腺癌，其肿瘤并不会压迫到膀胱，未出现症状的患者也不少。

但随着前列腺癌的情况持续恶化，患者常出现排尿困难、感觉尿液残留的残尿感、一出现尿意就憋不住的急迫性尿意、下腹部不适等类似良性前列腺增生的症状。若病灶侵入尿道或膀胱，也会出现尿液掺血的血尿。

而前列腺癌最麻烦的是，即使一发现明显症状就马上接受诊察，往往已是进展期。不过，目前专家已经研发出一种称为前列腺特异性抗原（prostate specific antigen，PSA）的肿瘤标志物检测技术，从血液中检测 PSA 的风险数值，以发现早期癌。

PSA 是前列腺分泌液中的蛋白质，当外腺细胞癌变，组织受损时，PSA 会大量进入血液。如果每毫升的血液里出现 4 ~ 10 纳克（1 纳克等于十亿分之一克）的 PSA，约有 20% 的概率出现前列腺癌。

肛门指诊（直肠指诊）也被视为癌症筛检项目，在门诊里较为常见。这就是将手指从肛门往直肠插入，可触及正前方的前列腺，确定其硬度。一般来说，若是癌症的话，可摸到像石头般坚硬的部分。

待初步诊断确定，为区别是否只是单纯的良性前列腺增生，可用细针取出部分的前列腺组织，用显微镜进行组织诊断。

● 前列腺癌的治疗与过程

前列腺癌的疾病阶段（Stage）可分为 A ~ D 共 4 个阶段。

A 期，是检查切除的组织，无意中发现癌细胞的初期癌症；B 期是癌细胞潜藏于前列腺中的早期癌症；C 期是癌细胞蔓延到前列腺周围组织，或者是蔓延到精囊或膀胱颈等邻近组织器官的晚期癌症；而最后的 D 期即癌细胞已经出现远端扩散的转移癌症。

前列腺癌的治疗方法依患者的年龄或癌细胞发展程度有所不同。就其治疗方式来说，有激素疗法、手术疗法、放射疗法和化学疗法等。不过，初期的癌症常需要审慎地观察后才能决定如何治疗。

而前列腺的癌细胞有一大特征——会受到睾丸制造的雄激素的影响。所以，医生常利用抑制雄激素疗法，降低雄激素的作用，以抑制癌细胞继续扩散。其他疗法还包括服用雌激素或抗雄激素类药、注射降低雄激素分泌的药物，或者是进行睾丸切除术（阉割），切除两侧主要分泌雄激素的睾丸。

不过，对前列腺癌来说，可获得疗效的期间有限，一段时间以后，激素疗法难以发挥作用，癌细胞还是会出现。

手术疗法是通过外科手术切除癌症病灶的方法。这种方法仅限于癌细胞潜藏于前列腺中的早期癌症，可保留勃起神经组织，不至于影响与勃起有关的生理功能（男性功能）。临床上也有将它与

前列腺与癌症

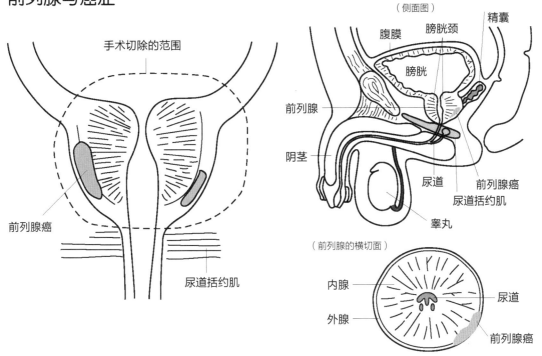

手术切除的范围

前列腺癌

尿道括约肌

（侧面图）

腹膜 膀胱颈 精囊

膀胱

前列腺

阴茎

尿道

前列腺癌

尿道括约肌

睾丸

（前列腺的横切面）

内腺

外腺

尿道

前列腺癌

激素疗法进行组合的病例。

　　放射疗法有从体外以放射线照射前列腺的方法，也有将放射线物质的针剂埋入前列腺中的方法。而化学疗法通常是在激素疗法失效后，利用抗癌剂的治疗方式。其他也有利用强力超声波以其热力消灭癌细胞组织的高强度聚焦超声治疗（HIFU）等。

　　由于前列腺癌的病程发展非常缓慢，针对早期癌症或者是老年患者，也可以采取"持续观察疗法"，先不进行治疗，持续观察病程的变化。

是这样啊！

阴茎癌与睾丸癌

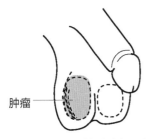

肿瘤

若觉得睾丸有一边比较大或变硬时，要注意可能是睾丸癌。

　　阴茎癌就是发生在阴茎头部或包皮（皮肤）的癌症，通常也会出现包茎。这可能是因为包皮覆盖了阴茎头，容易藏污纳垢，才增加患癌的风险，另外据说这与人乳头瘤病毒（HPV）也有关系。

　　而睾丸癌则是发生在睾丸的癌症，可能出现在婴幼儿期以及青春期之后的第二性征出现时。不过，跟其他癌症相比，这两者发生的概率都比较小。

女性生殖器官的结构与功能

女性的生殖器官从卵子与精子结合为一的受精开始到孕育胎儿以及分娩为止，担负所有重任。而婴儿在诞生之前的过程就称为"妊娠"。

女性生殖器官的结构与功能

女性的生殖器官由拥有许多卵子的卵巢、运送卵子的输卵管、将与精子结合的卵子（受精卵）孕育为胎儿的子宫以及作为产道的阴道所构成。而阴道也成为性交时的外生殖器。以下如右页图所示，说明每一个生殖器官的功能。

●**卵巢（①）**：位于子宫左右两侧，大小如拇指头的一对器官。顾名思义，卵巢就是孕育储存卵子的"巢穴"，成熟的卵子会离巢而出（排卵）。

再者，卵巢还可分泌来自卵泡的雌激素与来自黄体的孕酮这两种女性激素。

●**输卵管（②）**：从子宫底往左右延伸，有如抱住卵巢一般，长11~15厘米的管状器官。

从卵巢排出去的卵子，进入输卵管后，在输卵管最鼓胀的部位（膨大部）受精，再进入子宫里面。

●**子宫（③）**：位于骨盆腔的正中央，由直肠与膀胱间的肌肉构成的器官；外形像洋梨，呈中空状。没有怀孕时，子宫大小像鸡蛋。子宫的内层由子宫内膜覆盖，若没有受精卵于此着床，内膜会剥落，从阴道排出体外（月经）。但若有受精卵着床，子宫就会变成供应氧气与营养，以孕育胎儿的重要"城堡"。

●**阴道（④）**：从子宫延伸出来长约7厘米的管状器官，可作为生产的产道以及性交时的外生殖器。阴道内部呈强酸性，可防止细菌的入侵。

●**阴蒂（⑤）**：也被称为阴核的小突起，非常敏感，性交兴奋时会勃起。

●**大阴唇与小阴唇（⑥）**：位于阴道左右共4排的皮肤褶皱，外侧两排为大阴唇，内侧两排为小阴唇。

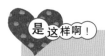
是这样啊！

卵子是人体中最大的细胞

卵子（卵细胞）的大小肉眼可见，而且拥有来自母方的遗传信息（参照8页）。

卵子的孕育过程为"卵原细胞→初级卵母细胞→次级卵母细胞"。

其中初级卵母细胞尚未成熟，还被存放在卵泡这个囊袋中。这就是原始卵泡，是生殖细胞停止特有的减数分裂（参照10页）的状态。进入青春期后又开始进行分裂，所以女性在10~14岁就具有生殖能力（生产个体的功能）。而成年女性两侧的卵巢约有20个卵泡，其中最成熟的卵泡可释出卵子。

女性生殖器官的结构

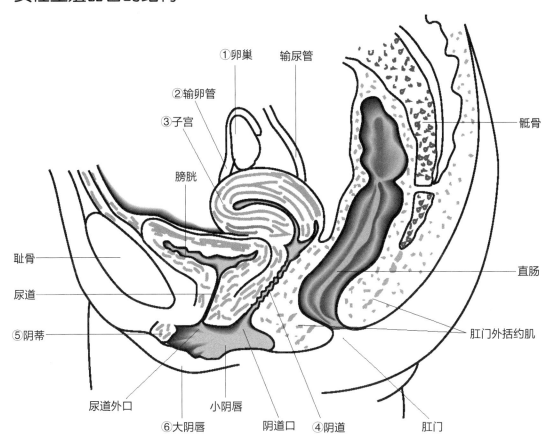

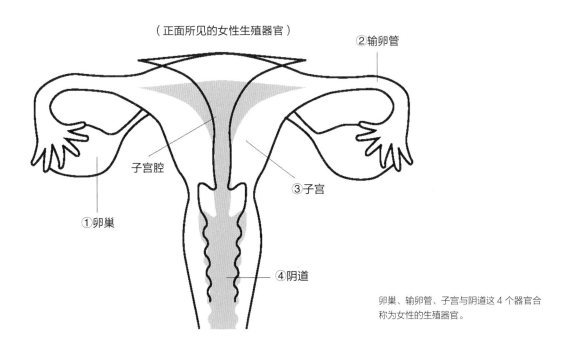

（正面所见的女性生殖器官）

卵巢、输卵管、子宫与阴道这 4 个器官合称为女性的生殖器官。

月经的原理与功能

停经前的女性，在没有怀孕的状态下，大约每个月（4 周左右）会来 1 次月经。
而脑部的垂体与卵巢分泌的激素可发挥作用，控制月经周期。

孕育并送出卵子的卵巢周期

每一颗卵子（卵细胞）都由卵泡上皮覆盖，称为卵泡。成熟后的卵泡变大（卵泡期），自卵巢内部鼓起，最终突破卵巢排出卵子，这就是排卵（排卵期）。

而将卵子送出去的卵泡会出血呈红色，但随即变成带有黄色色素的黄体细胞，成为黄体。

当被排出的卵子遇上精子就会受精，且顺利于子宫内膜着床后，黄体会变大；反之，若没有受精卵着床，不久后黄体就会变小（黄体期）。

女性的卵巢就像这样重复出现卵巢周期（卵泡期、排卵期、黄体期）。

4 种激素的作用形成月经

子宫内膜与卵巢周期关系密切，约以 4 周为一周期循环反复，这就是月经周期。月经周期可分为月经期、增殖期和分泌期。而垂体分泌的黄体生成素和促卵泡激素，可控制月经周期。当月经结束后，促卵泡激素——顾名思义即可刺激卵泡，促进成熟，让卵泡分泌出雌激素。通过这两种激素的作用，可以制造子宫内膜，这就是增殖期。卵泡成熟后，促卵泡激素、黄体生成素、雌激素的分泌更为活跃，可促进排卵。

前面已经说过，将卵子送出去的卵泡会成为黄体，分泌孕酮，让子宫内膜变厚，血流量增加，孕育出一个适合受精卵着床发育的环境，这就是分泌期。但是，若没有受精卵在此着床，黄体会越变越小，孕酮也停止分泌，最后子宫内膜剥落出血，这就是月经期。

而雌激素这种激素一进入青春期，就会开始大量分泌。有了丰富的雌激素，女性生殖器官得以发育，迎向初潮（初经），接下来出现第二性征（如骨盆和乳腺的发育、皮下组织的增生等）。

月经是一种周期性出血的生理现象，也被称作"生理期"；而我们平常所说的"mense"，在拉丁语里就是"月"的意思。

原来如此！

由基础体温掌握排卵日

女性早上睡醒，在起床前先将体温计放入嘴里，测得的体温就称为"基础体温"。

女性体内的孕酮会让基础体温上升，提高大约 0.5℃。基础体温在排卵期会突然下降，以后再急剧上升。黄体期为高温期，之后就出现月经。接下来进入卵泡期这种低温期，迎向下一次的排卵，整个过程大约以 4 周（28 天）为一个周期循环反复。

所以，只要每天记录基础体温，即可掌握排卵日，拟定怀孕或避孕计划。如果子宫或卵巢出现问题，这种月经周期也会产生变化，可帮助女性了解自己的生殖器官功能是否正常。

月经的问题

月经来临时出现的不适症状

在月经开始或者在月经来临之前，就出现下腹痛、腰酸腰痛、头痛等症状，有时痛到需要服用止痛剂或打止痛针，打乱了日常的生活作息。这种状态被称为"痛经"。痛经大多是因子宫疾病引起，但若没有特殊的疾病，则可能是月经期间子宫收缩太强导致。至于"经前紧张征（PMS）"则是从月经开始前 3 ~ 10 天，就出现水肿、食欲不振或过剩、头痛、容易疲乏、焦虑、注意力不集中等症状，月经来潮后自然消失。

经血

"经血量过多"是指月经出血量过多的状态，主要是子宫内膜异位症、子宫肌瘤等与子宫相关的疾病造成的。反之，出血量过少的"经血量过少"，主要是卵巢功能不佳，无法排卵等因素造成的。

月经周期

月经周期紊乱可能由过瘦或精神压力等因素所造成。而与下一次的月经间距过长的"稀发月经"，则是因为垂体或甲状腺方面的问题。

相对地，月经间隔过短的"频发月经"，起因于卵泡期太短或黄体功能不佳；至于"无月经"大多是激素异常导致。

女性的月经周期

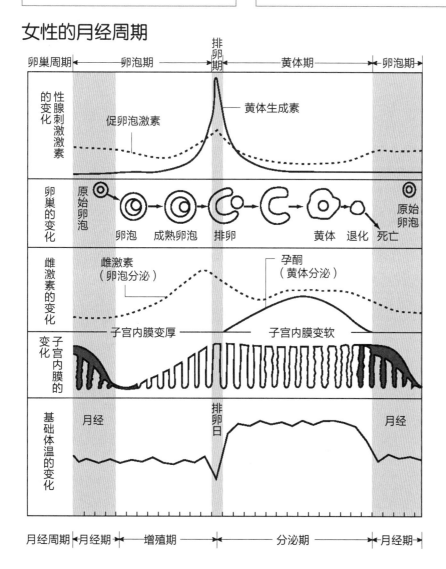

受精与妊娠的机制

生命的诞生始于卵子与精子结合。
男性每次射精的精子数量多达2亿～3亿个，以每分钟2～3毫米的速度游向输卵管，
但是，只有一个能成功与卵子结合。

卵子与精子相遇的受精机制

被射出的精子（参照266页）游向子宫颈，但是阴道里的强酸环境会让半数的精子死亡，只剩一半可以通过子宫颈的黏液层。这个地方平常可以阻挡精子的"入侵"，但在排卵期，子宫颈的颈管黏液增加，利于精子通过。原本约3亿个精子抵达子宫体时只剩下6万个左右，接下来分为左右两边，半数精子都往没有排卵的输卵管前进。

精子通过输卵管后，抵达卵巢附近时数量只剩下数百只。这时在输卵管最鼓胀的膨大部与卵子相遇的精子，从头部释出酶突破卵子的外壁；待其中某一只精子顺利进入卵子里后，卵子的细胞壁就会马上变硬以阻挡其他的精子入侵。

接下来，卵子与精子的细胞核（装载母方与父方的遗传信息）结合为一（受精），这个细胞就称为受精卵。

从受精卵着床（参考右页图）到分娩为止，在子宫里孕育新生命的状态称为妊娠（怀孕）。

结婚的夫妻在未特别避孕且有正常性生活的前提下，2年内怀孕的概率约为90%。若经过2年都没有怀孕迹象，就是"不孕不育"，可能是夫妻某方出现问题，导致无法顺利怀孕。

如果问题出在女方，有80%的可能是卵巢和输卵管的问题。

在子宫以外的位置着床的宫外孕

除了子宫内膜以外，受精卵也可能在输卵管、卵巢、腹膜腔、子宫颈等位置着床，这时就称为宫外孕（异位妊娠）。

最常见（约占90%）的宫外孕是受精卵于输卵管着床，很容易导致输卵管炎。

由于子宫以外的位置并不适合受精卵发育，故几乎所有的宫外孕都会流产或导致输卵管破裂。

原来如此！

"双胞胎"是如何形成的？

女性的排卵机制一次只会排出一颗卵子，若顺利受精，应该只能孕育出一个胎儿。但是，双胞胎或多胞胎的诞生也是事实，这称为"多胎妊娠"。这种多胎妊娠可分为一次有两个及以上卵子受精的异卵多胞胎，以及一颗卵子受精后，在非常早期就卵裂为两个及以上胚芽的同卵多胞胎。

若是异卵多胞胎，胎儿的性别和血型可能不一样，但若是同卵多胞胎，由于是一个受精卵的分裂造成的，胎儿的性别和血型一样，连样貌也十分相似。

利用排卵诱发剂时容易引起这种多胞胎妊娠，其成功率约为20%。这种排卵诱发剂常被当作治疗不孕、促进排卵的药物，使用后会增加两个及以上卵子的受精概率。

受精的机制

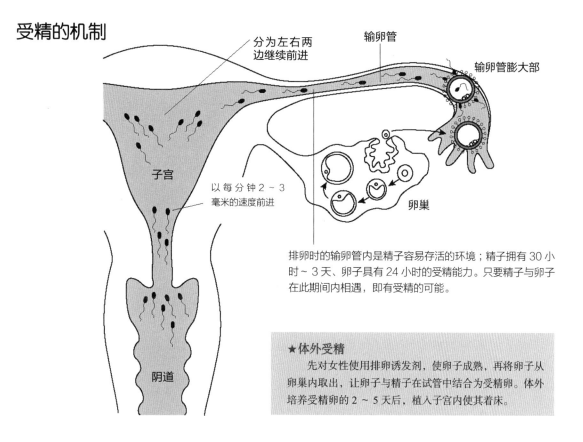

分为左右两边继续前进

输卵管

输卵管膨大部

子宫

卵巢

以每分钟2～3毫米的速度前进

阴道

排卵时的输卵管内是精子容易存活的环境；精子拥有30小时～3天、卵子具有24小时的受精能力。只要精子与卵子在此期间内相遇，即有受精的可能。

★体外受精

　　先对女性使用排卵诱发剂，使卵子成熟，再将卵子从卵巢内取出，让卵子与精子在试管中结合为受精卵。体外培养受精卵的2～5天后，植入子宫内使其着床。

受精卵着床的机制

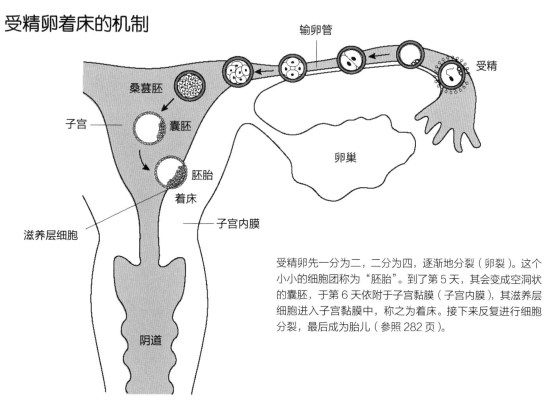

输卵管

受精

桑葚胚

子宫

囊胚

卵巢

胚胎

着床

滋养层细胞

子宫内膜

阴道

受精卵先一分为二，二分为四，逐渐地分裂（卵裂）。这个小小的细胞团称为"胚胎"。到了第5天，其会变成空洞状的囊胚，于第6天依附于子宫黏膜（子宫内膜），其滋养层细胞进入子宫黏膜中，称之为着床。接下来反复进行细胞分裂，最后成为胎儿（参照282页）。

子宫内膜异位症、子宫肌瘤

疾病的知识

子宫也是引起月经的器官，如果子宫出现问题，很容易导致月经异常或下腹部疼痛等症状。表现为"腹痛"但病因是妇科疾病的病例也不少。

● 类似子宫内膜的组织引起出血的子宫内膜异位症

子宫内膜是一定周期内即会剥落的组织（月经）。如果是非常类似子宫内膜的组织，在子宫肌层组织或卵巢等子宫内层以外的位置生成的状态，就可称为子宫内膜异位症。

子宫内膜异位症的病因未明，但因这些组织与子宫内膜非常类似，也会有如同子宫内膜的功能引起出血，甚至与周围的器官或腹膜粘在一起（称为粘连）。

此外，还会引起月经时剧烈的下腹痛、腰痛、月经出血量增加的经血量过多、不正常出血或性交痛等症状。

若子宫内膜在卵巢生成则称为"巧克力囊肿（卵巢子宫内膜异位症）"；这是因卵巢里面出现如融化的巧克力般的黏稠血液而得名，若置之不理会越变越大，有破裂的可能。

如果类似于子宫内膜的组织进入子宫的肌肉层引起出血，导致整个子宫肿胀则称为"子宫腺肌病"。

针对子宫内膜的治疗必须考虑患者的年龄以及子宫内膜异位的生成位置等因素，采取服用抑制雌激素、中止月经的激素疗法，或切除内膜异位的发生部位。

● 长在子宫肌肉层上的良性肿瘤：子宫肌瘤

据说"30岁以上的女性有20%会得的子宫肌瘤"，是年龄增加的现象之一，而需要治疗的也只是其中一部分。

在卵巢分泌的雌激素（孕酮等）功能活跃的年纪，肌瘤会变大；但到了停经以后，肌瘤会变小，由此可知，雌激素对肌瘤的发生与发展有很大影响。

几乎所有的肌瘤都出现在子宫体，但若出现在子宫壁的话，可依其生成位置分为黏膜下肌瘤、肌壁间肌瘤和浆膜下肌瘤三种。

除了经血量过多以外，子宫肌瘤还会造成下腹可触及瘤状物的感觉（肿瘤感）、排尿次数变多的频尿、白带增多或容易便秘等症状。

接下来，要考虑患者的肌瘤大小、症状、年龄、有无生产需求等条件，选择摘除手术（切除整个子宫的子宫全切除手术或只切除肌瘤的子宫肌瘤切除术），或为了缩小肌瘤、利用抑制雌激素的激素疗法等。

不过，也有不少的子宫肌瘤患者并无明显的症状，也没有对其他的器官造成任何不良影响。这时不需要治疗，只要好好观察注意肌瘤的变化即可。

● 子宫下滑的子宫下垂与子宫脱垂

如果是子宫比原来的位置下滑一些，称为"子宫下垂"；如果是子宫的一部分或整个从阴道脱出的状态，就称为"子宫脱垂"。

这些都是支撑子宫的骨盆内肌肉或韧带，因生产等因素变得松弛导致，会造成下腹部不适、腰痛、漏尿、难以排尿等症状。治疗方法是动手术以加固骨盆内的肌肉或韧带，或者是摘除脱垂的子宫。

子宫内膜

- 子宫底
- 输卵管
- 子宫体
- 卵巢
- 子宫内膜
- 子宫颈
- 阴道

★关于口服避孕药

即以雌激素为主要成分的药丸（雌激素药），其中激素含量和副作用皆少的低剂量药丸，被认可为"口服避孕药"。

从"抑制排卵""让精子不易进入子宫颈"或"让子宫内膜变薄不易着床"等作用来看，这类避孕药拥有良好的避孕效果，而且，也有预防或减轻子宫内膜异位症等疾病的功效。

子宫肌瘤

- 浆膜下肌瘤
- 浆膜
- 肌壁间肌瘤
- 子宫体
- 子宫颈
- 黏膜下肌瘤
- 子宫内膜
- 阴道
- 子宫阴道部

子宫下垂与子宫脱垂

子宫下垂

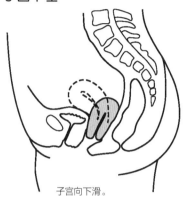

子宫向下滑。

子宫脱垂

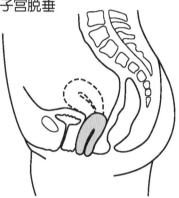

子宫的一部分从阴道脱出。

停经之前的女性因子宫肌瘤切除术等因素，摘除整个子宫后，月经会中止，也无法怀孕。不过，子宫虽受到各种激素的影响，但其本身并不分泌激素，若整个切除，卵巢会分泌残存有限的雌激素，故不常出现更年期之类的症状。

是这样啊！

卵巢肿瘤

在卵巢形成的肿瘤，总称为卵巢肿瘤，有良性与恶性（卵巢癌）之分（参照281页）。

良性的卵巢肿瘤可分为三种：长在包裹卵巢表面的表层上皮的上皮性肿瘤、来源于胚胎期间生殖细胞的肿瘤，以及长在卵泡一部分的性索及间质组织上的肿瘤。

长在卵巢上的肿瘤大多是良性肿瘤，但即便是良性肿瘤，不管肿瘤大小，原则上是手术摘除。

子宫癌与卵巢癌

子宫癌可分为"宫颈癌"与"子宫内膜癌"，
而患宫颈癌的 20 ~ 30 多岁的年轻女性有增加的趋势。
由病毒感染或性行为导致这类癌症的病例不在少数。

● 在子宫的入口（子宫颈）形成的宫颈癌

在日本患宫颈癌的人数与患子宫内膜癌的人数比约为 4：1。而人乳头瘤病毒（HPV）也被视为是促使宫颈部细胞癌变的致癌物质（参照 14 页）之一。

宫颈癌在初期几乎没有症状，身体很难察觉异样，但宫颈刮片检查（通过细胞诊断的筛检，参照 16 页）可尽早发现癌变的病灶。

如刮片检查发现疑似病灶，可对子宫颈的组织作圆锥状切除，并进行下一步的组织诊断，或者利用阴道镜等器具观察患部，确定诊断结果。

若原本正常的月经周期不正常、有不正常的出血现象或者是白带增加，身体感觉异样时，应尽快去妇科就诊；当然，定期做刮片检查也很重要。

宫颈癌的治疗方法会因它的病程分期而有差异。

如果是第零期的早期癌，可利用高频电气或激光手术等切除包含癌细胞在内的圆锥状组织。早期癌，进行组织诊断（圆锥状切除）即可治疗。不过，停经后或不再有生育需求的女性，可进行整个子宫摘除手术。

如果是第一至二期的宫颈癌，需摘除子宫与其周围组织以及周围的淋巴结，并视情况追加放射线疗法。

若是第三期的宫颈癌，除了子宫及其周围组织，摘除部分还需扩及至骨盆壁。再者，阴道的一部分与骨盆淋巴结也须切除，并进行放射线疗法。

如果到了第四期，不需要动手术，直接采取放射线疗法和化学疗法。

● 在子宫深处（子宫体）的内膜形成的子宫内膜癌

子宫内膜癌也被称为子宫体癌，以前的发生率只有宫颈癌的 5%，但目前有增加的趋势。而且，子宫内膜癌无法像宫颈癌一样，通过细胞诊断的筛检发现，必须用特殊的器具深入子宫的内膜取出组织检验才能确定。

如有出血、白带增加、排尿困难、性交时出现剧痛感、骨盆一带疼痛等症状，应尽早去妇科就诊。若本身有肥胖、高血压或糖尿病等慢性疾病，也会增加发病的风险。

子宫内膜癌的基本治疗就是整个子宫摘除手术，但因其癌细胞容易转移到卵巢，即便是零期的子宫内膜癌，也最好连卵巢一并摘除。

其他的治疗方法则依据病期的早晚，采用放射疗法、化学疗法或组合运用黄体制剂的激素疗法等。

卵巢癌的病程分期与转移

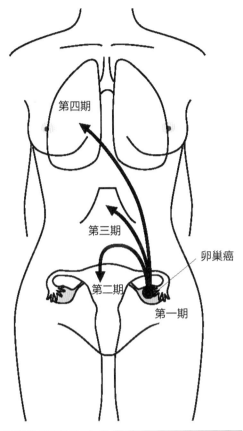

第一期	癌细胞止于单侧或两侧的卵巢内。
第二期	癌细胞转移到卵巢的周围（输卵管、子宫或膀胱、直肠）。
第三期	癌细胞扩散到整个腹部。
第四期	癌细胞扩散到腹部以外的器官（肺脏或肝脏等）。

子宫颈与子宫体

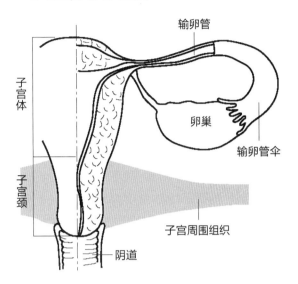

宫颈癌的分期

零 期	癌细胞止于子宫颈的黏膜上皮内。
第一期	癌细胞止于子宫颈部。
第二期	癌细胞扩散到子宫颈的周围组织。
第三期	癌细胞扩散到骨盆壁或阴道壁的下部。
第四期	癌细胞持续扩散的状态。

卵巢癌的癌细胞的扩散方式有很多种，如"从卵巢直接扩散到腹部转移到腹膜""从卵巢随着血液流动转移到器官"或"先转移到输卵管，再扩散到子宫"，但不管是哪一种，癌细胞几乎都会扩散到整个腹腔。

● 卵巢癌属于恶性的卵巢肿瘤

卵巢癌依据癌细胞的种类，性质和恶性程度都不一样。

最常见的卵巢癌发生在包裹卵巢表面的表层上皮（也称为腺癌），占卵巢癌总数的90%。初期的卵巢癌患者下腹可摸到硬块，或下腹常有鼓胀、不适感。但随着癌症病灶扩大，会出现尿频、便秘、肚子里积满水的腹水等症状。

由于患有卵巢癌的人体容易制造血液中的 CA125 这种物质，故可通过肿瘤标志物（参照 16 页）加以筛检；但是，早期的卵巢癌并不容易筛检出来。

卵巢癌的基本治疗也是通过手术切除癌细胞。只要癌细胞没有转移，经过手术治疗即可痊愈。只是卵巢癌很容易扩散到覆盖于腹部器官表面的腹膜上（称为腹膜腔转移：Peritoneal Dissemination），这时必须再加入放射疗法和化学疗法。

胎儿的成长与母体

生命的诞生始于一个受精卵，日后却成长为集合了 60 万亿个细胞的"身体"。
细胞可以构成组织，且扮演不同的角色，还能造就出各式各样的器官。

从受精卵到胎儿的神秘之旅

原本只是一个小小的受精卵，在反复分裂后，仅仅数周即可完成人类躯体的雏形。

卵子受精后到第 8 周（称为胚胎期）为止，陆续形成大脑、神经、眼睛、心脏或四肢等主要器官的雏形。紧接着从第 9 周开始到婴儿出生为止，是这些器官逐渐成熟的胎儿期。

如同从鱼类依序进化为两栖类、爬行类和哺乳类的模式，外形持续产生变化的胚胎期宛如一部进化发展史。尤其在受精后的 5 ~ 6 周内，会出现更巨大的变化。胎儿期后，胎盘逐步成形，胎儿可从胎盘获得氧气与营养。怀孕 3 个月时，可通过多普勒超声波检查确认胎儿心音。

胎儿出生的分娩机制

虽然是非常自然的原理，但如此庞大的胎儿要经过窄窄的产道顺利出生，是一件很不可思议的事。

如右页图所示，分娩要具备三大要素。

首先是胎儿可顺利通过的产道。越接近分娩的时刻，在体内激素的作用下，产道附近的肌肉和韧带会变得柔软有弹性，子宫所在的骨盆腔也会打开，以利于胎儿通过。

其次是子宫收缩。子宫开始收缩产生的痛感称为"阵痛"。随着子宫反复地收缩，包裹胎儿与羊水的囊袋（卵膜）内部压力升高，子宫口打开，卵膜破裂，羊水会流出来（羊膜破裂）。羊膜破裂也有润滑产道的作用。大致来说，羊膜破裂后 24 小时内开始出现阵痛。

最后一大要素是胎儿本身要形成适合分娩的姿势，即胎儿最好呈头下脚上的姿势，方便让体积最大的头先出来，而且要收拢肩膀。接下来，等胎儿通过产道时，会有 4 ~ 5 块头骨重叠缩小，配合产道的弧度，自己边回转边滑出产道。

所以，分娩可说是母体和胎儿的协同作业。

生产后生殖器官恢复原状的"产褥期"

生产之后，因怀孕或生产出现变化的母体，尤其是以子宫为主的生殖器官的大小，逐渐恢复到怀孕前状态的期间，称为"产褥期"。一般来说，这段恢复期需要 6 ~ 8 周的时间。

在此期间，从子宫和阴道排出的、产道的伤口或胎盘剥落后的血液、黏液、细胞等掺杂的分泌物，称为"恶露"。

一开始的恶露出血量较多，大概 3 周之后，恶露几乎无色且量也变少，但是也有不少产妇的恶露期较长。

孕育胎儿的环境与状态

羊水

羊膜分泌的弱碱性液体，堪称是孕育胎儿的生命之海。羊水可以保护胎儿免受外部冲击，也可当作缓冲保护母体，不至于因胎儿的动作感到疼痛。因羊水内含胎儿剥落的细胞或脂肪，故进行羊水取样，可以尽早确认有无唐氏综合征等染色体异常等现象。

胎盘

胎儿通过脐带与母体的胎盘紧紧相连。脐带里有一条专门从胎盘运送氧气与营养的脐静脉，以及两条负责从胎儿送出二氧化碳与废弃物的脐动脉。正因为具备了如此良好的生命线，母体与胎儿的血液才不会混在一起。

卵膜

装满羊水的囊袋称为卵膜；若卵膜破裂羊水流出，称为"羊膜破裂"。

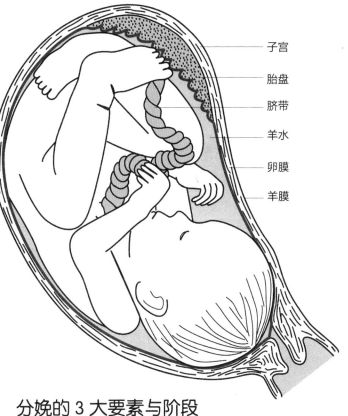

- 子宫
- 胎盘
- 脐带
- 羊水
- 卵膜
- 羊膜

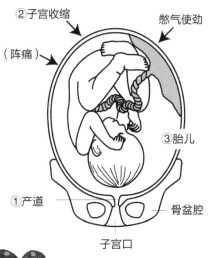

②子宫收缩
憋气使劲
（阵痛）
③胎儿
①产道
骨盆腔
子宫口

分娩的 3 大要素与阶段

阵痛就是"即将临盆"的征兆。
在分娩的第 1 阶段，开始出现阵痛（子宫收缩），子宫口慢慢打开到全开。初次生产者需 10 ~ 12 小时。
到了第 2 阶段，从羊膜破裂、胎儿通过产道，到离开母体为止。初次生产者需 2 ~ 4 小时。
第 3 阶段是到胎盘出来为止，需 10 ~ 20 分钟。从第 2 阶段开始到胎儿出生为止，产妇需持续地憋气使劲。

★ 如果胎儿的脚或臀部朝向子宫口，称为"胎位不正"。一般来说，大概到怀孕 8 个月以前，胎位自然会回正。

原来如此！

何谓妊娠中毒症？

体内孕育着新生命，对女性的身体（母体）会造成很大的负担；而妊娠中毒症就是母体无法应对这种变化导致的。

全身性水肿、高血压和蛋白尿是妊娠中毒症的主要症状。尤其是在变大的胎儿、胎盘或子宫给母体带来更多负担的怀孕末期（8 ~ 10 个月），更容易出现这些症状。

而多胎妊娠或者是本身有高血压或糖尿病等慢性疾病者，更容易出现妊娠中毒症。

妊娠中毒症的治疗方面，首先须让孕妇好好地静养，同时采取减盐、高蛋白和低热量的饮食，并减少糖分的摄取。若怀孕期间体重增加太多，有住院观察的必要。平常要定期回医院接受产检，确保一切数据控制良好。

一般来说，生产后所有的症状即可痊愈，但若是生产后 1 个月还有这些症状，就要注意是否为妊娠中毒症的后遗症。

乳房的结构与问题

女性一进入青春期，卵巢里的卵泡会逐渐成熟。
紧接着雌激素分泌旺盛，乳腺变得发达，乳房逐渐鼓胀，这是为日后分泌乳汁做准备。

乳房的结构与乳汁的分泌

乳房由皮肤与皮下脂肪、肌肉、乳腺、乳头、乳晕等构成。

乳房里有可以制造并输送乳汁的分泌腺——乳腺。乳腺小叶制造的乳汁在生产后通过 15 ~ 20 条输乳管，从乳房正中央的乳头分泌出来，这整个路径称作乳腺。

妇女在怀孕期间，在胎盘分泌的雌激素、孕酮、人胎盘催乳素（Human Placental Lactogen）、垂体分泌的催乳素（Prolactin）等激素的作用下，乳腺急速发育。

催乳素在乳腺小叶发挥作用即可制造乳汁，但怀孕期间，雌激素和孕酮会抑制催乳素的作用。

生产后胎盘消失时，被抑制的催乳素就会促进乳汁的分泌。

乳房经常出现的各种问题

● **乳头凹陷**：乳头呈现凹陷的状态称为乳头凹陷。发育不全是乳头凹陷的成因，但它本身算不上疾病。不过，乳头凹陷容易造成细菌感染，导致乳头炎或乳腺炎。

轻微的乳头凹陷可能在怀孕时乳腺发达期间痊愈。

若因乳头凹陷导致哺乳困难的话，必须利用吸乳器将奶水吸出来进行哺乳。

● **乳房出血**：乳头可能流出"清澈""乳状""淡黄色"或"带点透明或白浊乳状"的分泌物。这些都可称为乳头的异常分泌，但若是出现掺杂血丝的分泌物，则称为乳房出血。

乳房出血大多是乳房里长了硬块的前兆，但也可能是乳腺发炎或乳腺癌的症状之一，应尽快去医院接受检查。

● **乳腺炎**：因输乳管堵塞或乳汁滞留于乳房中引起的疼痛，被称为急性淤血性乳腺炎。

而如果是因为细菌入侵乳腺造成积脓发炎，则称为急性化脓性乳腺炎。这种乳腺炎一切开患部就会流脓，不过只要服用抗生素等抗菌药即可治愈。

不过，急性的乳腺炎若未及时治疗，发炎症状持续恶化，恐将导致慢性乳腺炎。

此外，激素失调也可能造成类似的乳腺炎。

很多人一摸到乳房有硬块，都会担心是否是乳腺癌；其实这属于良性肿块，并不会癌变，无须过度担心。

乳房的结构

女性怀孕后，乳头及乳晕颜色加深，乳晕还会变大。从怀孕 7 ~ 8 周开始，乳房里的输乳管便分叉散开，开始为哺乳做准备。到了怀孕末期，乳腺内部充满初乳，且变大鼓起。

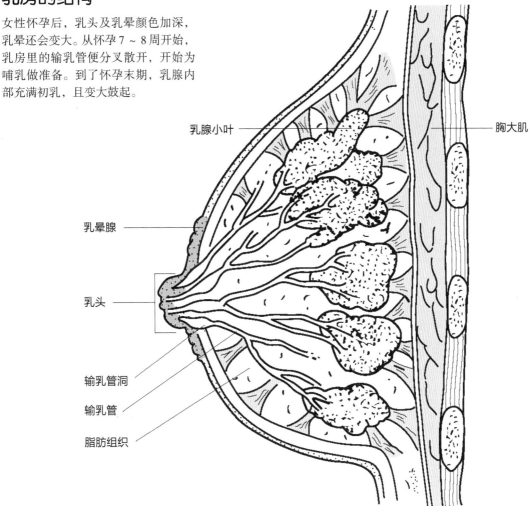

乳腺小叶

胸大肌

乳晕腺

乳头

输乳管洞

输乳管

脂肪组织

乳汁分泌的机制

宝宝吮吸乳头的力气（吮吸刺激）与母乳能否顺利地分泌直接相关。
这种吮吸刺激可以促进催乳素，以及垂体分泌的催产素这类激素的分泌。其中催产素可让乳房的肌肉收缩，帮助乳汁顺利流出。

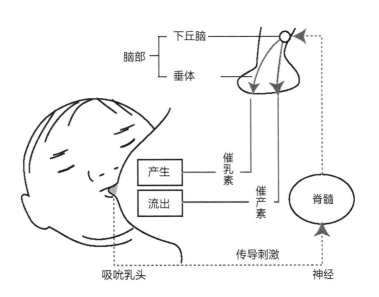

下丘脑

脑部

垂体

产生

流出

催乳素

催产素

脊髓

传导刺激

吸吮乳头

神经

乳腺癌

以日本女性为例，除了胃癌以外，患病人数最多的癌症就是乳腺癌。
平常应养成自我诊察的习惯，年纪超过 40 岁的女性，应每两年去医院接受定期检查。

● 从乳房的"硬块"发现乳腺癌

大部分的乳腺癌都是长在输乳管细微部位的导管原位癌，偶尔也会出现长在乳腺小叶上的小叶癌，或者是发生在乳头上的乳头佩吉特病（Mammary Paget's Disease，乳头乳晕湿疹样癌）。90% 以上的人都是因触摸到乳房"硬块"（触诊）才发现有问题。这种硬块的特征是，大多是稍硬的肿块。其形状不一，表面凹凸不平，跟周围的分界线似乎并不明显。

除了硬块以外，乳头或乳晕红肿糜烂、双臂高举时乳房出现如酒窝般的凹陷等外观上的变化，都是乳腺癌的先兆（视诊）。

每个月的月经过后，可做一次触诊与视诊的自我诊察，重要的是结合年龄，定期去专门医院进行详细的检查。

这里的检查就是除了触诊与视诊外，加上乳房 X 线摄影检查（即将乳房置于摄影平台，用压迫装置包夹，呈伸展的状态下用 X 线摄影）；通过这样的检查，可早日发现摸不出来的微型乳腺癌（非触知乳腺癌）。

尤其是母亲或姐妹等血亲曾经得过乳腺癌者，最好从 30 岁之后便定期接受相关检查。

若经触诊或乳房 X 线摄影检查等检查发现疑似乳腺癌病灶时，可进一步做超声波检查、CT（计算机断层扫描）检查、MRI（磁共振成像）检查，以及细胞组织检查等精密的检验，以确认诊断结果。

● 缩小切除范围的手术日渐普及

乳腺癌的治疗须参考患者癌细胞的扩散情形，选择单独或搭配使用以下这些治疗方法——手术疗法、放射线疗法、药物疗法（使用抗癌剂的化学疗法、抑制雌激素等药物的激素疗法）。

其中最常见的手术疗法就是保留大小胸肌，切除出现癌细胞的整个乳房，以防止复发为目的，扩大切除腋下的淋巴结的乳房改良根治术。近年来因前哨淋巴结活检技术的出现，切除淋巴结的手术范围得以缩小。

这里的前哨淋巴结也被称为"信号淋巴结"，是癌细胞最早转移的淋巴结。乳腺癌的癌细胞会随着淋巴液的流动转移至腋下的淋巴结甚至全身。由于淋巴液流往一定的方向，故癌细胞一开始就确定会扩及哪个部位的淋巴结。所以，通过手术寻找前哨淋巴结，切取组织，检测有无转移的技术就称为前哨淋巴结活检。如果没有转移迹象，就不需要切除过多的淋巴结。

乳腺癌的治疗也常采用乳房区段切除术，约有半数以上手术采取该方法。这种手术方式就是，在切除癌细胞的基础上，尽可能地缩小切除的周围乳腺范围，再针对剩余的乳房组织做放射治疗，以防癌细胞残留或复发。

此外，若癌细胞扩散严重，也可以切除整个乳房，利用患者自己的肌肉（自体组织重建）或人工义乳（植入物重建）等，重建新的乳房（称为乳房再造术）。

乳腺癌的自我诊察

① 站在大镜子前，先目测左右乳房的形状或大小是否异常；
  检查有无凹陷或颜色上的变化；
  再举起和放下手臂，确认乳房有无异状。

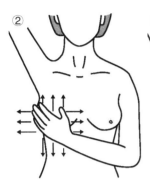

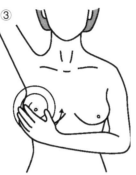

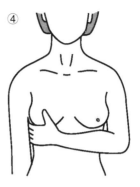

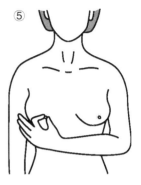

一只手向上举，另一只手四根手指并拢，用指腹依上下左右平行式地触摸乳房，确认有无硬块。

再以4根指头画圈，慢慢由内侧往外侧触摸乳房。

4根手指并拢插入腋下，确认腋下有无硬块。

用手指轻轻按捏乳头，确认乳头有无分泌物。

左右两侧的乳房都要检查。
②和③的步骤可以躺下来，让乳房呈平坦状态方便检查。

是这样啊！

更年期与原因不明的不适感

原本规律出现的月经逐渐变得不规则，不久后便中止（停经）的前后时期，称作更年期。

进入更年期后，卵巢分泌的雌激素大量减少，常导致月经方面的困扰，也很容易引发身心上的各种不适。

● 症状：身体感到不适，再通过言语表达出来称为"自诉症状"。而更年期每天出现的症状不见得一样，故称作"原因不明临床综合征"，即"原因不明的不适感"。如面部潮红、眩晕、头重或头痛、肩膀酸痛、失眠、盗汗、心悸等症状。这类的更年期症状是由雌激素分泌量减少引起的自主神经失调症所致；当然每个人的更年期症状可能有很大的差异。

● 治疗方法：可采用激素替代疗法（HRT），促进雌激的分泌，减缓这些不适症状；不过，长期服用这类激素药物，可能会增加患乳腺癌的风险。所以，尽可能靠自己努力去除身心压力，调整紊乱的自主神经。

再者，在更年期因为出现这类症状，就自行断定自己有了"更年期障碍"也是危险的事。因为同样的症状可能意味着其他疾病的前兆，最好还是去医院就诊再下结论。

性传播性疾病

疾病的知识

性行为造成皮肤或黏膜相互接触，由人传人的病原微生物感染引起的疾病，统称为性传播性疾病（Sexually Transmitted Disease，STD）。
它虽非要命的疾病，却常让患者身心感到不舒服和尴尬。

● 使用避孕套进行性行为比较安全

很多人即使感染了性传播性疾病，短时间几乎没有出现任何主观症状。像梅毒或 HIV 传染病症（参照 28 页）等性传播性疾病，都属于长期潜伏后才出现症状的疾病，即便做过检查，在感染初期也很难呈现阳性。

如果不知道自己已经感染性传播性疾病，又在不戴避孕套的情形下发生性行为，那么自己会成为感染源。再者，若性伴侣中仅仅只有一方接受治疗，另一人却不愿或未接受治疗的话，可能会引起再度感染。所以，不论是检查或治疗，记得与性伴侣一起进行。

性传播性疾病的症状都不太一样，除了生殖器官以外，皮肤、肛门、眼睛和嘴唇等部位也会出现病灶。

主要的性传播性疾病与病原微生物

疾病名称	病原微生物／分类
淋病	淋病奈瑟菌／细菌
梅毒	梅毒螺旋体／细菌
软下疳	杜克雷氏嗜血杆菌／细菌
腹股沟肉芽肿	沙眼衣原体／衣原体
非淋菌性尿道炎	沙眼衣原体／衣原体
宫颈炎	沙眼衣原体／衣原体
泌尿生殖系统滴虫病	阴道毛滴虫／原虫
生殖器疱疹	单纯疱疹病毒（HSV）／病毒
尖锐湿疣	人乳头瘤病毒／病毒
乙型肝炎★	乙型肝炎病毒／病毒
HIV 传染病（艾滋病）★	HIV（艾滋病毒）／病毒
阴虱病★	阴虱／寄生虫
疥疮★	疥螨／寄生虫

※ 打★的疾病表示除了性行为以外，还有其他的传染途径。

● 持续增加的衣原体感染

非淋菌性尿道炎、宫颈炎等，由沙眼衣原体（Chlamydia Trachomatis）等引起的性传播性疾病，有逐渐增多的趋势。

如左边的表格所示，除了性行为以外，还有一些细菌或病毒会引起性传播性疾病。

而且，感染性传播性疾病的孕妇所产下的宝宝，也会被感染，这称为"垂直感染"。

进行性行为时记得戴上避孕套是预防性传播性疾病的第一步。此外，即使症状不是很明显，只要感觉怪怪的，请不要羞于就诊，尽快去医院检查。

第十四章

心 理

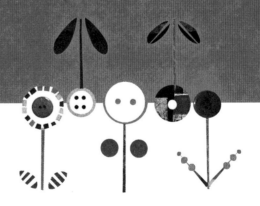

每个人都拥有"心理"这个层面。
而心理究竟在哪里?
或许它就在大脑,
或者是整个身体……

心理的结构与功能

"心理"可以通过大脑的机制和与他人的互动显现出来。
心理这个"东西"眼睛看不见，也没有一定的样子，
但是，它是确实存在的，也是成就事物的"力量"。

心理与身体合而为一

对于现代人来说，压力已经成为危险的信号，压力会对日常生活产生影响，也可能引发各种各样的心理疾病。

专家针对心理疾病作了以下的定义："当事人对于与心理层面有关的活动（如思考、判断、集中或注意力等精神层次的活动）出现困难与问题，经医生诊察确认有一定的症状或行为产生变化的状态。"

人类的心理与身体（生理）合而为一。所以，身体出现状况会造成心理上的困扰，而心理上的困扰也常导致身体出现问题。

跟维护身体健康一样，保持心理健康也是现代人重要的课题。但是，心理是无形的，可不能像身体一样，通过检查数据或影像诊断判断它是否处于健康状态。

所以，"患者主观的自觉症状"加上"客观的评估"，可帮助医生掌握正确的诊断与治疗。

心理方面的疾病——根据病因分类（外源性、心因性、内源性）

心理疾病有不同的种类。在此依照成因不同加以分类。

外源性精神障碍

因脑部或身体出了某些状况，导致心理也出现问题。当脑部有问题（脑炎、脑血管疾病、脑肿瘤、脑损伤等），会出现意识障碍、健忘或人格上的变化等症状。而身体方面的疾病也会造成抑郁症（器质性抑郁症）。

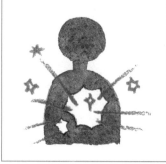

心因性精神障碍

日常生活里的苦恼或纠葛等，常成为心理疾病的成因。它跟压力有很大的关系，常引起心理生理性障碍、不安、强迫症或反应性抑郁等问题。

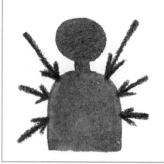

内源性精神障碍

指精神分裂症或抑郁症等，个人内心层面反映；与外源性和心因性（压力）两者均有关联。
抑郁症与神经递质相关、精神分裂症则与多巴胺有关，脑部的"细微变化"都可能成为"内源"的诱发因素。

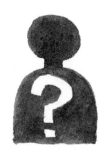

"心理"方面呈现的各种症状

意识混浊
意识上量的变化。如同舞台上的照明被关闭的状态。

意识改变
意识上质的变化。可能出现谵妄、幻觉、错觉、不安、躁动、兴奋。

★"意识"就是明确了解自己和周围的状态。

不安与恐惧
不安是指对于不特定对象出现漠然与恐惧的情感。

意志上量的症状
缺乏行动力的"意志减退"、行动力过头的"意志增进",或者是犹豫不决无法下判断的"意志制止"等。

意志上质的症状
"无为"是指明显欠缺意欲的状态。

★"意志"是一种想要的念头。它可能是精神活动的原动力,也是心理的能量来源。

人格上的变化
当事者的内心层次汇整,呈现统一性。

人格上的反应
自己的内心层面无法消化外面的体验,而呈现各种症状。

★"人格"就是呈现当事者特有行为或心理的特质。

知觉的变化
感觉变敏感的感觉过敏、反之感觉变差的感觉迟钝,或者是对某件事物的认知与事实出现极大差异性的错觉等。

幻觉
未受到感觉器官(参照226页)刺激却产生知觉的现象(对象式知觉)。
包含幻视、幻听、幻味、幻嗅、幻触等幻觉。

★"知觉"是受到感觉器官刺激而了解外界或自我的状态。

记忆力下降
记忆新事物的能力下滑的现象。

★"记忆"就是保有过去的信息并运用这些信息的功能。"铭记"也是记忆的一部分。

情结
在无意识中呈现带有激烈动作的情感的心理状态。

分裂
缺乏意志或记忆力,想脱离目前的困境的心理作用。

★"无意识"就是自己没有意识到的心理作用或内容。

情感上量的症状
情绪高亢、心情抑郁(受到压抑的忧愤情绪)等。

情感上质的症状
欣快症(非现实也不具体化的亢奋情绪)、只要一点刺激情感就容易波动的情绪不稳定、对情感不抱任何期望的情感冷漠等。

★"情感"是指针对某一对象或影像所具有的特定印象。

停止思考
思考能力处于停滞状态。

强迫观念
明明知道没有根据却执意去做的状态。

妄想
想法方面出现问题,多表现为错误地确信自己生病。

★"思考"指透过情感整合获得的印象,掌握事物的本质或关联,让"想法"具体成形,以做推论或判断的能力。

认知障碍
认知障碍有很多种,如丧失将想法转化为语言能力的失语、虽然运动功能正常却失去流畅动作能力的失行、感觉功能正常却无法正确理解或判断事物的失认、无法拟定计划朝目标前进等障碍。

💜 生命的周期（人生的周期）

心理方面的疾病跟身体的结构和功能以及自己身处的社会和周围的环境等各种因素都有关。而容易引起各种疾病的年龄层，或者是性别等，也都不一样。

人的一生会经历很多不同的人生大事，例如入学或毕业、结婚或离婚、生育、家族疾病、就职或离职、退休、失业、搬家等生活环境上的改变，这些改变也成为"人生的契机"，并且与心理方面的变化有很大的关系。所以，这些不同的人生阶段可说是帮助心理成长的"课题"。

只要能渡过难关，这些"课题"就会成为心灵的"食粮"。但是，若"课题"变成巨大的压力来源，恐将导致心理上的疾病。

人的一生从出生到死亡可分为数个阶段（人生周期）；从每个时期不同的心理状况，可掌握心理层面的变化。

当然有些疾病无关乎年龄或性别上的差异，但很多疾病却跟每个人的生命周期有关。

何谓压力?

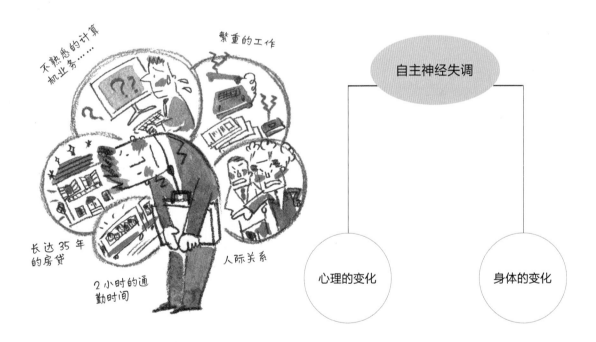

生活习惯病（参照 12、172 页）的诱发因素里潜藏着许多压力。压力会导致生活习惯紊乱，若长期过着这样的生活，身体就会出现状况。

而"身体方面的疾病会带来心理上的疲乏"，之后恐怕会陷入这样的恶性循环中。所以，如何妥善处理压力的"压力管理"可说是预防身心出现问题的重要课题。

💜儿童期的心理变化

● **婴儿期（0 ~ 1 岁）**：这时的婴儿告别与母亲一体的时期（共生期），一步步在现实中苏醒。这时期婴儿以母子关系为基础，逐步构建起身为人类该有的基本信赖感。日后的沟通（人际关系）问题或心理疾病的起源，都跟这时期有关联。未受到足够关爱的缺爱者，其日后的人格发展可能会受到影响。

就婴儿期的变化来看，有无差别微笑（不管对谁都开心地笑，大约出生 3 个月以后开始）、认人、8 个月大的不安感（一有陌生人靠近就哇哇大哭的拒绝反应，大约出生 8 个月以后开始）等。

● **幼儿期（1 ~ 6 岁）**：这时期的幼儿要脱离母亲的掌控，开始自我塑形。

如果是男孩，可能出现恋母情结（想黏着妈妈而对爸爸充满敌意）；如果是女孩，可能有恋父情结（对爸爸迷恋却对妈妈产生憎恨之意）之类的幻想式纠葛情结。

等幼儿安然度过这时的恋母或恋父情结，可形成稳定的人格特质，接受自己的性别。

而到了 3 岁左右，幼儿会出现"第一次叛逆期"：厌恶旁人的干涉，没有特别的缘由就是很讨厌某些事物。

● **学童期（6 ~ 12 岁）**：这时期的孩童不再沉溺于恋母或恋父情结，关注点从父母亲转向外面的世界，好奇心非常旺盛，试图构建出自我的理想蓝图（想把自己往更高的地方推进），也会出现羞耻心或卑劣感等心态。

就明显的行为变化来看，有宅在家里、情绪不稳、行为粗暴、拒绝上学等。再者，也会出现抽搐（脸部或颈部等肌肉无意识的快速移动，眨眼、皱眉、大声呼叫等）、躯体形式障碍（参照 296 页）、性别认同障碍（参照 294 页）等。

①注意缺陷多动障碍（Attention Deficit Hyperactivity Disorder，ADHD）：指孩子的注意力散漫，情绪难以稳定；爱说话、好动，不考虑结果就贸然行动。

②虐待儿童综合征：指孩子遭受父母或养父母等人的极端对待（虐待），身心出现发育迟缓或变调的样子。

这些孩子因缺乏安全感，对自己的评价过低，对他人常抱有不信任或猜疑的心态。

③成人儿童综合征：因双亲有酒精依赖等问题，"身处于不安定家庭环境下长大的孩子"长大成人，也可能出现酒精依赖或药物依赖、焦虑性障碍、抑郁症、进食障碍等问题。

④抽动秽语综合征：不自觉出现抽搐、做出自残或毁损物品的行为、照话学话、语言粗鄙或使用淫秽词语。

> ★**自闭症与阿斯伯格综合征（Asperger Syndrome，AS）**
> 自闭症患儿自 2 ~ 4 岁起，对于外界明显缺乏反应，也不会与人有眼神交流，更无法通过言语或行动与人好好沟通。
> 而阿斯伯格综合征患儿虽具有会话能力，但在"社会性""外在沟通"和"想象力与创造力"方面皆有困难，与自闭症同属于广泛性发育障碍（PDD）的一种。

💜 青少年期的心理变化

●**青春期（12～15岁）**：这时期的孩子开始出现第二性征，在性方面有了启蒙。

青春期的孩子可能出现精神分裂症、对人恐惧症、偷窃行为（社会性品行障碍）、家庭暴力（家庭局限性品行障碍）等问题。

而"第二次叛逆期"也在这时期出现（青春期叛逆），即这时期的孩子无法自行处理内心的困扰，脱离社会常规或价值观，容易出现流氓行径或暴力行为。

例如，这时期会出现固执地认为自己发出令人厌恶的臭味、眼神过于严厉令人不舒服等常让孩子为此苦恼的青春期妄想症。

●**青年期（15～24岁）**：到了青年期，容易出现各种各样的心理问题，如精神分裂症、心境障碍（躁郁症）、进食障碍、学生淡漠症（Student Apathy，大学生常见的无精打采状）等。

①精神分裂症：缺乏调整心理状态（自己的内心）的能力的疾病，是内源性精神障碍的代表性疾病。其症状有思维涣散、言语幻听、被害妄想、夸大妄想、情感冷漠、无所事事（缺乏意志）等。

有种说法是，精神分裂症是"脑内的多巴胺功能过强"造成的；多巴胺是一种尤其可让人发挥创造性的神经递质。

②性别认同障碍[1]：对自己的性别感到厌恶，反而对异性的性别有同理感，不论是穿着打扮或使用语言都偏向认同异性性别。即当事人对于生物学上的性别认同（Sex，男性与女性），以及心理、社会上的性别认同（Gender，男性化与女性化）并不一致。

③进食障碍（厌食症与暴食症）：这种心理障碍常见于女性身上，其发生背景可能是"想瘦下来（过度的节食欲望）"、家族问题、步入社会后的压力、失去自信、空虚感等，导致当事人出现厌食或暴食等问题。

④人格障碍："人格"会随着当事人成长逐渐塑形，成为心理特征的集合体。而人格障碍就是人格发展偏颇引起的强大痛苦，或者对于社会或职场出现适应障碍。若是内心出现另一种独立人格取代原有个性，称之为双重人格；如果是出现很多不同的人格特质，则称为多重人格。

⑤边缘性：大约介于内源性与心因性交界点的精神障碍，也被称为边缘型人格障碍。患者的人际关系非常不稳定，常出现不安、空虚感、人格解体（对自我意识的现实感很淡薄）、暂时性妄想、情绪波动等症状，无法自我控制，也有说粗话、自残、过食等现象。

⑥睡眠障碍：发作性睡病是从中学时起，白天常打瞌睡、伴随或笑或怒等强烈情绪反应的手足无力感、一睡着就做梦或出现幻觉、出现睡眠麻痹等症状。

其他还有睡眠伴随症，在睡着期间出现怪异的举动。一入睡就出现仿佛喝醉酒的睡眠酩酊症、半夜突然起来走动之后完全没有记忆的梦游，或者是睡觉时不安极力呼叫的夜惊（梦魇症）等。

⑦拒学症：指这时期的孩子无法上学或不想上学。有时孩子拒绝上学的原因并不明确，但长时间离开学校的孩子，一想到要回学校就感到不安，出现头痛、腹痛或眩晕等身体方面的不适症状（对"恐惧感"的条件反射）。由于这类孩子怀有纠葛情绪或罪恶感，并不太会出现盗窃、暴力或说谎等反社会性的行为。

1　在DSM-V（《精神障碍诊断和统计手册》第5版）中，已用菲斯克医生创造的性别焦虑症这个术语代替了性别认同障碍。

抑郁症与神经递质的关联性

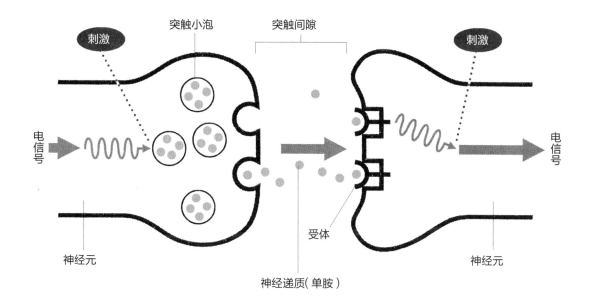

"抑郁"的原因之一可能是脑内的神经递质——去甲肾上腺素和血清素（神经递质）不足。

脑内的神经元会制造突触传递信息，而负责在突触间隙之间（间隙只有五万分之一毫米）传递信息的是名为神经递质的各种化学物质。这些被释放的神经递质，必须被送到另一边的神经元上，才能好好地发挥作用。而且，这些神经元也具备了接收这些神经递质的受体。

而抑郁症正是去甲肾上腺素和血清素的分泌量变少，导致神经元的受体无法发挥应有的功能，信息传达系统出了问题等因素导致（神经递质假设）。

用以治疗抑郁症的抗抑郁药，可增加突触的神经递质分泌量，帮助受体恢复功能。

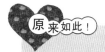

"自残"的背景……

　　自残就是，当事者虽没有死去的意愿，却以其他方式伤害自己的身体。许多心理疾病，如精神分裂症、抑郁症、分离性障碍、人格障碍等都会出现自残。

　　如"割腕（割腕综合征）"就是只要一点动机，就拿美工刀等利刃划伤手腕或手臂的冲动行为。常感不安、情绪激动、内心空虚的年轻未婚女性，较常出现这类自残行为，有时只是想引起别人关心，惩罚自己的无意识行为。

💗 成人期的心理变化

●**成人期·前期（25～40岁左右）**：这应该是一个可以靠自己的力量进行社会生活的时期。

在成人期的前半段，大多数人会经历就业、结婚等人生大事，确定人生的目标。若是进入家庭，即开始与他人（夫或妻）的生活；若是工作则需要克制个人的欲望，平衡同事之间的协调与竞争性。

这也是能强烈感受到社会责任和压力的时期。这时遭受的挫折感有时会以孤立或自我隐藏的方式显现出来，进而导致精神分裂症或焦虑性障碍、强迫症等问题。其中，伴随出现妄想症的精神分裂症的发病年龄，大多在25～35岁。

而出现在成人期，属于女性特有的心理问题很多与生殖系统有关，如经前紧张征（PMS，参照275页）、产褥期精神病、产后抑郁症等。产后抑郁症主要是指初产妇于生产后3～8天内，心中暂时出现心情抑郁等不安的情绪反应。

●**成人期·后期（40～50岁左右）**：到了成人期的后半段，通过家庭、职场或养儿育女等可以检视自己的人生蓝图，而另一方面，这也是可以影响周围环境、对社会有所贡献的时期。

这时期的成人常在工作和家庭方面被要求要有某种程度的成就，正因如此，对于失败的得失心也会更大，容易让自己失去信心，甚至出现自责感。

就此时期容易引起的心理疾病来说，有抑郁症、酒精依赖和躯体形式障碍等。

①抑郁症（情感障碍、心境障碍）：反应性抑郁属于心因性情感障碍，例如，跟至亲的人死别、对于职场上的困扰这类型的压力出现"抑郁状态"。

而内源性抑郁症会出现心情郁闷、常感不安、情绪不稳定、落寞、老想着那些无法挽救的事情、倦怠、无精打采、提不起兴致等心理症状（心情郁闷且食欲不振），以及身心疲乏、失眠、食欲不振、体重减轻、自主神经失调（参照59页）等身体上的症状。

②躯体形式障碍（分离性障碍、疑病症、心理生理性障碍）："从身体反映出心理方面的问题"称之为躯体形式障碍。分离性障碍被称为"癔症"，在身体的运动方面会出现四肢无法动弹（失去力气、麻痹）、无法走路（失步）、无法出声（失声）等症状；在身体的感觉方面，则表现为多处疼痛、感觉迟钝（感觉麻痹）、喘不过气来等症状；而在心理层面则会出现暂时性记忆障碍（健忘）、意识障碍（意识不清、昏迷）、逃避、多重人格（参照294页）等症状。

而疑病症就是"人感觉生病了"。虽然患者自诉身体不适或常感疼痛，但经过检查却没发现任何毛病。

至于心理生理性障碍，就是发病或其过程与心理因素有密切联系的身体疾病，代表性的疾病有支气管哮喘、原发性高血压、消化性溃疡、溃疡性结肠炎、甲状腺功能亢进症等。其发病背景是无法好好表达自我情感的"述情障碍（Alexithymia）"。

③依赖与成瘾（酒精或药物）：药物、酒精或香烟等物质于体内造成危害的"中毒"状态。长期处于这种"中毒"状态下，这些物质的"功效"

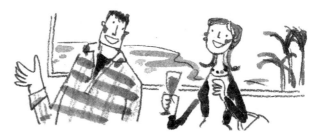

会降低，导致摄取量增加，心身出现"依赖"症状，对其非常渴望而无法戒除，这种状态称为"成瘾"。

沉溺于赌博的病态性赌博等行为也包含在内。

④焦虑性障碍、强迫症：在焦虑性障碍中，突然心生畏惧，仿佛被迫似的短暂不安感称为恐慌发作；若反复出现恐慌发作，称为"惊恐障碍"。这就是对于没有特殊危险的环境，突然感到心悸、胸口闷痛、喘不过气、眩晕、盗汗等，从而陷入非常不安的恐惧中。

而强迫症就是，明明知道很怪异，却一直浮现违背原意的想法（强迫观念），或反复去做某些行为（例如确认窗户上锁、不断洗手等），让自己感到十分痛苦。

其他像适应障碍或应激相关障碍，都是由心理无法消除压力所致。若由灾害或战争等巨大压力引起，称为应激相关障碍；若是由职场困扰或失恋等日常生活中的压力所引起，称为适应障碍。

再者，创伤后应激障碍（PTSD）是天灾或人祸几乎危及性命，造成心理重创后，于 1 ~ 6 个月内出现的不良反应。睡不着、一点风吹草动就噩梦连连、事发时的情景以鲜明的记忆重现等症状为其特征。

被广泛运用的"心理疾病诊断指南"

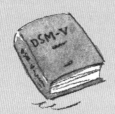

1980 年美国精神医学会于汇整的《DSM- Ⅲ》（《精神障碍诊断和统计手册》第 3 版），不同于以往基于病因，而是主要根据呈现的症状和其重症程度将心理疾病加以分类。

这本书被翻译成 10 种以上的语言，目前已经成为世界级的范本之一（现在为 DSM-V，2013 年修订）。

这本 DSM 里记载了已经不再使用的、以往的诊断名称，以及不同的疾病诊断方式。

例如，躁郁症（躁狂抑郁性精神病）已被归类于"情感障碍"这个类别，之前常听到的"神经病"这个名词，在这本书里已经不采用了。

💙 中年期（成熟期）的心理变化

在平均生存年龄接近 80 岁的现代，50 ~ 65 岁就称为中年期。随着年纪的增长，自己也逐渐感受到"老意"。这时期的成熟男女容易出现各种的生活习惯病，特别是女性会出现停经，也会由更年期的到来引起心理上的困扰。

不过，"老"这个字的定义对每个人而言都是不同的，与自己的心理状态或是身体健康都有很大的关系。

人在这个时期可能经历了父母离世、子女独立、从职场引退或退休等生命中的大事，更需要培养自己适应新生活的能力。

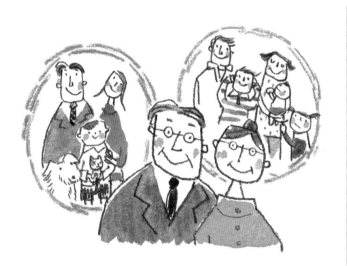

★ "自杀"

指自行了断生命的行为。想要自杀的念头称为"自杀意念"，而想要付诸实行称为"自杀企图"。

有些自杀行为起因于心理上的疾病，但有些并不是。最常见的心理疾病应该是抑郁症，且重度抑郁患者中约 15% 有自杀的危险。

不是心理因素引起的自杀行为，包括想逃离残酷现实的逃避自杀、因嫉妒而冲动行事的武断自杀，或是想引起别人注意的假装自杀等。

以日本为例，每 10 万人中约有 24.1 人自杀，在全世界范围中算是非常高的数字。

原来如此！

人生的充实感与"中年危机"

不管是在家庭或职场上，50 多岁应该是人生中最感充实的时期。在经历许许多多的人生大事后，这时期也应该重新思索自己的生存方向与意义。

这时期"老"字当前，对于自己的健康越来越没把握，职场上的人普遍把自己当"过去式"，很多人无法提升自己的人生目标。

加上子女长大，离开原生家庭，家里变空了，很多人会出现空虚寂寞的"空巢体验"等。

如同大家常说的"中年危机"，这时期的身心都遭受极大的压力，若没有好好整理自己的情绪，恐将陷入抑郁症、酒精依赖或自杀等心理危机中。

老年期的心理变化

一进入老年期，身体的老化现象更加明显。很多人因为失去原有的社会地位与经济基础，往往感到非常的孤立与不安。

人在老年期，由于脑部的老化，容易出现以阿尔茨海默病为首的，包括妄想性障碍、焦虑性障碍或疑病症等在内的各种问题，也常因为身体上的疾病造成心理方面的困扰。抑郁症、偏执性精神分裂症等问题也常出现。

①痴呆（参照 52 页）：正常的大脑功能（智能）因脑部疾病出现缺陷的状态。这时记忆力或认知能力（认识事物的能力）都会下降。这可能是阿尔茨海默病或脑血管疾病造成的。

②迟发性抑郁症：在中年期或老年期开始出现的抑郁症，容易有不安、焦虑或妄想等倾向。

③妄想性障碍（妄想狂、偏执性精神分裂症、寄生虫妄想症等）：妄想狂一旦出现"认定自己受到不公对待""原本自己该有的权利受损"这种侵害妄想后，就会出现偏执性的复权行为等症状。

而偏执性精神分裂症是 60 岁之后常见的被害妄想症；此病由独自生活感到孤立无援所致，常见于女性身上，属于老年期精神分裂症。

至于寄生虫妄想症也常见于 60 多岁的女性身上，只要皮肤一感到怪怪的，就出现"身体里有虫"的妄想念头。

是这样啊！

治疗心理疾病的医生

在医院里负责诊察与治疗心理变化或心理疾病的科室，大多是精神科（也被称为精神神经科、神经精神科、神经科）或心理科。

这类的医生会以支持疗法（参照 300 页）和药物疗法为基础，矫正"不正常的心理"，一步一步帮助患者回归平稳的状态。除了医生，临床心理师或心理咨询师也会通过专门的咨询技巧，帮助患者减轻内心的压力与不安。

一般来说，"神经内科"容易跟精神科混淆。其实神经内科的诊治对象是脑梗死、神经痛、周围神经病变、痴呆、帕金森病等脑部、脊髓和周围神经方面出现问题的患者，不必动手术即可进行治疗。而心理出现变化的患者并非神经内科的诊治对象。

至于"脑神经外科"（脑外科）则是通过手术治疗脑血管疾患或脑肿瘤等疾病的诊疗科。

❤ 心理的疾病与药物

除了心理咨询，药物也可以用来治疗心理疾病。

"心理的疾病真的可用药物治好吗？"也许很多人会有这样的疑虑，但随着脑内神经递质的变化与心理疾病的关联被证实，药物疗法逐渐成为心理疾病的治疗重心。

当然，只依靠药物并不是万全的治疗方法。可如下图所示，加上精神疗法（尤其是支持疗法）和周围人的鼓励，即可让不正常的心理状态逐渐恢复正常。

对精神状况可以发挥作用的药物总称为"精神药物"。而心理疾病常用的治疗药物有抗精神病药、抗抑郁药、抗狂躁药、安定药、安眠药等药物。

心理治疗的两大方向（精神疗法与药物疗法）

精神疗法（心理治疗）

即通过心灵上的交流，让心理产生改变的治疗方法。实际上的精神疗法很多，多达250个种类。
而交流的根本就是"支持疗法"，用同理心去感受患者的"心灵痛楚"，多多鼓励，并减少不安感，帮助患者的心理恢复原有的功能（即使难过也有活下去的勇气）。
而"行动疗法"就是针对患者已经养成习惯的不妥行为，设置容易出现这类行为的场景，再加以修正的治疗方法。至于"认知疗法"，即修正患者对于事物的扭曲的看法（认知），再加以治疗。

药物疗法

各种各样的心理疾病都与脑内的神经递质及其受体的变化有关。对于神经递质分泌不足或是过剩引起的心理疾病，药物确实具有一定的治疗效果，可将心理导向正确的一面。

各种各样的治疗药物

抗精神病药
主要用于治疗精神分裂症以及躁郁症或边缘型人格障碍等疾病。

抗狂躁药
从20世纪60年代开始即使用"锂"等药物；主要用来治疗躁郁症和抑郁症。

安眠药
苯二氮䓬类（Benzodiazepine）安眠药物主要作用于脑部杏仁核、海马与下丘脑（参照37页），可减缓人的活动力以利于入眠。而巴比妥类（Barbital）安眠药物可抑制脑干或大脑皮质的功能，产生麻醉般的效果。

抗抑郁药
除抑郁症以外，对恐慌障碍、强迫症、进食障碍等也具有疗效。

安定药
用来治疗因各种疾病引起的不安感、紧张感、亢奋感、失眠、妄想等。

抗抑郁药如何发挥作用

抗抑郁药可在突触处促进神经递质（血清素、去甲肾上腺素）的释出，
或阻碍其被再度吸收以增加其浓度。在这种作用下，由神经递质不足
引起抑郁症的"神经递质假设"得以成立。

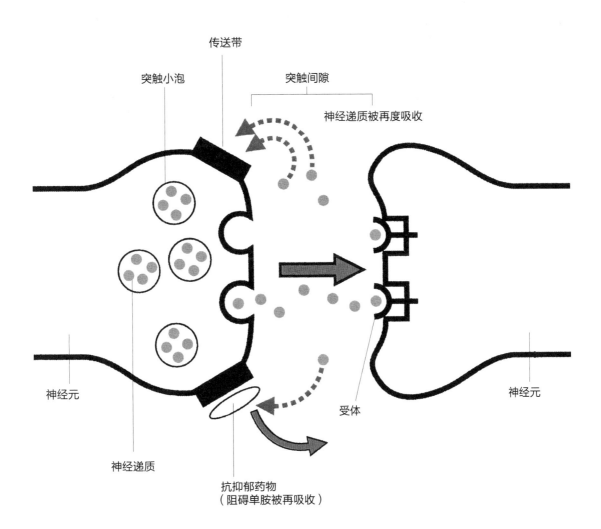

从神经元释出的部分神经递质，通过被称为传送带的传导部分，
可被原本的神经元回收（再度吸收）。而抗抑郁药正可以阻碍
神经递质（如血清素、去甲肾上腺素）这类负责情绪、活动力
和食欲等信息的传达物质被再度吸收，增加其与信息传递的相
关性，以改善抑郁的状态。

💜死亡与心理

每个人都会面临死亡

许多人面对"死亡"一事，免不了悲伤、混乱、震惊、郁闷。这是很自然的反应；若无法在这种时候好好流露自己的哀痛，恐将导致心理上的失常。

失去无可替代的事物（爱情或依赖的对象）的体验，我们称为"客体失落（Object Loss）"。尤其跟自己亲近的人死别，更是非常巨大的失落体验（巨大压力）。而面对死亡、接受这个事实，用时间整理与消化这整个事件的过程称为"追悼（Mourning）"。

死亡是任何人都无法避免的事。死亡也会成为心灵成长茁壮的"食粮"。

临终关怀

指对于不可治愈的疾病晚期患者的照料（援助或照顾）。在已经终止治疗，告知剩余寿命后，患者的心理免不了会在"冲击""否认""愤怒""妥协""抑郁"等情绪中徘徊，慢慢地迎接死亡。

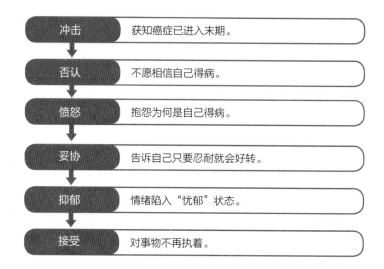

冲击	获知癌症已进入末期。
否认	不愿相信自己得病。
愤怒	抱怨为何是自己得病。
妥协	告诉自己只要忍耐就会好转。
抑郁	情绪陷入"忧郁"状态。
接受	对事物不再执着。

★丧失宠物（Pet Loss）综合征

无法从失去心爱宠物的悲恸中恢复，情绪陷入忧郁的状态。

对于现代人来说，失去宠物犹如痛失亲人的痛苦体验，绝非少数。

💜 原来如此！

尊严死与安乐死

尊严死就是不靠人工呼吸器等机器延续生命，以身为人类的姿态自然迎向死亡（消极的安乐死）。

而安乐死就是，为了帮助患者从痛苦解脱，有意造成的死亡（积极的安乐死）。如安乐死合法化的荷兰，在患者本身有强烈意愿、遭受无法忍受的痛苦、再也没有复原的希望等数个条件兼备下，可以执行"安乐死"。

出版后记

本书系统地介绍了人体各系统器官组织的运行机制，每章内容均分为"器官的结构与功能"和"疾病的知识"两部分，通过对前者的介绍来引出后者，指出一旦身体的某部分出现问题，会出现哪些症状和疾病，并对相应的预防和治疗方法加以说明，让读者不仅"知其然"，更"知其所以然"。

诚然，在"未病"的情况下预防疾病的发生是理想状态，但随着现代社会各方面压力的增大，"现代病"的发病率呈现逐渐增加的趋势，各种疾病的患病人群也在变得越来越年轻化，越来越多的"90后"都开始关注"健康养生"相关话题。在这种情况下，普通人对基本医学知识的掌握就变得越来越重要了。人体内部构造复杂又精良，依赖着器官组织协调运转，只有了解自己的身体，才能正确地对待它。我们可以通过阅读本书对自己身体各系统的运行原理和疾病的发生机制有一个初步认知，依照此书对身体做简单的定期检查，保持良好的生活习惯，从而预防各类疾病的发生；一旦疾病发生，需要就医时，也可以更有效地与医生交流。

书中提及的很多疾病都能引起人的共鸣，比如在介绍肺炎这一呼吸系统疾病时，提到了"病毒性肺炎"和"SARS"，很容易让人联想到暴发于2019年年底且至今还在对我们的生活产生影响的新型冠状病毒肺炎，如果我们能对这类传染病多一点了解，相信能避免很多悲剧的发生。还有常见的过敏、鼻炎、近视、肩颈腕综合征等都可以通过阅读本书来进一步了解。简单来说，本书能让你更从容地应对各类疾病。

由于原书的专业词汇与国内通行的用法有较大差异，在翻译和编校上存在一定难度，因此需要特别感谢在编辑本书过程中提供生物学和医学等专业意见的每一位亲朋好友。由于编者水平有限，本书难免有各种疏漏，敬请广大读者批评指正。

在信息化时代的大背景下，如果能有越来越多的非专业人士通过阅读此类医学科普书来获得一定的医学常识，在对自身有非常大帮助的同时，对社会也有重要意义。希望《人体疾病图解大百科》可以帮助每一位读者朋友更好地从生理上"认识你自己"。

服务热线：133-6631-2326　188-1142-1266

服务信箱：reader@hinabook.com

后浪出版公司

2021 年 11 月

图书在版编目（CIP）数据

人体疾病图解大百科 / （日）服部光男，（日）冈岛重孝编著；远足文化译. —北京：科学技术文献出版社，2022.5
（2023.12重印）

ISBN 978-7-5189-8507-4

Ⅰ. ①人… Ⅱ. ①服… ②冈… ③远… Ⅲ. ①疾病—防治—图解 Ⅳ. ①R4-64

中国版本图书馆CIP数据核字 (2021) 第 214237 号

著作权合同登记号 图字：01-2021-5615

BYOKI GA WAKARU KARADA NO VISUAL HYAKKA

Supervised by Mitsuo HATTORI, Shigetaka OKAJIMA

©2006 SHOGAKUKAN

All rights reserved.

Original Japanese edition published by SHOGAKUKAN.

Chinese translation rights in China (excluding Hong Kong, Macao and Taiwan)

arranged with SHOGAKUKAN through Shanghai Viz Communication Inc.

中文简体字版权专有权归银杏树下（北京）图书有限责任公司所有。

人体疾病图解大百科

责任编辑：帅莎莎 袁婴婴	责任出版：张志平	责任校对：文 浩
筹划出版：银杏树下	出版统筹：吴兴元	营销推广：ONEBOOK
装帧制造：墨白空间		

出 版 者　科学技术文献出版社
地　　址　北京市复兴路15号邮编100038
编 务 部　（010）58882938，58882087（传真）
发 行 部　（010）58882868，58882870（传真）
邮 购 部　（010）58882873
销 售 部　（010）64010019
官方网址　www.stdp.com.cn
发 行 者　科学技术文献出版社发行　全国各地新华书店经销
印 刷 者　北京天宇万达印刷有限公司
版　　次　2022年5月第1版　2023年12月第3次印刷
开　　本　787×1092　1/16
字　　数　448千
印　　张　20
书　　号　ISBN 978-7-5189-8507-4
定　　价　93.00元